全国中医药行业高等教育"十四五"规划教材

全国高等中医药院校规划教材（第十一版）

高等数学

（新世纪第五版）

（供中医学、中西医临床医学、中药学、药学、中药制药、信息工程等专业用）

主 编 李秀昌 邵建华

U0194210

中国中医药出版社

·北 京·

图书在版编目（CIP）数据

高等数学 / 李秀昌，邵建华主编 . —5 版 . —北京：中国中医药出
版社，2021.6（2024.8重印）

全国中医药行业高等教育"十四五"规划教材

ISBN 978 – 7 – 5132 – 6896 – 7

Ⅰ.①高…　Ⅱ.①李…②邵…　Ⅲ.①高等数学—中医学院—教
材　Ⅳ.① O13

中国版本图书馆 CIP 数据核字（2021）第 056195 号

融合出版数字化资源服务说明

全国中医药行业高等教育"十四五"规划教材为融合教材，各教材相关数字化资源（电子教材、PPT 课件、视频、复习思考题等）在全国中医药行业教育云平台"医开讲"发布。

资源访问说明

扫描右方二维码下载"医开讲APP"或到"医开讲网站"（网址：www.e-lesson.cn）注册登录，输入封底"序列号"进行账号绑定后即可访问相关数字化资源（注意：序列号只可绑定一个账号，为避免不必要的损失，请您刮开序列号立即进行账号绑定激活）。

资源下载说明

本书有配套 PPT 课件，供教师下载使用，请到"医开讲网站"（网址：www.e-lesson.cn）认证教师身份后，搜索书名进入具体图书页面实现下载。

中国中医药出版社出版

北京经济技术开发区科创十三街 31 号院二区 8 号楼
邮政编码　100176
传真　010-64405721
河北省武强县画业有限责任公司印刷
各地新华书店经销

开本 889×1194　1/16　印张 13.75　字数 353 千字
2021 年 6 月第 5 版　2024 年 8 月第 5 次印刷
书号　ISBN 978 – 7 – 5132 – 6896 – 7

定价　53.00 元
网址　www.cptcm.com

服 务 热 线　010-64405510　　微信服务号　zgzyycbs
购 书 热 线　010-89535836　　微商城网址　https://kdt.im/LIdUGr
维 权 打 假　010-64405753　　天猫旗舰店网址　https://zgzyycbs.tmall.com

如有印装质量问题请与本社出版部联系（010-64405510）

匡海学（黑龙江中医药大学教授、教育部高等学校中药学类专业教学指导委员会主任委员）

吕志平（南方医科大学教授、全国名中医）

吕晓东（辽宁中医药大学党委书记）

朱卫丰（江西中医药大学校长）

朱兆云（云南中医药大学教授、中国工程院院士）

刘　良（广州中医药大学教授、中国工程院院士）

刘松林（湖北中医药大学校长）

刘叔文（南方医科大学副校长）

刘清泉（首都医科大学附属北京中医医院院长）

李可建（山东中医药大学校长）

李灿东（福建中医药大学校长）

杨　柱（贵州中医药大学党委书记）

杨晓航（陕西中医药大学校长）

肖　伟（南京中医药大学教授、中国工程院院士）

吴以岭（河北中医药大学名誉校长、中国工程院院士）

余曙光（成都中医药大学校长）

谷晓红（北京中医药大学教授、教育部高等学校中医学类专业教学指导委员会主任委员）

冷向阳（长春中医药大学校长）

张忠德（广东省中医院院长）

陆付耳（华中科技大学同济医学院教授）

阿吉艾克拜尔·艾萨（新疆医科大学校长）

陈　忠（浙江中医药大学校长）

陈凯先（中国科学院上海药物研究所研究员、中国科学院院士）

陈香美（解放军总医院教授、中国工程院院士）

易刚强（湖南中医药大学校长）

季　光（上海中医药大学校长）

周建军（重庆中医药学院院长）

赵继荣（甘肃中医药大学校长）

郝慧琴（山西中医药大学党委书记）

胡　刚（江苏省政协副主席、南京中医药大学教授）

侯卫伟（中国中医药出版社有限公司董事长）

姚　春（广西中医药大学校长）

徐安龙（北京中医药大学校长、教育部高等学校中西医结合类专业教学指导委员会主任委员）

高秀梅（天津中医药大学校长）

高维娟（河北中医药大学校长）

郭宏伟（黑龙江中医药大学校长）

唐志书（中国中医科学院副院长、研究生院院长）

彭代银（安徽中医药大学校长）

董竞成（复旦大学中西医结合研究院院长）

韩晶岩（北京大学医学部基础医学院中西医结合教研室主任）

程海波（南京中医药大学校长）

鲁海文（内蒙古医科大学副校长）

翟理祥（广东药科大学校长）

秘书长（兼）

陆建伟（国家中医药管理局人事教育司司长）

侯卫伟（中国中医药出版社有限公司董事长）

办公室主任

周景玉（国家中医药管理局人事教育司副司长）

李秀明（中国中医药出版社有限公司总编辑）

办公室成员

陈令轩（国家中医药管理局人事教育司综合协调处处长）

李占永（中国中医药出版社有限公司副总编辑）

张岷宇（中国中医药出版社有限公司副总经理）

芮立新（中国中医药出版社有限公司副总编辑）

沈承玲（中国中医药出版社有限公司教材中心主任）

前　言

　　为全面贯彻《中共中央 国务院关于促进中医药传承创新发展的意见》和全国中医药大会精神，落实《国务院办公厅关于加快医学教育创新发展的指导意见》《教育部 国家卫生健康委 国家中医药管理局关于深化医教协同进一步推动中医药教育改革与高质量发展的实施意见》，紧密对接新医科建设对中医药教育改革的新要求和中医药传承创新发展对人才培养的新需求，国家中医药管理局教材办公室（以下简称"教材办"）、中国中医药出版社在国家中医药管理局领导下，在教育部高等学校中医学类、中药学类、中西医结合类专业教学指导委员会及全国中医药行业高等教育规划教材专家指导委员会指导下，对全国中医药行业高等教育"十三五"规划教材进行综合评价，研究制定《全国中医药行业高等教育"十四五"规划教材建设方案》，并全面组织实施。鉴于全国中医药行业主管部门主持编写的全国高等中医药院校规划教材目前已出版十版，为体现其系统性和传承性，本套教材称为第十一版。

　　本套教材建设，坚持问题导向、目标导向、需求导向，结合"十三五"规划教材综合评价中发现的问题和收集的意见建议，对教材建设知识体系、结构安排等进行系统整体优化，进一步加强顶层设计和组织管理，坚持立德树人根本任务，力求构建适应中医药教育教学改革需求的教材体系，更好地服务院校人才培养和学科专业建设，促进中医药教育创新发展。

　　本套教材建设过程中，教材办聘请中医、中药学、针灸推拿学三个专业的权威专家组成编审专家组，参与主编确定，提出指导意见，审查编写质量。特别是对核心示范教材建设加强了组织管理，成立了专门评价专家组，全程指导教材建设，确保教材质量。

　　本套教材具有以下特点：

　　1.坚持立德树人，融入课程思政内容

　　将党的二十大精神进教材，把立德树人贯穿教材建设全过程、各方面，体现课程思政建设新要求，发挥中医药文化育人优势，促进中医药人文教育与专业教育有机融合，指导学生树立正确世界观、人生观、价值观，帮助学生立大志、明大德、成大才、担大任，坚定信念信心，努力成为堪当民族复兴重任的时代新人。

　　2.优化知识结构，强化中医思维培养

　　在"十三五"规划教材知识架构基础上，进一步整合优化学科知识结构体系，减少不同学科教材间相同知识内容交叉重复，增强教材知识结构的系统性、完整性。强化中医思维培养，突出中医思维在教材编写中的主导作用，注重中医经典内容编写，在《内经》《伤寒论》等经典课程中更加突出重点，同时更加强化经典与临床的融合，增强中医经典的临床运用，帮助学生筑牢中医经典基础，逐步形成中医思维。

3.突出"三基五性"，注重内容严谨准确

坚持"以本为本"，更加突出教材的"三基五性"，即基本知识、基本理论、基本技能，思想性、科学性、先进性、启发性、适用性。注重名词术语统一，概念准确，表述科学严谨，知识点结合完备，内容精炼完整。教材编写综合考虑学科的分化、交叉，既充分体现不同学科自身特点，又注意各学科之间的有机衔接；注重理论与临床实践结合，与医师规范化培训、医师资格考试接轨。

4.强化精品意识，建设行业示范教材

遴选行业权威专家，吸纳一线优秀教师，组建经验丰富、专业精湛、治学严谨、作风扎实的高水平编写团队，将精品意识和质量意识贯穿教材建设始终，严格编审把关，确保教材编写质量。特别是对32门核心示范教材建设，更加强调知识体系架构建设，紧密结合国家精品课程、一流学科、一流专业建设，提高编写标准和要求，着力推出一批高质量的核心示范教材。

5.加强数字化建设，丰富拓展教材内容

为适应新型出版业态，充分借助现代信息技术，在纸质教材基础上，强化数字化教材开发建设，对全国中医药行业教育云平台"医开讲"进行了升级改造，融入了更多更实用的数字化教学素材，如精品视频、复习思考题、AR/VR等，对纸质教材内容进行拓展和延伸，更好地服务教师线上教学和学生线下自主学习，满足中医药教育教学需要。

本套教材的建设，凝聚了全国中医药行业高等教育工作者的集体智慧，体现了中医药行业齐心协力、求真务实、精益求精的工作作风，谨此向有关单位和个人致以衷心的感谢！

尽管所有组织者与编写者竭尽心智，精益求精，本套教材仍有进一步提升空间，敬请广大师生提出宝贵意见和建议，以便不断修订完善。

国家中医药管理局教材办公室

中国中医药出版社有限公司

2023 年 6 月

编写说明

高等数学是数学知识中比初等数学内容更深入、研究问题更复杂的一门学科。其内容广泛应用于自然科学、社会科学等各个领域，使许多学科产生了质的飞跃，对人类的文明和发展起到了重要作用。是大学素质教育中重要的组成部分，是中医药院校的一门重要基础课。

本教材是全国中医药行业高等教育"十四五"规划教材之一。是为了适应高等教育快速发展需要，满足大众化教育对学生素质的要求，体现高等数学的数学思想、方法和文化，注重高等数学的系统性、知识性，密切联系其在实际问题中特别是在中医药领域的应用而编写的。本教材是由全国中医药院校长期从事数学教学工作的教师编写。

全书共分9章，主要包括一元函数微积分、多元函数微积分、微分方程基本知识和线性代数初步。主要介绍极限、微分、积分、微分方程、线性代数中的基本概念、定理和方法，本次修订增加了"课程思政"的内容。本教材还提供了配套的《高等数学习题集》和融合出版数字化资源。习题集中提供了大量的客观性习题，教材中的习题在其中都有详细解答；数字化教材中，注重知识的分解，对问题具体化。

本教材编写分工如下：第一章由刘建国、陈丽君编写，第二章由陈瑞祥、刘欣、韦杰编写，第三章由李秀昌、孙健、齐峰编写，第四章由张忠文、白丽霞、郝小枝编写，第五章由于鹤丹、徐永、魏国强编写，第六章由崔红新、关红阳、田振明编写，第七章由胡灵芝、金伟锋、季梅编写，第八章由邵建华、赵莹、刚晶编写，第九章由尹立群、李杰、傅爽编写。

本教材在编写过程中参考了大量同类书刊并借鉴了同行们的经验，同时还得到了编者所在单位及同事大力支持、帮助和鼓励，在此一并表示衷心的感谢。我们本着负责的原则，对内容进行了反复的推敲、修改，教材中若仍有疏漏之处，恳请使用本教材的师生和广大读者提出宝贵意见，以便再版时修订提高。

《高等数学》编委会

2021 年 3 月

目　录

1 函数与极限

扫一扫,查阅本章数字资源,含PPT、音视频、图片等

函数是高等数学的主要研究对象,极限是高等数学研究函数的重要工具,并是微积分各种概念和计算方法建立及应用的基础.因此,函数和极限是高等数学中非常重要的基础概念.

1.1 函 数

1.1.1 常量与变量

在某一过程中,保持同一数值的量称为**常量**,可以取不同数值的量称为**变量**.

例 1 圆的面积公式为 $A = \pi r^2$,其中 π 是固定不变的量,为常量;r、A 是变化的量,为变量.

在实际问题中,一个量是常量还是变量,要视情况而定.精确度要求不高时,整个地球上的重力加速度可以看成常量.要求比较精确时,整个地球上不同地点的重力加速度就是变量,同一地点的重力加速度可以看成常量.若考虑地层运动引起重力加速度变化,则同一地点的重力加速度也是变量.

在例 1 圆面积公式中,当半径 r 在 $(0, +\infty)$ 范围内变化时,面积 A 按公式有确定的值与之相对应.两个变量间的这种依存关系称为函数.

1.1.2 函数的概念

定义 设 x、y 为同一过程的两个变量.若对非空数集 D 中任一 x(记为 $\forall x \in D$),按一定法则 f 在数集 M 中存在唯一确定的值 y 与之对应,则称 f 是定义在 D 上的**函数**,记为 $y = f(x)$.

x 称为**自变量**,y 称为**因变量**或**函数**.自变量的取值范围 D 称**定义域**,因变量 y 相应的取值所成的集合称为函数的**值域**.

当 x 取数值 $x_0 \in D$ 时,与 x_0 对应的 y 的数值 y_0 称为函数 $y = f(x)$ 在点 x_0 处的**函数值**,常记为 $f(x_0)$、$y(x_0)$、$y|_{x=x_0}$.

例 2 $y > x$ 不是函数关系.

解 函数的定义要求对任一 x 值,存在唯一确定的 y 值与之对应.本例按对应法则,对任一 x 值,有无数多个 y 值与之对应,故 $y > x$ 不符合函数的定义,所以其不是函数关系.

例 3 讨论由关系式 $x^2 + y^2 = 1$ 确定的函数.

解 原式可解出 $y = \pm\sqrt{1-x^2}$.由函数定义可知,它是定义在同一定义域 $D = [-1, 1]$ 上的两个函数 $y = \sqrt{1-x^2}$ 和 $y = -\sqrt{1-x^2}$.

如果对应法则在整个定义域 D 上不能用一个解析式表示,而必须把 D 分为若干部分,在各部分要用不同的解析式表示,则这样的函数称为**分段函数**.

例 4　绝对值函数

$$y=\sqrt{x^2}=|x|=\begin{cases}x & x\geqslant 0 \\ -x & x<0\end{cases}$$

和符号函数

$$y=\mathrm{sgn}\,x=\begin{cases}1 & x>0 \\ 0 & x=0 \\ -1 & x<0\end{cases}$$

虽然形式上都可以写为一个式子,但是,当 x 属于不同区间时,函数的解析式不同。因而,它们都是分段函数,图形分别如图 1-1、图 1-2 所示.

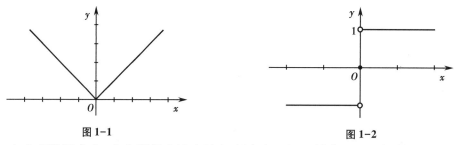

图 1-1　　　　　　　　　　　　　图 1-2

例 5　在生理学研究中,有人根据血液中胰岛素浓度 $C(t)$(单位/mL)随时间 t(min)变化的数据,建立经验公式,即

$$C(t)=\begin{cases}t(10-t) & 0\leqslant t\leqslant 5 \\ 25\mathrm{e}^{-k(t-5)} & t>5\end{cases}$$

求胰岛素浓度函数 $C(t)$ 的定义域.

解　胰岛素浓度 $C(t)$ 是时间 t 的分段函数,定义域 $D=[0,5]\cup(5,+\infty)=[0,+\infty)$.

定义域和对应法则决定了函数的构成,是函数的两要素.两个函数只有在其定义域及对应法则都相同时,它们才是相同的.

例 6　$y=\sin^2 x+\cos^2 x$ 与 $u=1$ 是相同的函数.

解　虽然变量用的字母不同、解析式的形式不同,但它们的定义域与对应法则相同.因此,它们是相同的函数.

例 7　$y=x$ 与 $w=|t|$ 是不同的函数.

解　虽然定义域都为 $(-\infty,+\infty)$,但它们的对应法则不同,因此,它们是不同的函数.

1.1.3　函数的表示法

函数的表示法有解析法、列表法、图象法.

解析法用数学公式或方程表示变量间的函数关系,优点是便于计算和理论分析.解析式明显地用一个变量的代数式表示另一个变量时,称为**显函数**,如 $A=\pi r^2$;解析式没有明显地用一个变量的代数式表示另一个变量时,称为**隐函数**,如 $x+y=1$、$\mathrm{e}^{xy}+y=\sin x$ 等.

列表法用表格列出变量间的函数关系,优点是可以不用计算直接从表上读出函数值.试验数据常使用列表法,并用统计方法建立函数关系的解析式,称为经验公式.

图象法用坐标系中的图形表示变量间的函数关系,函数的图形既可以在直角坐标系又可以在极坐标系中描绘,优点是直观、明显,心电图、自动记录的气温曲线、试验数据绘制的散点图或曲线,都是用图象法表示函数.在实际问题中,三种表示方法常结合使用.

1.1.4　函数的几个特性

有些函数具有一些特殊的性质,利用这些特性可方便对这些函数进行研究.

1. 奇偶性

设 $f(x)$ 的定义域 D 关于原点对称,若 $\forall x\in D$,总有 $f(-x)=f(x)$,则称 $f(x)$ 为**偶函数**.偶函数的图形关于纵轴对称.

若 $\forall x\in D$,总有 $f(-x)=-f(x)$,则称 $f(x)$ 为**奇函数**. 奇函数图形关于原点对称.

例如: $y=x^2$ 及 $y=\cos x$ 在定义域内是偶函数, $y=\dfrac{1}{x}$ 及 $y=\sin x$ 在定义域内是奇函数, $y=x+\cos x$ 是非奇非偶函数.

2. 单调性

若区间 $I\subset D$, $\forall x_1,x_2\in I$,当 $x_1<x_2$ 时,总有 $f(x_1)<f(x_2)$,则称 $f(x)$ 在区间 I 上**单调递增**;若区间 $I\subset D$, $\forall x_1,x_2\in I$,当 $x_1<x_2$ 时,总有 $f(x_1)>f(x_2)$,则称 $f(x)$ 在区间 I 上**单调递减**.

单调递增函数的图形沿横轴正向上升,单调递减函数的图形沿横轴正向下降.例如:函数 $y=x^2$ 在区间 $(-\infty,0)$ 单调递减,在区间 $(0,+\infty)$ 单调递增,在整个 $(-\infty,+\infty)$ 不是单调的.

3. 有界性

区间 $I\subset D$,若存在常数 M(记为 $\exists M$(常数)),对 $\forall x\in I$,总有 $f(x)\leqslant M$,则称 $f(x)$ 在区间 I 有**上界** M ;若总有 $f(x)\geqslant M$,则称 $f(x)$ 在区间 I 有**下界** M .若 $f(x)$ 在区间 I 既有上界又有下界,则称 $f(x)$ 在区间 I **有界**.有上界函数的图形位于某水平线下方,有下界函数的图形位于某水平线上方.例如:函数 $y=\sin x$ 在整个区间 $(-\infty,+\infty)$ 上有界;函数 $y=\dfrac{1}{x}$ 在区间 $(-\infty,0)$ 有上界而无下界、在区间 $(0,+\infty)$ 有下界而无上界.

4.周期性

若 $\exists m$(非零常数),使 $\forall x\in D$,如果 $x+m\in D$,总有 $f(x+m)=f(x)$,则称 $f(x)$ 为**周期函数**,称 m 为它的**周期**.周期函数的图形按周期循环出现.例如:常值函数 $y=C$ 是以任意非零常数为周期的周期函数,三角函数 $y=\sin\omega x$ 是以 $\dfrac{2\pi}{|\omega|}$ 为最小正周期的周期函数.

1.1.5　反函数

在研究两个变量的函数关系时,可以根据问题需要,选定其中一个变量为自变量、另一个变量为因变量.例如: $y=2x-1$ 中, x 为自变量、 y 为因变量.从解析式解得 $x=\dfrac{y+1}{2}$,在这个函数表达式中可认为 y 为自变量、 x 为因变量.

一般地,设函数 $y=f(x)$ 的定义域为 D、值域为 R,若 $y\in R$,能由解析式 $y=f(x)$ 确定 $x\in D$ 与之对应,得到的函数 $x=g(y)$(或记为 $x=f^{-1}(y)$),称为 $y=f(x)$ 的**反函数**;相对于反函数 $x=g(y)$ 或 $x=f^{-1}(y)$ 来说, $y=f(x)$ 称为**原函数或直接函数**.

直接函数 $y=f(x)$ 单调时,其反函数 $x=f^{-1}(y)$ 是唯一的.直接函数不单调时,与之对应的反函数可能是多个.例如: $y=f(x)=x^2$ 的定义域为 $(-\infty,+\infty)$,在定义区间不单调,所以它将在区间

$[0,+\infty)$上对应一个反函数$x=\sqrt{y}$;在区间$(-\infty,0]$上对应另一个反函数$x=-\sqrt{y}.x=\sqrt{y}$和$x=-\sqrt{y}$各称为$y=f(x)$反函数的一个分支.

习惯上,自变量用x表示,因变量用y表示.因为函数的实质是对应关系,只要对应关系不变,自变量和因变量用什么字母表示无关紧要.所以,$y=f(x)$的反函数也可改写为$y=f^{-1}(x)$.反函数$y=f^{-1}(x)$与直接函数$y=f(x)$的图形关于直线$y=x$对称.例如:指数函数$y=2^x$与对数函数$y=\log_2^x$互为反函数。

1.1.6 函数概念的应用

用数学方法来解决实际问题,首先要把实际问题中量的关系抽象成函数,然后才能利用各种数学手段去分析处理.

例8 在板蓝根注射液含量稳定性研究中,测得 pH=6.28、温度78℃时,保温时间t与含量破坏百分比P的数据,如表1-1所示.研究含量破坏百分比P与保温时间t的关系.

表1-1 板蓝根注射液含量破坏百分比与保温时间数据

保温时间t(h)	32	64	96	128
含量破坏百分比P	4.55	12.27	15.45	18.18

解 以保温时间t为横轴、含量破坏百分比P为纵轴,可绘制如图1-3所示的图象.

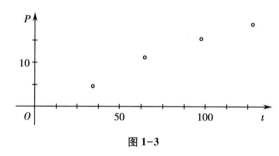

图1-3

用这些数据拟合,可以建立经验公式,即

$$P=-29.0313+9.77498\ln t$$

例9 经济活动的目的是为了获得利润,经济活动研究的函数,统称为经济函数.常用的经济函数有:

利润函数L,可表示为收入R减去成本C:$L=R-C$.

收入函数R,可表示为产品数量q的函数:$R=R(q)$;简单情形,可以表示为价格p与产品数量q的乘积$R=pq$.

成本函数C,可表示为产品数量q的函数$C=C(q)$;简单情形,可以表示为固定成本C_0加变动成本C_1q,即$C=C_0+C_1q$.

考虑价格p是产品数量q的函数$p=p(q)$,称价格函数;考虑产品数量q是价格p的函数$q=q(p)$,称需求函数.价格与需求是一对反函数,变量名不能改写.

若考虑成本函数$C(q)$对产品数量q的平均值,则有$AC=\dfrac{C(q)}{q}$,称平均成本函数.

常见经济函数之间的关系,如图1-4所示.

$$\text{利润函数 } L=R-C\begin{cases}\text{收入函数 } R=pq\begin{cases}\text{价格函数 } p=p(q)\\[4pt]\text{需求函数 } q=q(p)\end{cases}\\[10pt]\text{成本函数 } C=C_0+C_1q\rightarrow\text{平均成本函数 } AC=\dfrac{C(q)}{q}\end{cases}$$

图 1-4

1.2 初等函数

1.2.1 基本初等函数

幂函数、指数函数、对数函数、三角函数、反三角函数,统称为基本初等函数.

基本初等函数中,以 10 为底的对数称为常用对数,记为 lg$x$;以 e 为底的对数称为自然对数,记为 ln$x$.常值函数可视为幂函数的特殊情形.基本初等函数的解析式、定义域、值域等简单性质,如表 1-2 所示.

表 1-2　基本初等函数

函数名	解析式	定义域	值域	图形
幂函数	$y=x^{\mu}$	视 μ 而定 $x\neq0$	视 μ 而定 $y\neq0$	例:$y=1/x$ 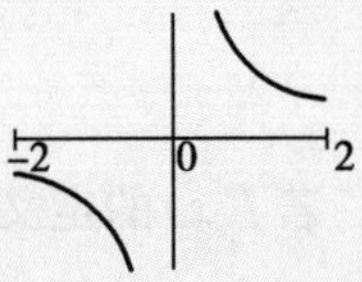
指数函数	$y=a^x(a>0,a\neq1)$	$(-\infty,+\infty)$	$(0,+\infty)$	例:$y=e^x$ 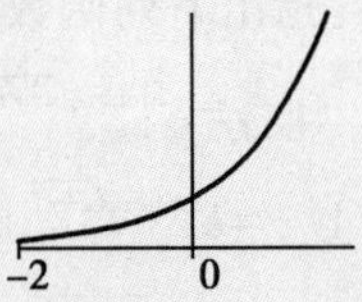
对数函数	$y=\log_a x(a>0,a\neq1)$	$(0,+\infty)$	$(-\infty,+\infty)$	例:$y=\ln x$ 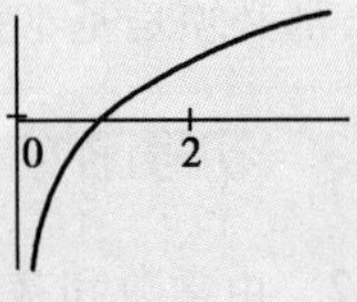
三角函数	$y=\sin x$	$(-\infty,+\infty)$	$[-1,1]$	例:$y=\sin x$
	$y=\cos x$	$(-\infty,+\infty)$	$[-1,1]$	
	$y=\tan x$	$x\neq n\pi+\pi/2$	$(-\infty,+\infty)$	
	$y=\cot x$	$x\neq n\pi$	$(-\infty,+\infty)$	
	$y=\sec x$	$x\neq n\pi+\pi/2$	$|y|\geq1$	
	$y=\csc x$	$x\neq n\pi$	$|y|\geq1$	

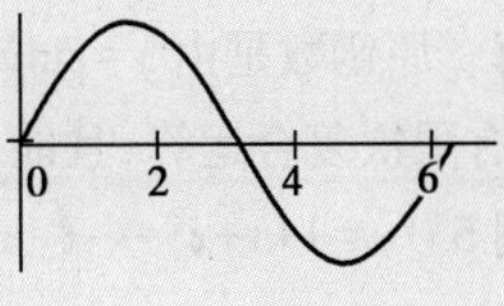

续表

函数名	解析式	定义域	值域	图形
反三角函数	$y=\arcsin x$	$[-1,1]$	$[-\pi/2,\pi/2]$	例:$y=\arctan x$
	$y=\arccos x$	$[-1,1]$	$[0,\pi]$	
	$y=\arctan x$	$(-\infty,+\infty)$	$(-\pi/2,\pi/2)$	
	$y=\text{arccot}x$	$(-\infty,+\infty)$	$(0,\pi)$	

1.2.2 复合函数

由函数 $y=\sin x$ 与 $x=2t$,通过解析式代入的方法,可以构成新的函数 $y=\sin 2t$,称为函数 $y=\sin x$ 与 $x=2t$ 的复合函数.

定义1 对函数 $y=f(u)$ 与 $u=g(x)$,若 x 在 $g(x)$ 定义域的子集上取值时,对应 u 值使 y 能按 $y=f(u)$ 取得对应值,则称新函数为 $y=f(u)$ 与 $u=g(x)$ 的**复合函数**,记为 $y=f[g(x)]$. $f(u)$ 称为**外层函数**, $g(x)$ 称为**内层函数**, u 称为**中间变量**.中间变量为多个时,可以多层复合.

例1 $f(x)=\dfrac{x}{x-1}$,计算 $f\left(\dfrac{1}{f(x)}\right)$.

解 从内到外逐层代入,求得

$$f\left(\frac{1}{f(x)}\right)=f\left(\frac{x-1}{x}\right)=\frac{\dfrac{x-1}{x}}{\dfrac{x-1}{x}-1}=1-x$$

例2 若 $f(x)$ 的定义域为 $[0,1]$,求 $f(\ln x)$ 的定义域.

解 $y=f(\ln x)$ 分解为 $y=f(u)$、$u=\ln x$,由 $0\leqslant u\leqslant 1$,有 $0\leqslant\ln x\leqslant 1$,故 $f(\ln x)$ 的定义域为 $[1,\text{e}]$.

例3 指出下列函数是怎样复合而成的.

① $y=\text{e}^{\arctan\sqrt{x^2+1}}$;　　　　② $y=\cos(\ln^3\sqrt{x^2+5})$.

解 ① $y=\text{e}^{\arctan\sqrt{x^2+1}}$ 是由 $y=\text{e}^u,u=\arctan v,v=\sqrt{w},w=x^2+1$ 复合而成的;

② $y=\cos\ln^3\sqrt{x^2+5}$ 是由 $y=\cos u,u=v^3,v=\ln w,w=\sqrt{q},q=x^2+5$ 复合而成的.

对复合函数的分解,应按从外到内或由后向前运算的复合层次进行,分解出的每一复合层次或每一步骤,都必须是基本初等函数.实际运算时,多项式可以不用分解.

1.2.3 初等函数

定义2 由常数和基本初等函数经有限次四则运算及有限次复合运算构成的,并能用一个解析式表示的函数,称为**初等函数**.

例4 $y=\sin(2x-1)+\ln\tan(x^2+3)$ 是初等函数.

解 原函数是由 $y=\sin u+\ln v$、$u=2x-1$、$v=\tan w$、$w=x^2+3$ 复合而成的.其复合过程是有限次四则运算、有限次复合运算,且能表示成一个式子,所以它是初等函数.

例5 $y=1+x+x^2+\cdots(|x|\geqslant 1)$ 与 $y=\text{sgn}x$ 不是初等函数.

解 函数 $y=1+x+x^2+\cdots$ 不是有限次运算构成的函数,故不是初等函数.

符号函数 $y=\text{sgn}x$,其对应法则不能用一个解析式表示,故不是初等函数.

1.3 极 坐 标

1.3.1 极坐标系的概念

在平面内取一个定点 O，叫作**极点**，从 O 点引一条射线 OX，叫作**极轴**，选定一个长度单位和角的正方向（通常取逆时针方向）.这样就确定了一个**平面坐标系**，简称为**极坐标系**.如图 1-5 所示.

对于平面内任意一点 M，用 ρ 表示线段 OM 的长，θ 表示以 OX 为始边，OM 为终边的角度，ρ 叫作点 M 的**极径**，θ 叫作点 M 的**极角**.有序实数对 (ρ,θ) 叫作点 M 的**极坐标**，记作 (ρ,θ).

当点 M 在极点时，它的极径 $\rho=0$，极角 θ 可以取任意值.

例如，点 $A(4,0)$ 和点 $B\left(3,\dfrac{\pi}{3}\right)$ 在极坐标中分别表示如图 1-6 所示.

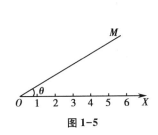

图 1-5

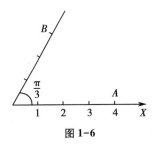

图 1-6

1.3.2 点的极坐标与直角坐标的互化

极坐标系和平面直角坐标系是两个不同的坐标系.同一个点在不同的坐标系中，要用不同的数对来表示.下面来讨论点的极坐标与直角坐标的互化.

如图 1-7 所示，建立一个平面直角坐标系，把平面直角坐标系的原点作为极点，x 轴的正半轴作为极轴，建立极坐标系，并在两种坐标系中取相同的单位长度.

设 M 是平面内的任意一点，它的直角坐标是 (x,y)，极坐标是 (ρ,θ).如果 ρ 是取正值，$\theta\in[0,2\pi)$，那么除原点外，平面内点的直角坐标与极坐标之间是一一对应的.

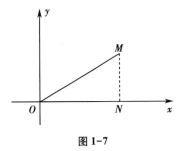

图 1-7

过点 M 作 $MN\perp Ox$，垂足为 N，于是，由三角函数定义，我们得到将点 M 的极坐标 (ρ,θ) 化为直角坐标 (x,y) 的关系式为

$$\begin{cases} x=\rho\cos\theta \\ y=\rho\sin\theta \end{cases}$$

由上述关系式，可以得到将点的直角坐标 (x,y) 化为极坐标 (ρ,θ) 的关系式为

$$\begin{cases} \rho^2=x^2+y^2 \\ \tan\theta=\dfrac{y}{x}\,(x\neq0) \end{cases}$$

例 1 把下列点的极坐标化为直角坐标.

① $A\left(2,\dfrac{3\pi}{4}\right)$；

② $N(-3,-\pi)$.

解 ① 因为

$$x = 2\cos\frac{3\pi}{4} = 2 \times \left(-\frac{\sqrt{2}}{2}\right) = -\sqrt{2}$$

$$y = 2\sin\frac{3\pi}{4} = 2 \times \frac{\sqrt{2}}{2} = \sqrt{2}$$

所以点 A 的直角坐标是 $(-\sqrt{2}, \sqrt{2})$.

② 因为点 N 的极坐标又可以写成 $(3,0)$,所以

$$x = 3\cos 0 = 3 \times 1 = 3$$

$$y = 3\sin 0 = 3 \times 0 = 0$$

所以点 N 的直角坐标是 $(3,0)$.

例2 把下列点的直角坐标化成极径 ρ 是正值,极角在 0 到 2π 之间的极坐标.

(1) $M(-\sqrt{3}, -1)$;   (2) $N(\sqrt{2}, -\sqrt{6})$.

解

(1) $\rho = \sqrt{(-\sqrt{3})^2 + (-1)^2} = \sqrt{3+1} = 2$

$$\tan\theta = \frac{-1}{-\sqrt{3}} = \frac{\sqrt{3}}{3}$$

因为点 M 在第三象限,$\rho > 0$,所以最小正角 $\theta = \frac{7\pi}{6}$,

因此,点 M 的极坐标是 $\left(2, \frac{7\pi}{6}\right)$.

(2) $\rho = \sqrt{(\sqrt{2})^2 + (-\sqrt{6})^2} = 2\sqrt{2}$

$$\tan\theta = \frac{-\sqrt{6}}{\sqrt{2}} = -\sqrt{3}$$

因为点 N 在第四象限,$\rho > 0$,所以最小正角 $\theta = \frac{5\pi}{3}$,

因此,点 N 的极坐标是 $\left(2\sqrt{2}, \frac{5\pi}{3}\right)$.

1.3.3 曲线的极坐标方程

在极坐标系中,曲线可以用含有 ρ, θ 这两个变量的方程 $\varphi(\rho, \theta) = 0$ 来表示. 如果曲线 C 上的点与一个二元方程 $\varphi(\rho, \theta) = 0$ 建立了如下的关系.

1. 曲线 C 上的每个点的极坐标中至少有一组 (ρ, θ) 满足方程 $\varphi(\rho, \theta) = 0$;

2. 极坐标满足方程 $\varphi(\rho, \theta) = 0$ 的点都在曲线 C 上.

那么方程 $\varphi(\rho, \theta) = 0$ 叫作曲线 C 的极坐标方程,曲线 C 叫作极坐标方程 $\varphi(\rho, \theta) = 0$ 的曲线.

例3 求经过点 A$(3,0)$垂直于极轴的直线的极坐标方程.

解 设 $M(\rho, \theta)(\rho \geqslant 0)$ 是直线上任意一点,连接 OM(图 1-8).

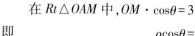

在 $Rt\triangle OAM$ 中,$OM \cdot \cos\theta = 3$

即 $\rho\cos\theta = 3$

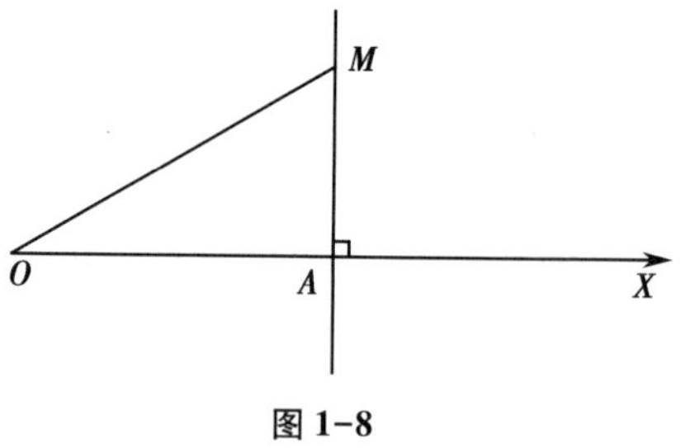

图 1-8

这就是经过点 $A(3,0)$ 垂直于极轴的直线的极坐标方程.

1.4 极 限

1.4.1 数列的极限

按一定顺序排列的无穷多个数 $x_1, x_2, \cdots, x_n, \cdots$，称为**数列**；数列的每一个数称为一**项**，第 n 项 x_n 称为**通项**，数列可用通项简记为 $\{x_n\}$.

例1 讨论数列 $\left\{\dfrac{1}{n}\right\}: 1, \dfrac{1}{2}, \dfrac{1}{3}, \cdots, \dfrac{1}{n}, \cdots$ 的变化趋势.

解 在 n 无限增大（记为 $n \to \infty$）时，通项 $\dfrac{1}{n}$ 无限接近常数 0.

例2 讨论数列 $\{(-1)^n\}: -1, 1, -1, \cdots, (-1)^n, \cdots$ 的变化趋势.

解 在 $n \to \infty$ 时，通项 $(-1)^n$ 不会无限接近某一常数.

在 $n \to \infty$ 时，若通项 x_n 无限接近某一常数 A，则称数列 $\{x_n\}$ 当 $n \to \infty$ 时极限为 A 或收敛于 A. 若通项 x_n 不会无限接近某一确定常数，则称数列 $\{x_n\}$ 当 $n \to \infty$ 时，极限不存在或发散. 但无限增大、无限接近只是描述性的说法，在数学中是需要量化表达的.

定义1 对数列 $\{x_n\}$，$\forall \varepsilon > 0$，若 $\exists N$（正整数），使当 $n > N$ 时，$|x_n - A| < \varepsilon$ 成立，则称当 $n \to \infty$ 时数列 $\{x_n\}$ 的极限为 A 或收敛于 A，记为

$$\lim_{n \to \infty} x_n = A$$

数列极限的精确化定义称为 ε-N 定义. 不等式 $|x_n - A| < \varepsilon$ 可写为 $A - \varepsilon < x_n < A + \varepsilon$，这表明，$n > N$ 时，x_n 落在 $(A - \varepsilon, A + \varepsilon)$ 区间内，称为 x_n 落在 A 的 ε 邻域内.

例3 证明 $|q| < 1$ 时，$\lim\limits_{n \to \infty} q^n = 0$.

分析 $\forall \varepsilon > 0$，限制 $\varepsilon < 1$，要使 $|q^n - 0| < \varepsilon$ 成立，即 $|q|^n < \varepsilon$，

取自然对数 $n \ln|q| < \ln\varepsilon$，从而只需考虑 $n > \dfrac{\ln\varepsilon}{\ln|q|}$.

证 $\forall \varepsilon > 0$，限制 $\varepsilon < 1$，取正整数 $N \geqslant \dfrac{\ln\varepsilon}{\ln|q|}$，这里的 N 不是唯一的，只要能找到一个就行.

则当 $n > N$ 时，有 $n > \dfrac{\ln\varepsilon}{\ln|q|}$，从而 $|q^n - 0| < \varepsilon$，即

$$\lim_{n \to \infty} q^n = 0$$

1.4.2 函数的极限

函数极限中，自变量有 $x \to \infty$ 和 $x \to x_0$ 两种变化过程.

1. $x \to \infty$ 时 $f(x)$ 的极限

例4 讨论函数 $y = \dfrac{1}{x}$ 的变化趋势.

解 数列是定义域为正整数的函数，数列极限可看作是自变量 $x \to +\infty$ 时特殊的函数极限. 因此当限定 $x > 0$ 且无限增大时，$y = \dfrac{1}{x}$ 与数列 $\left\{\dfrac{1}{n}\right\}$ 的极限是一致的，无限接近常数 **0**. 只是接近的过程不

太一样,一个是取遍区间所有值,一个是"跳"着过去的.

但作为函数,自变量还有另一种变化趋势,即限定$x<0$且无限减小(记为$x\to-\infty$)的情况.这时,也可以想象,$y=\dfrac{1}{x}$仍是无限接近常数0的.

把上述两种情形综合起来,即无论$x\to+\infty$,还是$x\to-\infty$,统一记作$x\to\infty$.对于本例,$y=\dfrac{1}{x}$仍是无限接近常数0的.

定义2 对函数$f(x)$,若$\forall\varepsilon>0$,$\exists M>0$,使得当$x>M$时,总有$|f(x)-A|<\varepsilon$成立,则称**函数$f(x)$在$x\to+\infty$时极限为A**,记为

$$\lim_{x\to+\infty}f(x)=A$$

类似地,我们可以定义当自变量$x\to-\infty$时函数的极限。这时只需把上述定义中的$x>M$改成$x<-M$即可,记作$\lim\limits_{x\to-\infty}f(x)=A$.

更一般地,可以定义$\lim\limits_{x\to\infty}f(x)=A$,其中符号$x\to\infty$表示自变量$x$按绝对值趋向$+\infty$时的一种变化状态.此时只需将上述定义中的$x>M$改成$|x|>M$即可.

不等式$|f(x)-A|<\varepsilon$可写为$A-\varepsilon<f(x)<A+\varepsilon$.$f(x)$在$x\to\infty$时的极限表明,$|x|>M$时,$f(x)$落在$A$的$\varepsilon$邻域内.即在$x>M$或$x<-M$时,曲线$y=f(x)$位于直线$y=A-\varepsilon$与$y=A+\varepsilon$之间.

例5 证明$\lim\limits_{x\to-\infty}e^x=0$.

分析 $\forall\varepsilon>0$,要使$|e^x-0|<\varepsilon$成立,即$e^x<\varepsilon$,从而$x<\ln\varepsilon$,

ε刻划$f(x)$与A充分接近,可限制$\varepsilon<1$,从而只需考虑$M=-\ln\varepsilon$.

证 $\forall\varepsilon>0$,限制$\varepsilon<1$,取$M=-\ln\varepsilon$,

则$x<-M$时,$|e^x-0|<\varepsilon$,即

$$\lim_{x\to-\infty}e^x=0$$

2. $x\to x_0$时$f(x)$的极限

例6 讨论函数$y=\dfrac{x^2-1}{x-1}$的变化趋势.

解 x从1的两侧无限接近1(记为$x\to1$)时,函数值无限接近2,如图1-9所示.

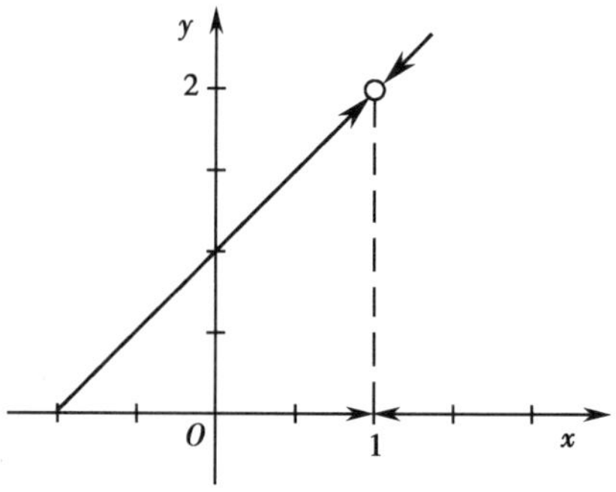

限定$x>1$(记为$x\to1^+$)或限定$x<1$(记为$x\to1^-$),该函数的函数值无限接近2.

若$x\to x_0$时,函数$f(x)$无限接近某一确定常数A,则称函数$f(x)$当$x\to x_0$时极限为A.当x从x_0的右侧无限接近x_0记为$x\to x_0^+$;当x从x_0的左侧无限接近x_0记为$x\to x_0^-$,可类似研究函数$f(x)$的变化趋势.

图1-9

定义3 对函数$f(x)$,若$\forall\varepsilon>0$,$\exists\delta>0$,当$0<|x-x_0|<\delta$时,$|f(x)-A|<\varepsilon$成立,则称**A是函数$f(x)$在$x\to x_0$时的极限**,记为

$$\lim_{x\to x_0}f(x)=A$$

若当$0<x-x_0<\delta$时,$|f(x)-A|<\varepsilon$成立,则称A是函数$f(x)$当$x\to x_0^+$时的**右极限**,记为

$$\lim_{x\to x_0^+}f(x)=A$$

若 $-\delta<x-x_0<0$ 时，$|f(x)-A|<\varepsilon$，则称 A 是函数 $f(x)$ 当 $x\to x_0^-$ 时的**左极限**，记为

$$\lim_{x\to x_0^-}f(x)=A$$

函数极限的这个定义，称为 ε-δ 定义．不等式 $0<|x-x_0|<\delta$ 表示，x 在 x_0 的 δ 邻域内但不取 x_0 点，称为 x_0 的去心 δ 邻域．这说明函数 $f(x)$ 在 $x\to x_0$ 的极限与 $x=x_0$ 处有无定义没有关系．x 在 x_0 去心 δ 邻域内时，曲线 $y=f(x)$ 位于直线 $y=A-\varepsilon$ 与 $y=A+\varepsilon$ 之间．

例7 证明 $\lim\limits_{x\to 0}x\sin\dfrac{1}{x}=0$．

证 $\forall\varepsilon>0$，要使 $\left|x\sin\dfrac{1}{x}-0\right|<\varepsilon$ 成立，用放大法

$$\left|x\sin\frac{1}{x}\right|=|x|\cdot\left|\sin\frac{1}{x}\right|\leqslant|x|<\varepsilon$$

取 $\delta=\varepsilon$，只要 $0<|x-0|<\delta$，就一定有 $\left|x\sin\dfrac{1}{x}-0\right|<\varepsilon$，故

$$\lim_{x\to 0}x\sin\frac{1}{x}=0$$

根据函数左极限和右极限的定义容易证明，函数 $y=f(x)$ 在 $x\to x_0$ 时极限存在的充分必要条件为该处的左、右极限存在且相等，即

$$\lim_{x\to x_0}f(x)=A\Leftrightarrow\lim_{x\to x_0^+}f(x)=\lim_{x\to x_0^-}f(x)=A$$

由这个结论可知，若函数 $f(x)$ 的左、右极限有一个不存在，或者左、右极限存在但不相等时，则 $\lim\limits_{x\to x_0}f(x)$ 不存在．

例8 极限 $\lim\limits_{x\to 0}\sin\dfrac{1}{x}$ 不存在．

解 $x>0$ 时，函数 $y=\sin x^{-1}$ 的图形如图 1-10 所示．

$x\to 0$ 时，$\sin x^{-1}$ 在 -1 与 1 之间做来回摆动，不会无限接近某一确定常数，故极限 $\lim\limits_{x\to 0}\sin\dfrac{1}{x}$ 不存在．结论的严格证明，这里不再写出．

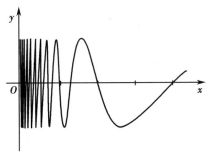

图 1-10

例9 证明函数

$$f(x)=\begin{cases}x-1 & x<0\\ 0 & x=0\\ x+1 & x>0\end{cases}$$

当 $x\to 0$ 时 $f(x)$ 的极限不存在．

证 当 $x\to 0$ 时 $f(x)$ 的左极限

$$\lim_{x\to 0^-}f(x)=\lim_{x\to 0^-}(x-1)=-1$$

而 $f(x)$ 的右极限

$$\lim_{x\to 0^+}f(x)=\lim_{x\to 0^+}(x+1)=1$$

因为左极限和右极限存在但不相等，所以

$$\lim_{x\to 0}f(x)$$

不存在（图 1-11）．

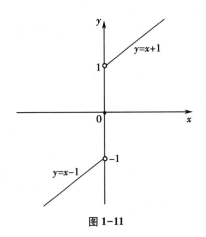

图 1-11

1.4.3 无穷小量与无穷大量

1. 无穷小量

定义 4 若 $x \to x_0$ 时 $f(x)$ 的极限为零,则称 $f(x)$ 为 $x \to x_0$ 时的**无穷小量**,简称**无穷小**.

无穷小是与极限过程联系的变量,如 $y = \dfrac{1}{x}$,当 $x \to \infty$ 时是无穷小,但 $x \to 0^+$ 时不是无穷小.任何非零的常量,都不是无穷小.可以证明,有界函数与无穷小之积为无穷小,有限个无穷小的和、差、积为无穷小.

例 10 求 $\displaystyle\lim_{x \to \infty} \dfrac{\sin x}{x}$.

解 $|\sin x| \leq 1$,$\sin x$ 是有界函数,$\displaystyle\lim_{x \to \infty} \dfrac{1}{x} = 0$,$\dfrac{1}{x}$ 是 $x \to \infty$ 时的无穷小,因此它们的乘积为无穷小,故

$$\lim_{x \to \infty} \frac{\sin x}{x} = 0$$

定理 在自变量 x 的某个变化过程中,函数 $f(x)$ 以常数 A 为极限的充分必要条件是 $f(x) - A$ 为无穷小,记作 $\alpha(x) = f(x) - A$,$\alpha(x)$ 为无穷小.于是,函数 $f(x)$ 以常数 A 为极限又可等价表达为

$$f(x) = A + \alpha(x)$$

证 设 $\lim f(x) = A$,令 $\alpha(x) = f(x) - A$,则

$$\lim \alpha(x) = \lim [f(x) - A] = \lim f(x) - A = A - A = 0$$

即 $\alpha(x)$ 是 x 的同一变化过程中的无穷小.

反之,如果 $\alpha(x) = f(x) - A$,即 $f(x) = A + \alpha(x)$,其中 $\alpha(x)$ 是无穷小,则

$$\lim f(x) = \lim [A + \alpha(x)] = A + \lim \alpha(x) = A$$

即 $f(x)$ 的极限是 A.

2. 无穷小的比较

例 11 同一变化过程中,无穷小的商不一定都是无穷小.

解 x、$2x$、x^2、$x \sin x^{-1}$ 是 $x \to 0$ 时的无穷小,它们之间比值的极限有不同结果,即

$$\lim_{x \to 0} \frac{x}{2x} = \lim_{x \to 0} \frac{1}{2} = \frac{1}{2}, \quad \lim_{x \to 0} \frac{x^2}{x} = \lim_{x \to 0} x = 0,$$

$$\lim_{x \to 0} \frac{x}{x^2} = \lim_{x \to 0} \frac{1}{x} = \infty, \quad \lim_{x \to 0} \frac{x \sin x^{-1}}{x} = \lim_{x \to 0} \sin \frac{1}{x} \text{不存在}.$$

定义 5 设 α、β 都是 $x \to x_0$ 时的无穷小,做 α 与 β 比值的极限.若比值的极限为非零的常数,则称 α、β 为 $x \to x_0$ 时的**同阶无穷小**;特别地,若极限为 1,则称 α、β 为 $x \to x_0$ 时的**等价无穷小**,记为 $\alpha \sim \beta (x \to x_0)$;若极限为 0,则称 α 是 β 的**高阶无穷小**,记为 $\alpha = o(\beta)(x \to x_0)$;若极限为无穷大,则称 α 是 β 的**低阶无穷小**.即

$$\lim_{x \to x_0} \frac{\alpha}{\beta} = \begin{cases} C & \text{同阶无穷小}(C \neq 0) \\ 1 & \text{等价无穷小} \\ 0 & \alpha \text{ 比 } \beta \text{ 高阶} \\ \infty & \alpha \text{ 比 } \beta \text{ 低阶} \end{cases}$$

定义 5 同样适合于 $x \to \infty$ 的过程.

3. 无穷大量

定义 6 对函数 $f(x)$,若 $\forall E > 0$,$\exists \delta > 0$,当 $0 < |x - x_0| < \delta$ 时,$|f(x)| > E$,则称 $f(x)$ 为 $x \to x_0$ 时的**无**

穷**大量**,简称**无穷大**,属于极限不存在情形,记为

$$\lim_{x \to x_0} f(x) = \infty$$

若 $0 < |x-x_0| < \delta$ 时,$f(x) > E$,则称 $f(x)$ 为 $x \to x_0$ 时的正无穷大量,记为

$$\lim_{x \to x_0} f(x) = +\infty$$

若 $0 < |x-x_0| < \delta$ 时,$f(x) < -E$,则称 $f(x)$ 为 $x \to x_0$ 时的负无穷大量,记为

$$\lim_{x \to x_0} f(x) = -\infty$$

在自变量的其他变化过程可类似定义.

容易看出无穷小量与无穷大量的关系:不为常数零的无穷小量与无穷大量互为倒数.

由上可知,如果 α、β 都是同一变化过程中的无穷小(无穷大),则类似于 $\dfrac{\alpha}{\beta}$ 这样的式子的极限结果是不确定的,称**未定式**.通常记为 $\dfrac{0}{0}$ 或 $\dfrac{\infty}{\infty}$ 型等,未定式有多种类型,在后续课程中将会逐步讨论.

1.5 函数极限的运算

1.5.1 函数的极限运算法则

下面的定理对 $x \to x_0$ 和 $x \to \infty$ 都适用.

定理 若 $\lim u(x)$ 与 $\lim v(x)$ 都存在,则它们的代数和、积、商的极限也存在.且

(1) $\lim(u \pm v) = \lim u \pm \lim v$

(2) $\lim(u \cdot v) = \lim u \cdot \lim v$

(3) $\lim \dfrac{u}{v} = \dfrac{\lim u}{\lim v}$ $(\lim v \neq 0)$

我们只给出(3)的证明,其余的证法类似.

证 设 $u = A + \alpha$,$v = B + \beta$ $(\alpha、\beta$ 为无穷小$)$

$$\frac{u}{v} - \frac{A}{B} = \frac{A+\alpha}{B+\beta} - \frac{A}{B} = \frac{B\alpha - A\beta}{B(B+\beta)} = (B\alpha - A\beta) \cdot \frac{1}{B^2 + B\beta}$$

由于分子 $B\alpha - A\beta$ 为无穷小;B 为常量,$\dfrac{1}{B^2+B\beta}$ 有界,所以两者的乘积为无穷小.即有

$$\lim \frac{u}{v} = \frac{A}{B}$$

例1 求极限 $\lim\limits_{x \to 3}(x^2 + 4x - 5)$.

解 $\lim\limits_{x \to 3}(x^2 + 4x - 5) = \lim\limits_{x \to 3} x^2 + \lim\limits_{x \to 3} 4x - \lim\limits_{x \to 3} 5 = \left(\lim\limits_{x \to 3} x\right)^2 + 4\lim\limits_{x \to 3} x - 5 = 3^2 + 4 \times 3 - 5 = 16$

由计算可以看出,满足极限四则运算法则的条件时,极限计算可转化为计算函数值.

1.5.2 未定式的极限运算

未定式极限不能直接使用极限四则运算法则,必须先作初等变形使之满足极限四则运算法则的条件.

$\dfrac{0}{0}$ 型未定式极限,一般在分式情形应先进行因式分解,在根式情形应先进行分子或分母有理化,然后约去分子、分母的公因子,再求极限.

$\dfrac{\infty}{\infty}$ 型未定式极限,如果是多项式的情况下,一般在分式情形可用分子、分母中的最高次幂分别除分子、分母,再求极限.即,在分子为 m 次多项式 $a_0 x^m + \cdots + a_m$,分母为 n 次多项式 $b_0 x^n + \cdots + b_n$ 时,可得

$$\lim_{x \to \infty} \frac{a_0 x^m + \cdots + a_m}{b_0 x^n + \cdots + b_n} = \begin{cases} 0 & m<n \\ a_0/b_0 & m=n \\ \infty & m>n \end{cases}$$

$\infty - \infty$ 型未定式极限,在分式情形应先进行通分,在根式情形应先进行分子或分母有理化,然后约去分子、分母的公因子,再求极限.

例 2 求极限 $\lim\limits_{x \to 1} \dfrac{x^2-1}{2x^2-x-1}$.

解 这是 $\dfrac{0}{0}$ 型未定式极限,先因式分解,再约分,得到

$$\lim_{x \to 1} \frac{x^2-1}{2x^2-x-1} = \lim_{x \to 1} \frac{(x+1)(x-1)}{(2x+1)(x-1)} = \lim_{x \to 1} \frac{x+1}{2x+1} = \frac{2}{3}$$

例 3 求极限 $\lim\limits_{x \to 3} \dfrac{\sqrt{1+x}-2}{x-3}$.

解 这是 $\dfrac{0}{0}$ 型未定式极限,先对分子有理化,再约分,得到

$$\lim_{x \to 3} \frac{\sqrt{1+x}-2}{x-3} = \lim_{x \to 3} \frac{(\sqrt{1+x}-2)(\sqrt{1+x}+2)}{(x-3)(\sqrt{1+x}+2)} = \lim_{x \to 3} \frac{x-3}{(x-3)(\sqrt{1+x}+2)}$$

$$= \lim_{x \to 3} \frac{1}{\sqrt{1+x}+2} = \frac{1}{\sqrt{1+3}+2} = \frac{1}{4}$$

例 4 求极限 $\lim\limits_{x \to +\infty} \dfrac{3-4 \cdot 2^x}{7-3 \cdot 2^x}$.

解 这是 $\dfrac{\infty}{\infty}$ 型未定式极限,分子、分母分别除以 2^x,得到

$$\lim_{x \to +\infty} \frac{3-4 \cdot 2^x}{7-3 \cdot 2^x} = \lim_{x \to +\infty} \frac{3 \cdot 2^{-x}-4}{7 \cdot 2^{-x}-3} = \frac{4}{3}$$

例 5 求极限 $\lim\limits_{x \to \infty} \dfrac{4x^3-1}{x^2-x}$.

解 这是 $\dfrac{\infty}{\infty}$ 型未定式极限,分子最高次幂 3 高于分母最高次幂 2,故

$$\lim_{x \to \infty} \frac{4x^3-1}{x^2-x} = \infty$$

例 6 求极限 $\lim\limits_{x \to 1} \left(\dfrac{1}{x-1} - \dfrac{2}{x^2-1} \right)$.

解 这是 $\infty - \infty$ 型未定式极限,先通分,再化简,得到

$$\lim_{x\to 1}\left(\frac{1}{x-1}-\frac{2}{x^2-1}\right)=\lim_{x\to 1}\frac{(x+1)-2}{(x+1)(x-1)}=\lim_{x\to 1}\frac{1}{x+1}=\frac{1}{2}$$

例7 求极限 $\lim\limits_{x\to\infty}(\sqrt{x^2+a}-\sqrt{x^2-a})$.

解 这是 $\infty-\infty$ 型未定式极限,先有理化,再化简,得到

$$\lim_{x\to\infty}(\sqrt{x^2+a}-\sqrt{x^2-a})=\lim_{x\to\infty}\frac{(\sqrt{x^2+a}-\sqrt{x^2-a})(\sqrt{x^2+a}+\sqrt{x^2-a})}{\sqrt{x^2+a}+\sqrt{x^2-a}}$$

$$=\lim_{x\to\infty}\frac{2a}{\sqrt{x^2+a}+\sqrt{x^2-a}}=0$$

这里只讨论了 $\dfrac{0}{0}$、$\dfrac{\infty}{\infty}$、$\infty-\infty$ 三种最基本类型的未定式的极限,第三章中还将讨论各种类型的未定式的极限.

1.5.3 两个重要极限

我们先给出两个判别极限是否存在的准则.

判别准则1 单调有界数列必有极限.

判别准则2 (挤夹定理)若 $\forall x$,$\exists\delta>0$,当 $0<|x-x_0|<\delta$ 时(或 $\exists M>0$,当 $|x|>M$ 时),有 $g(x)\leqslant f(x)\leqslant h(x)$,且 $\lim g(x)=A$,$\lim h(x)=A$,则有

$$\lim f(x)=A$$

下面我们用上述的两个准则来讨论两个重要的极限.

1. $\lim\limits_{x\to 0}\dfrac{\sin x}{x}=1$

证 由 $\dfrac{\sin(-x)}{-x}=\dfrac{-\sin x}{-x}=\dfrac{\sin x}{x}$ 可知,只需证 $x\to 0^+$ 情形.

在如图 1-12 所示单位圆中,设 $\angle AOB=x$,AC 为圆的切线,得到

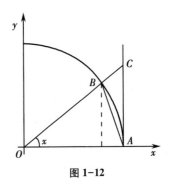

$\triangle AOB$ 面积 $<$ 扇形 AOB 面积 $<\triangle AOC$ 面积

$$\frac{1}{2}\sin x<\frac{1}{2}x<\frac{1}{2}\tan x,\cos x<\frac{\sin x}{x}<1$$

因为,$\lim\limits_{x\to 0}\cos x=1$,$\lim\limits_{x\to 0}1=1$,所以由准则2可知

$$\lim_{x\to 0}\frac{\sin x}{x}=1$$

图 1-12

这个重要极限有几种常见的变形:

$$\lim_{x\to 0}\frac{x}{\sin x}=1,\lim_{x\to 0}\frac{\sin kx}{kx}=1,\lim_{x\to\infty}x\sin\frac{1}{x}=1$$

例8 求极限 $\lim\limits_{x\to 0}\dfrac{x}{\sin 4x}$.

解 这是 $\dfrac{0}{0}$ 型含正弦极限,使用重要极限1,求得

$$\lim_{x\to 0}\frac{x}{\sin 4x}=\frac{1}{4}\lim_{4x\to 0}\frac{4x}{\sin 4x}=\frac{1}{4}$$

例 9　求极限 $\lim\limits_{x\to 0}\dfrac{1-\cos x}{\sin x}$.

解　这是 $\dfrac{0}{0}$ 型含正弦极限,使用重要极限 1,求得

$$\lim_{x\to 0}\frac{1-\cos x}{\sin x}=\lim_{x\to 0}\frac{2\sin^2\dfrac{x}{2}}{\sin x}=\lim_{x\to 0}\left(\frac{\sin\dfrac{x}{2}}{\dfrac{x}{2}}\cdot\frac{\sin\dfrac{x}{2}}{\dfrac{x}{2}}\cdot\frac{x}{\sin x}\cdot\frac{x}{2}\right)=1\times1\times1\times0=0$$

2. $\lim\limits_{x\to\infty}\left(1+\dfrac{1}{x}\right)^x=\mathrm{e}$

先考虑 $x\to+\infty$ 的情形.

可以证明当 $n\to\infty$ 时,数列 $\left\{\left(1+\dfrac{1}{n}\right)^n\right\}$ 是单调且有界的,因此它的极限是存在的.而 $\left(1+\dfrac{1}{n}\right)^n$ 是函数 $\left(1+\dfrac{1}{x}\right)^x$ 的子集,由极限的唯一性,$\lim\limits_{x\to+\infty}\left(1+\dfrac{1}{x}\right)^x$ 必然存在,并且两者的极限值相同.把这个极限值记作 e,它是一个无理数,这里不再进行严格的证明.通过表 1-3 可以观察它是如何充分接近一个确定常数 2.71828… 的.

表 1-3　函数 $y=\left(1+\dfrac{1}{x}\right)^x$ 变化趋势

x	10	100	1000	10000	100000	1000000	10000000	…
y	2.5937	2.7048	2.7169	2.71815	2.718268	2.718280	2.7182817	…

对 $x\to-\infty$ 的情形,须作变换 $x=-(u+1)$,可得同样结论.

这个极限的本质是 1^∞、外形为底数减 1 与指数互为倒数(无穷小)的极限.它有两种常见的变形:

$$\lim_{x\to 0}(1+x)^{\frac{1}{x}}=\mathrm{e},\quad\lim_{x\to\infty}\left(1+\frac{1}{kx}\right)^{kx}=\mathrm{e}$$

例 10　求极限 $\lim\limits_{x\to\infty}\left(1+\dfrac{k}{x}\right)^{x-2}$.

解　使用重要极限 2,求得

$$\lim_{x\to\infty}\left(1+\frac{k}{x}\right)^{x-2}=\lim_{x\to\infty}\left(1+\frac{k}{x}\right)^{\frac{x}{k}\cdot k-2}=\left[\lim_{x\to\infty}\left(1+\frac{k}{x}\right)^{\frac{x}{k}}\right]^k\cdot\lim_{x\to\infty}\left(1+\frac{k}{x}\right)^{-2}=\mathrm{e}^k$$

例 11　求极限 $\lim\limits_{x\to 0}(1-3x)^{\frac{2}{x}+1}$.

解　使用重要极限 2,求得

$$\lim_{x\to 0}(1-3x)^{\frac{2}{x}+1}=\lim_{x\to 0}(1-3x)^{\frac{1}{-3x}\cdot(-6)+1}=\mathrm{e}^{-6}$$

1.5.4　极限模型

对于现实世界的一个特定对象,为了一个特定目的,根据特有的内在规律,做出一些必要的简化假设,运用适当的数学工具,得到的一个数学结构,称为**数学模型**(mathematical model),简称**模型**.

建立数学模型,简称为建模,这是对研究对象提供分析、预报、决策、控制等定量结果的关键环节.

例12 设某药物一次静脉注射后,每一瞬时血药的消除浓度与在该瞬时的血药浓度成正比,比例系数为$k>0$.注射后,药物在体内达到平衡时,即$t=0$,血药浓度为C_0.求经过T小时后,$t=T$时刻的血药浓度$C(T)$为多少?

解 血药的消除是连续进行的,每一瞬时的血药浓度都不同.把t由0到T这段时间等分为n段时间间隔,分点为

$$0, \frac{T}{n}, \frac{2T}{n}, \cdots, \frac{(n-1)T}{n}, T$$

由于n充分大时,每段时间间隔很短,血药浓度变化很小,可以"不变"代"变"地把血药浓度视为常量,因而,消除浓度可视为与这小段时间间隔开始时的血药浓度成正比.

第一段时间间隔内消除浓度为$kC_0\dfrac{T}{n}$,剩余血药浓度为

$$C_1 = C_0 - kC_0\frac{T}{n} = C_0\left(1 - k\frac{T}{n}\right)$$

第二段时间间隔内消除浓度为$kC_1\dfrac{T}{n}$,剩余血药浓度为

$$C_2 = C_1 - kC_1\frac{T}{n} = C_0\left(1 - k\frac{T}{n}\right)^2$$

类似地,第n小段时间间隔内,消除的浓度为$kC_{n-1}\dfrac{T}{n}$,剩余血药浓度为

$$C_n = C_{n-1} - kC_{n-1}\frac{T}{n} = C_0\left(1 - k\frac{T}{n}\right)^n$$

C_n是$t=T$时刻体内血药浓度的近似值,时间间隔分得越细,得到的结果越精确.因此,使$n\to\infty$,便得到T时刻体内血药浓度的精确值$C(T)$,即

$$C(T) = \lim_{n\to\infty}C_n = C_0\lim_{n\to\infty}\left(1 - k\frac{T}{n}\right)^n = C_0\lim_{n\to\infty}\left(1 - k\frac{T}{n}\right)^{\frac{n}{-kT}\cdot(-kT)} = C_0 e^{-kT}$$

1.6 函数的连续性

1.6.1 函数的增量

定义1 对函数$y=f(x)$,若自变量x从初值x_0变到终值x_1时,相应的函数值从$f(x_0)$变到$f(x_1)$,则称自变量差为**自变量在x_0的增量或改变量**,记为

$$\Delta x = x_1 - x_0$$

称函数值的差为**函数在$x=x_0$的增量或改变量**,记为

$$\Delta y = f(x_1) - f(x_0)$$

Δx是完整记号,不是Δ乘以x.在图形上,Δx表示曲线的横坐标增量,$\Delta x>0$表示x_1在x_0右方,$\Delta x<0$表示x_1在x_0左方.Δy也是完整记号,可正可负,表示曲线的纵坐标增量,如图1-13所示.由于终值$x_1 = x_0 + \Delta x$,故函数在x_0处的增量可以记为

$$\Delta y = f(x_0 + \Delta x) - f(x_0)$$

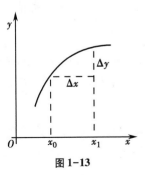

图1-13

例 1 求函数 $y = x^2$ 在 $x = 1$ 处的增量.

解 初值 $x = 1$,终值 $1 + \Delta x$,

$$\Delta y = f(1 + \Delta x) - f(1) = (1 + \Delta x)^2 - 1^2 = 2\Delta x + (\Delta x)^2$$

当 $\Delta x \to 0$ 时,Δy 的极限为 0,如图 1-14 所示.

例 2 求函数在 $x = 1$ 处 $\Delta x > 0$ 的增量.

$$y = \begin{cases} x - 1 & x \leq 1 \\ x + 1 & x > 1 \end{cases}$$

解 初值 1 对应的函数值用 $y = x - 1$ 计算;$\Delta x > 0$ 时,终值 $1 + \Delta x$ 对应的函数值用 $y = x + 1$ 计算,得到

$$\Delta y = f(1 + \Delta x) - f(1) = [(1 + \Delta x) + 1] - [1 - 1] = 2 + \Delta x$$

当 $\Delta x \to 0^+$ 时,Δy 的极限不为 0,如图 1-15 所示.

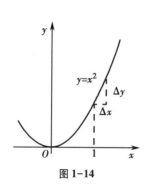

图 1-14

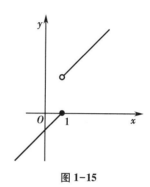

图 1-15

1.6.2 函数的连续与间断

在例 1 中,Δy 当 $\Delta x \to 0$ 的极限为 0 时,可以看出,函数 $y = x^2$ 在 $x = 1$ 及其邻近的图形是连在一起的,称为在 $x = 1$ 处连续.在例 2 中,Δy 在 $\Delta x \to 0$ 的极限不为 0 时,函数 y 在 $x = 1$ 及其邻近的图形没有连在一起,称为在 $x = 1$ 处不连续.由于

$$\lim_{\Delta x \to 0} \Delta y = 0 \Leftrightarrow \lim_{\Delta x \to 0} [f(x_0 + \Delta x) - f(x_0)] = 0 \Leftrightarrow \lim_{\Delta x \to 0} f(x_0 + \Delta x) = f(x_0)$$

令 $x = x_0 + \Delta x$,在 $\Delta x \to 0$ 时,$x \to x_0$,有

$$\lim_{\Delta x \to 0} \Delta y = 0 \Leftrightarrow \lim_{x \to x_0} f(x) = f(x_0)$$

定义 2 函数 $y = f(x)$ 在 x_0 的某邻域有定义,当 $\Delta x \to 0$ 时,如果在 x_0 处的极限值等于函数值或 Δy 的极限为 0,即

$$\lim_{x \to x_0} f(x) = f(x_0) \text{ 或 } \lim_{\Delta x \to 0} \Delta y = 0$$

则称函数 $y = f(x)$ 在 $x = x_0$ 处**连续**.

若左极限等于函数值,即

$$\lim_{x \to x_0^-} f(x) = f(x_0)$$

则称函数 $y = f(x)$ 在 $x = x_0$ 处**左连续**.

若右极限等于函数值,即

$$\lim_{x \to x_0^+} f(x) = f(x_0)$$

则称函数 $y = f(x)$ 在 $x = x_0$ 处**右连续**.

由连续定义,可以得到

$$\lim_{x \to x_0} f(x) = f(x_0) = f(\lim_{x \to x_0} x)$$

这表示,在 x_0 连续时,极限符号与函数符号可以交换顺序.

若函数 $y=f(x)$ 在开区间 (a,b) 内每一点都连续,则称 $y=f(x)$ 在开区间 (a,b) 内连续.

若函数 $y=f(x)$ 在开区间 (a,b) 内连续,且在左端点 a 处右连续,在右端点 b 处左连续,则称 $y=f(x)$ 在闭区间 $[a,b]$ 上连续.

例 3 判断绝对值函数 $y=|x|$ 在 $x=0$ 处的连续性.

解 分段函数连接点处的极限要用左、右极限判断,得到

$$\lim_{x\to 0^-}f(x)=\lim_{x\to 0^-}(-x)=0,\lim_{x\to 0^+}f(x)=\lim_{x\to 0^+}x=0$$

从而 $\lim_{x\to 0}f(x)=0=f(0)$,绝对值函数在 $x=0$ 处连续.

由定义 2 可看出,函数 $y=f(x)$ 在 $x=x_0$ 处连续,必须同时满足三个条件,即

(1) $y=f(x)$ 在 $x=x_0$ 处有定义;

(2) $y=f(x)$ 在 $x=x_0$ 处有极限;

(3) $y=f(x)$ 在 $x=x_0$ 处极限值等于函数值.

三个条件中,任何一个得不到满足,则称函数 $y=f(x)$ 在 $x=x_0$ 处不连续.函数的不连续点称为**间断点**.间断点可按左、右极限是否存在进行分类,即

(1) 左、右极限都存在的间断点,称为**第一类间断点**;

(2) 第一类间断点中,左、右极限相等的间断点,称为**可去间断点**;

(3) 第一类间断点中,左、右极限不相等的间断点,称为**跳跃间断点**;

(4) 左、右极限至少有一个不存在的间断点,称为**第二类间断点**.

例 4 判断函数 $y=\dfrac{1}{x}$ 的间断点及类型.

解 $y=\dfrac{1}{x}$ 在 $x=0$ 无定义,且 $\lim\limits_{x\to 0}\dfrac{1}{x}=\infty$

故 $x=0$ 为第二类间断点.

例 5 判断符号函数 $\mathrm{sgn}\,x$ 的间断点及类型.

解 符号函数在 $x=0$ 处左、右极限存在,即

$$\lim_{x\to 0^-}\mathrm{sgn}\,x=-1,\lim_{x\to 0^+}\mathrm{sgn}\,x=1$$

$x=0$ 处左、右极限不相等,故 $x=0$ 为第一类中的跳跃间断点.

例 6 判断函数 $y=\dfrac{x^2-1}{x-1}$ 的间断点及类型.

解 函数在 $x=1$ 无定义,但 $\lim\limits_{x\to 1}\dfrac{x^2-1}{x-1}=2$,故 $x=1$ 为第一类中的可去间断点.

1.6.3 初等函数的连续性

定理 1 若函数 u、v 在 $x=x_0$ 处连续,则 $u\pm v$、$u\cdot v$、$\dfrac{u}{v}(v\neq 0)$ 在 $x=x_0$ 处也连续.

证 只证 $u+v$ 情形.由 u、v 在 $x=x_0$ 处连续,得到

$$\lim_{x\to x_0}u(x)=u(x_0),\lim_{x\to x_0}v(x)=v(x_0)$$

从而 $\lim\limits_{x\to x_0}[u(x)+v(x)]=\lim\limits_{x\to x_0}u(x)+\lim\limits_{x\to x_0}v(x)=u(x_0)+v(x_0)$

故 $u+v$ 在 $x=x_0$ 处连续.

定理 2 若函数 $u=g(x)$ 在 $x=x_0$ 处连续,函数 $y=f(u)$ 在相应的 $u_0=g(x_0)$ 处连续,则复合函数 $y=f[g(x)]$ 在 $x=x_0$ 处也连续.

证 由 $u=g(x)$ 在 $x=x_0$ 处连续,得到 $\lim\limits_{x\to x_0}g(x)=g(x_0)$,也可记作 $\Delta x\to 0$ 时 $\Delta u\to 0$

又由 $y=f(u)$ 在 $u_0=g(x_0)$ 处连续,得到 $\lim\limits_{u\to u_0}f(u)=f(u_0)$

$$\lim\limits_{x\to x_0}f[g(x)]=\lim\limits_{u\to u_0}f[u]=f(u_0)=f[g(x_0)]$$

故 $y=f[g(x)]$ 在 $x=x_0$ 处也连续.

由定理 2 可知

$$\lim\limits_{x\to x_0}f[g(x)]=f[g(x_0)]=f\left[\lim\limits_{x\to x_0}g(x)\right]$$

这表示,定理 2 条件满足时,极限与复合步骤的顺序可以交换.

例 7 求极限 $\lim\limits_{x\to 0}\dfrac{\ln(1+x)}{x}$.

解 交换极限与复合步骤的顺序,得到

$$\lim\limits_{x\to 0}\frac{\ln(1+x)}{x}=\lim\limits_{x\to 0}\ln(1+x)^{\frac{1}{x}}=\ln\left[\lim\limits_{x\to 0}(1+x)^{\frac{1}{x}}\right]=\ln e=1$$

由定理 1、定理 2,可以得到重要结论:初等函数在其定义域内是连续的.

这个重要结论,不但提供初等函数作图的理论根据,而且提供了计算初等函数极限的简便方法:若 $x=x_0$ 在初等函数 $y=f(x)$ 的定义域内,则 $x\to x_0$ 的极限可转化为计算函数值 $f(x_0)$.

例 8 求极限 $\lim\limits_{x\to\sqrt{3}}\dfrac{x^2-3}{x^4+1}$.

解 $\lim\limits_{x\to\sqrt{3}}\dfrac{x^2-3}{x^4+1}=\dfrac{(\sqrt{3})^2-3}{(\sqrt{3})^4+1}=0$

1.6.4 闭区间上连续函数的性质

函数在某一区间上最大的函数值,称为函数在该区间上的**最大值**.最小的函数值称为函数在该区间上的**最小值**.最大值、最小值统称为函数在该区间上的**最值**.

定理 3(最值定理) 若函数 $f(x)$ 在闭区间 $[a,b]$ 上连续,则 $f(x)$ 在 $[a,b]$ 上必取得最大值 M 及最小值 m.

从图形上来看,函数 $f(x)$ 在闭区间 $[a,b]$ 上连续,则 $f(x)$ 在 $[a,b]$ 上的图形是一条包括端点的连续曲线,当然有纵坐标最大和最小的点,如图 1-16 所示.

定理 4(介值定理) 若函数 $f(x)$ 在闭区间 $[a,b]$ 上连续,且 $f(a)\neq f(b)$,对于 $f(a)$、$f(b)$ 之间的任意数 C,则在开区间 (a,b) 内至少有一点 c,使 $f(c)=C$.

推论 若函数 $f(x)$ 在闭区间 $[a,b]$ 上连续,且 $f(a)$、$f(b)$ 异号,则在开区间 (a,b) 内至少有一点 c,使得 $f(c)=0$.

从图形上来看,$f(x)$ 的图形为闭区间 $[a,b]$ 上的一条连续曲线,若 $f(a)f(b)<0$,则 $f(x)$ 在 $[a,b]$ 上的图形当然会与横轴相交,如图 1-17 所示.

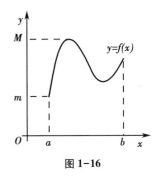

图 1-16

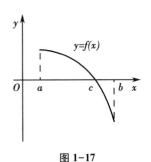

图 1-17

阅读材料 1

割圆术与极限

刘徽(约 225 年—约 295 年),汉族,山东滨州邹平市人,魏晋时期伟大的数学家,中国古典数学理论的奠基人之一.他的杰作《九章算术注》和《海岛算经》是中国最宝贵的数学遗产,给中华民族留下了宝贵的财富.

公元 3 世纪,刘徽提出了"割圆术",即将圆周用内接或外切正多边形穷竭的一种求圆面积和圆周长的方法.在创立"割圆术"的过程中,首次提出了清晰的极限概念:"割之弥细,所失弥少.割之又割,以至于不可割,则与圆合体,而无所失矣."这可视为中国古代极限观念的佳作.他采用二分法,从正 6 边形开始直到 96 边形,具体地计算了内接三角形面积与求和.由此证明当边越来越小时,其极限就是圆面积.

刘徽用极限思想证明圆周率存在,是国际上第一人.他用割圆术,从直径为 2 尺的圆内接正 6 边形开始割圆,依次得正 12 边形、正 24 边形……割得越细,正多边形面积和圆面积之差越小.他一直算到圆内接正 3072 边形时,得到了圆周率 $\pi = 3.1416$ 的结果,这个结果是当时世界上圆周率计算的最精确数据,奠定了此后千余年来中国圆周率计算在世界上的领先地位.

习 题 1

1. 求下列函数的定义域.

  ① $y = \sqrt{1-x^2}$;

  ② $y = a\ln(bx-c)$ $(ab \neq 0)$.

2. 判断下列各对函数是否相同.

  ① $f(x) = \dfrac{x}{x}, g(x) = 1$;

  ② $f(x) = \ln x^2, g(x) = 2\ln x$;

  ③ $f(x) = \sqrt{x^2}, g(x) = x$;

  ④ $f(x) = \sqrt{x^2-1}, g(x) = \sqrt{x+1} \cdot \sqrt{x-1}$.

3. 已知 $f(x) = \begin{cases} 1+x^2 & -\infty < x \leqslant 0 \\ 2 & 0 < x < +\infty \end{cases}$,求 $f(0.5), f(-0.5)$.

4. 求下列函数的反函数.

  ① $y = \sqrt[3]{1+x}$;

  ② $y = \dfrac{1-x}{1+x}$.

5. 已知 $f(x) = \dfrac{x}{1+x}$,求 $f(0.5), f[f(x)], [f(x)]^2$.

6. 某商品供给量 Q 对价格 P 的关系为:

$$Q = Q(P) = a + b \times c^P$$

若当 $P=2$ 时,$Q=30$;当 $P=3$ 时,$Q=50$;当 $P=4$ 时,$Q=90$. 求供给量 Q 对价格 P 的函数关系.

7. 把下列函数分解成若干基本初等函数.

① $y = \arctan(x^2)$;　　　　　　　② $y = \sqrt{\sin x^3}$;

③ $y = e^{\sqrt{x^2+1}}$;　　　　　　　④ $y = \ln\sin x$.

8. 设 $f(x)$ 的定义域 $D = [0,1]$,求下列各函数的定义域.

① $f(x^2)$;　　　　　　　　　② $f(\sin x)$;

③ $f(x+a)(a>0)$;　　　　　　④ $f(x+a)+f(x-a)(a>0)$.

9. 设

$$f(x) = \begin{cases} 1 & |x| < 1 \\ 0 & |x| = 1, \quad g(x) = e^x \\ -1 & |x| > 1 \end{cases}$$

求 $f[g(x)]$ 和 $g[f(x)]$,并做出这两个函数的图形.

10. 计算 $f(x) = \dfrac{x}{x}$、$g(x) = \dfrac{|x|}{x}$,当 $x \to 0$ 时的左、右极限,并说明在 $x \to 0$ 时,它们的极限是否存在.

11. 求下列极限.

① $\displaystyle\lim_{x \to 2}\frac{x-1}{x+3}$;　　　　　　　② $\displaystyle\lim_{x \to 3}\frac{x^2-2x-3}{x-3}$;

③ $\displaystyle\lim_{x \to 0}\left(1-\frac{2}{x-3}\right)$;　　　　④ $\displaystyle\lim_{x \to 2}\frac{x^2-3}{x-2}$;

⑤ $\displaystyle\lim_{x \to 1}\frac{x^2-1}{2x^2+x-3}$;　　　　⑥ $\displaystyle\lim_{x \to 0}\frac{4x^3-2x^2+x}{3x^2+2x}$;

⑦ $\displaystyle\lim_{x \to 1}\frac{x^2-3x+2}{1-x^2}$;　　　　⑧ $\displaystyle\lim_{h \to 0}\frac{(x+h)^3-x^3}{h}$;

⑨ $\displaystyle\lim_{x \to 1}\frac{x^n-1}{x-1}$($n$ 为正整数);　　⑩ $\displaystyle\lim_{x \to \infty}\frac{2x+3}{6x-1}$;

⑪ $\displaystyle\lim_{x \to \infty}\frac{1000x}{1+x^2}$;　　　　⑫ $\displaystyle\lim_{u \to \infty}\frac{\sqrt[4]{1+u^3}}{1+u}$;

⑬ $\displaystyle\lim_{n \to \infty}\frac{(n-1)^2}{n+1}$;　　　　⑭ $\displaystyle\lim_{x \to \infty}\frac{(2x-1)^{30}(3x-2)^{20}}{(2x+1)^{50}}$;

⑮ $\displaystyle\lim_{x \to 0}\frac{x^2}{1-\sqrt{1+x^2}}$;　　　⑯ $\displaystyle\lim_{x \to -8}\frac{\sqrt{1-x}-3}{2+\sqrt[3]{x}}$;

⑰ $\displaystyle\lim_{x \to 4}\frac{\sqrt{2x+1}-3}{\sqrt{x-2}-\sqrt{2}}$;　　　⑱ $\displaystyle\lim_{x \to 1}\frac{3}{1-x^3}-\frac{1}{1-x}$;

⑲ $\displaystyle\lim_{x \to +\infty}(\sqrt{x^2+x+1}-\sqrt{x^2-x+1})$;　　⑳ $\displaystyle\lim_{x \to +\infty}(\sqrt{(x+p)(x+q)}-x)$;

㉑ $\displaystyle\lim_{n \to \infty}\left(\frac{1}{n^2}+\frac{2}{n^2}+\cdots+\frac{n-1}{n^2}+\frac{n}{n^2}\right)$;　　㉒ $\displaystyle\lim_{x \to \infty}\frac{x^2+1}{x^3+x}(3+\cos x)$.

12. 指出下列函数在指定条件下,是否无穷小、无穷大.

① $\dfrac{1+2x^2}{x}(x\to 0)$;

② $\dfrac{\sin x}{x}(x\to +\infty)$;

③ $\lg x(x\to 0^+)$;

④ $2x+5(x\to -\infty)$;

⑤ $1-\cos 2t(t\to 0)$;

⑥ $2^x-1(x\to 0^-)$.

13. 在 $x\to 1$ 时,指出无穷小 $(1-x)^{3/2}$、$\dfrac{1-x}{1+x}$、$2(1-\sqrt{x})$ 对于 $1-x$ 的阶.

14. 已知 $y=\dfrac{px^2-2}{x^2+1}+3qx+5$,$x\to +\infty$,问 p、q 取何值时,y 为无穷小?p、q 取何值时,y 为无穷大?

15. 当 $x\to 0$ 时,下列无穷小量与 x 相比,是什么阶的无穷小量?

① $x^3+1000x$;

② $\sqrt{1+x}-\sqrt{1-x}$;

③ $x+\sin x^2$;

④ $\sqrt{x}+\sin x$;

⑤ $\dfrac{(x+1)x}{4+\sqrt[3]{x}}$;

⑥ $\ln(1+2x)$.

16. 设

$$f(x)=\begin{cases}3x+2 & x\le 0\\ x^2+1 & 0<x\le 1\\ \dfrac{2}{x} & 1<x\end{cases}$$

分别讨论 $x\to 0$ 及 $x\to 1$ 时 $f(x)$ 的极限是否存在?

17. 设

$$f(x)=\begin{cases}\dfrac{1}{x^2} & x<0\\ 0 & x=0\\ x^2-2x & 0<x\le 2\\ 3x-6 & 2<x\end{cases}$$

讨论 $x\to 0$ 及 $x\to 2$ 时,$f(x)$ 的极限是否存在?并且求 $\lim\limits_{x\to -\infty}f(x)$ 及 $\lim\limits_{x\to +\infty}f(x)$.

18. 已知 $\lim\limits_{x\to c}f(x)=4$,$\lim\limits_{x\to c}g(x)=1$,$\lim\limits_{x\to c}h(x)=0$,求下列极限.

① $\lim\limits_{x\to c}\dfrac{g(x)}{f(x)}$;

② $\lim\limits_{x\to c}\dfrac{h(x)}{f(x)-g(x)}$;

③ $\lim\limits_{x\to c}[f(x)\cdot g(x)]$;

④ $\lim\limits_{x\to c}[f(x)\cdot h(x)]$;

⑤ $\lim\limits_{x\to c}\dfrac{g(x)}{h(x)}$.

19. 若 $\lim\limits_{x\to 3}\dfrac{x^2-2x+k}{x-3}=4$,求 k 的值.

20. 若 $\lim\limits_{x\to 1}\dfrac{x^2+ax+b}{1-x}=5$,求 a、b 的值.

提示:$\lim\limits_{x\to 1}(x^2+ax+b)=0$,将 a、b 的关系式代入原式,从分子中分解出 $(x-1)$ 的因子.

21. 若 $\lim\limits_{x\to\infty}\left(\dfrac{x^2+1}{x+1}-ax-b\right)=0$,求 a、b 的值.

提示:先通分.

22. 求下列极限.

① $\lim\limits_{x \to 0}\dfrac{\tan x - \sin x}{x}$;

② $\lim\limits_{x \to 0}\dfrac{\sin 2x}{\sin 3x}$;

③ $\lim\limits_{x \to 0}\dfrac{x - \sin x}{x + \sin x}$;

④ $\lim\limits_{x \to 0}\dfrac{2\arcsin x}{3x}$;

⑤ $\lim\limits_{x \to 0}\dfrac{\tan x - \sin x}{\sin^3 x}$.

23. 求下列极限.

① $\lim\limits_{x \to \infty}\left(1 + \dfrac{2}{x}\right)^{2x}$;

② $\lim\limits_{x \to \infty}\left(1 - \dfrac{2}{x}\right)^{\frac{x}{2} - 1}$;

③ $\lim\limits_{x \to 0}\left(\dfrac{2 - x}{2}\right)^{\frac{2}{x}}$;

④ $\lim\limits_{x \to \infty}\left(\dfrac{x - 1}{x + 1}\right)^{x}$;

⑤ $\lim\limits_{x \to +\infty}\left(1 - \dfrac{1}{x}\right)^{\sqrt{x}}$;

⑥ $\lim\limits_{x \to 0}\dfrac{\ln(1 + 2x)}{\sin 3x}$;

⑦ $\lim\limits_{n \to \infty}\{n[\ln(n + 2) - \ln n]\}$.

24. 给 $f(0)$ 补充定义一个什么数值,能使 $f(x)$ 在点 $x = 0$ 处连续?

① $f(x) = \dfrac{\sqrt{1 + x} - \sqrt{1 - x}}{x}$;

② $f(x) = \sin x \cos \dfrac{1}{x}$;

③ $f(x) = \ln(1 + kx)^{\frac{m}{x}}$.

25. 求下列极限.

① $\lim\limits_{x \to 0}\dfrac{\ln(1 + x^2)}{\sin(1 + x^2)}$;

② $\lim\limits_{x \to 0}\left[\dfrac{\lg(100 + x)}{(a^x + \arcsin x)}\right]^{\frac{1}{2}}$.

2 导数与微分

在实际问题中,经常遇到的问题是函数变化的快慢以及函数变化了多少的问题.例如物体运动的速度,药物分解、吸收的速率,劳动生产率等,这就需要研究高等数学中的两个重要概念,即导数和微分,这是高等数学的主要内容之一.本章主要介绍导数的概念以及它的运算法则,然后介绍微分的概念及其在近似计算中的应用.

2.1 导数的概念

2.1.1 导数概念

导数的概念是从各种客观过程的变化率问题中提炼出来的,如几何上的切线问题、物理上的瞬时速度问题等.

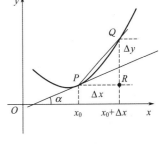

例1 求曲线 $y=f(x)$ 上 $P(x_0,y_0)$ 点处的切线斜率.

解 设 $Q(x_0+\Delta x,y_0+\Delta y)$ 为曲线上的动点,如图 2-1 所示,则割线 PQ 的斜率为

$$\frac{|QR|}{|PR|}=\frac{f(x_0+\Delta x)-f(x_0)}{\Delta x}=\frac{\Delta y}{\Delta x}$$

图 2-1

当点 Q 沿曲线 $y=f(x)$ 趋向于定点 P(即 $\Delta x\to0$)时,割线 PQ 的极限位置就是切线,割线斜率的极限就是切线斜率,故点 P 处切线的斜率为

$$k=\tan\alpha=\lim_{\Delta x\to0}\frac{\Delta y}{\Delta x}$$

例2 一物体做非匀速直线运动,在 t 时间内所经过的路程 $s=s(t)$,求该物体在时刻 t_0 的瞬时速度 $v(t_0)$.

解 设从时刻 t_0 到时刻 $t_0+\Delta t$,物体经过的路程为 $\Delta s=s(t_0+\Delta t)-s(t_0)$,平均速度为

$$\bar{v}=\frac{s(t_0+\Delta t)-s(t_0)}{\Delta t}=\frac{\Delta s}{\Delta t}$$

当 Δt 很小时,可把 $\bar{v}$ 看成 t_0 时刻的瞬时速度 $v(t_0)$ 的近似值.显然,Δt 愈小,平均速度 $\bar{v}$ 愈接近于 t_0 时刻的速度 $v(t_0)$,于是根据极限思想,当 $\Delta t\to0$,平均速度 $\bar{v}$ 的极限就是 t_0 时刻的速度 $v(t_0)$,即

$$v(t_0)=\lim_{\Delta t\to0}\bar{v}=\lim_{\Delta t\to0}\frac{\Delta s}{\Delta t}$$

上述两个问题的实际意义虽然不同,但从数量关系上看,都是通过求函数改变量与自变量改变

量的比值 $\frac{\Delta y}{\Delta x}$ 在 $\Delta x \to 0$ 时的极限而得到的。类似这样计算的量很多,如电学中的电流强度、化学中物体的比热、经济学中边际函数值等,抛开实际问题的意义,仅从函数关系考虑,就抽象出了导数的概念. $\frac{\Delta y}{\Delta x}$ 反映了在 Δx 的小范围内,函数相对于自变量的平均变化速度,称为平均变化率. 平均变化率的极限,称为函数在 x_0 处的变化率或导数.

定义 1 设函数 $y=f(x)$ 在点 x_0 的某邻域内有定义,当自变量 x 在点 x_0 处有改变量 Δx 时,相应地函数有改变量 $\Delta y=f(x_0+x)-f(x_0)$. 若 $\Delta x \to 0$ 时,改变量比值的极限 $\lim\limits_{\Delta x \to 0}\frac{\Delta y}{\Delta x}$ 存在,则称函数 $y=f(x)$ **在 $x=x_0$ 处可导**,称此极限值为**函数 $y=f(x)$ 在点 x_0 的导数**,记为:

$$f'(x_0) \,\text{、}\, y'(x_0) \,\text{、}\, y'|_{x=x_0} \,\text{、}\, \frac{\mathrm{d}y}{\mathrm{d}x}\bigg|_{x=x_0} \,\text{、}\, \frac{\mathrm{d}f}{\mathrm{d}x}\bigg|_{x=x_0} \,\text{、}\, \frac{\mathrm{d}}{\mathrm{d}x}f(x_0)$$

在 $\Delta x \to 0^+$ 时,改变量比值的极限 $\lim\limits_{\Delta x \to 0^+}\frac{\Delta y}{\Delta x}$ 称为 x_0 处的**右导数**,记为 $f'_+(x_0)$;

在 $\Delta x \to 0^-$ 时,改变量比值的极限 $\lim\limits_{\Delta x \to 0^-}\frac{\Delta y}{\Delta x}$ 称为 x_0 处的**左导数**,记为 $f'_-(x_0)$.

函数的左导数和右导数统称为**单侧导数**.

根据极限和左、右极限的关系,不难得到:函数 $f(x)$ 在 x_0 处可导的充要条件是函数 $f(x)$ 在点 x_0 处的左、右导数均存在且相等,即 $f'_-(x_0)=f'_+(x_0) \Leftrightarrow f'(x_0)$.

有了导数的定义,再联系到前面的两个实例,可得导数的几何意义和物理意义.

导数的几何意义: $f'(x_0)$ 是曲线 $y=f(x)$ 在点 (x_0,y_0) 处切线的斜率,导数的几何意义不仅是微分学的各种几何应用的基础,而且在深入研究导数的性质时,将给我们提供直观的几何背景.

导数的物理意义:路程对时间的导数 $s'(t_0)$ 是瞬时速度 $v(t_0)$. 以此类推,速度对时间的导数 $v'(t_0)$ 是瞬时加速度 $a(t_0)$.

定义 2 若 $\forall x \in (a,b)$,$f'(x)$ 存在,则称函数 $y=f(x)$ 在区间 (a,b) 内可导.

由于 $\forall x \in (a,b)$,都有导数 $f'(x)$ 与之对应,这样形成的新函数称为函数 $f(x)$ 在 (a,b) 上的**导函数**. 记为 $f'(x) \,\text{、}\, y'(x) \,\text{、}\, y' \,\text{、}\, \frac{\mathrm{d}y}{\mathrm{d}x} \,\text{、}\, \frac{\mathrm{d}f(x)}{\mathrm{d}x}$ 或 $\frac{\mathrm{d}}{\mathrm{d}x}f(x)$,即 $f'(x)=\lim\limits_{\Delta x \to 0}\frac{f(x+\Delta x)-f(x)}{\Delta x}$,$x \in (a,b)$. 在定点 x_0 处的导数 $f'(x_0)$ 是导函数 $f'(x)$ 在 x_0 处的函数值,即 $f'(x_0)=f'(x)|_{x=x_0}$. 在不致混淆的情况下,导函数 $f'(x)$ 也简称为导数.

定义 3 若函数 $y=f(x)$ 在开区间 (a,b) 内可导,并且在区间左端点存在右导数、在区间右端点存在左导数,则称函数 $y=f(x)$ 在闭区间 $[a,b]$ 上可导.

利用单侧导数还可以讨论分段函数在分段点的导数.

例 3 设 $f(x)=\begin{cases} x^2\sin\dfrac{1}{x} & x<0 \\ 0 & x \geqslant 0 \end{cases}$,讨论该函数在点 $x=0$ 处的可导性.

解 $\Delta y=f(0+\Delta x)-f(0)=f(\Delta x)-f(0)=f(\Delta x)$

$$\lim_{\Delta x \to 0^-}\frac{\Delta y}{\Delta x}=\lim_{\Delta x \to 0^-}\frac{(\Delta x)^2\sin\dfrac{1}{\Delta x}}{\Delta x}=\lim_{\Delta x \to 0^-}\Delta x\sin\frac{1}{\Delta x}=0$$

$$\lim_{\Delta x \to 0^+}\frac{\Delta y}{\Delta x}=\lim_{\Delta x \to 0^+}\frac{0}{\Delta x}=\lim_{\Delta x \to 0^+}0=0$$

因此，$f'_-(0)=f'_+(0)=0$，故该函数在点 $x=0$ 处可导，且 $f'(0)=0$.

2.1.2　可导与连续的关系

定理　若函数 $y=f(x)$ 在点 x_0 处可导，则函数在点 x_0 处一定连续.

证　函数 $y=f(x)$ 在点 x_0 处可导，即 $\lim\limits_{\Delta x \to 0}\dfrac{\Delta y}{\Delta x}=f'(x_0)$，从而

$$\lim_{\Delta x \to 0}\Delta y=\lim_{\Delta x \to 0}\left(\frac{\Delta y}{\Delta x}\cdot \Delta x\right)=\lim_{\Delta x \to 0}\frac{\Delta y}{\Delta x}\cdot \lim_{\Delta x \to 0}\Delta x=f'(x_0)\cdot 0=0$$

故根据连续的定义，函数 $y=f(x)$ 在点 x_0 处连续.

定理的逆命题不成立，即连续未必可导，如下例所示.

例 4　证明绝对值函数 $y=|x|$ 在分段点 $x=0$ 处连续但不可导.

证　由 1.6.2 例 3 知，$y=|x|$ 在分段点 $x=0$ 处连续.由 $\Delta y=|0+\Delta x|-|0|=|\Delta x|$，得到

$$\lim_{\Delta x \to 0^+}\frac{\Delta y}{\Delta x}=\lim_{\Delta x \to 0^+}\frac{|\Delta x|}{\Delta x}=\lim_{\Delta x \to 0^+}\frac{\Delta x}{\Delta x}=1$$

$$\lim_{\Delta x \to 0^-}\frac{\Delta y}{\Delta x}=\lim_{\Delta x \to 0^-}\frac{|\Delta x|}{\Delta x}=\lim_{\Delta x \to 0^-}\frac{-\Delta x}{\Delta x}=-1$$

在 $x=0$ 处左右导数不等，故函数 $y=|x|$ 在点 $x=0$ 处不可导.

2.2　导数公式与求导法则

2.2.1　导数公式

根据导数定义，我们可以求出一些基本初等函数的导数，以下各例的结果都可作为公式使用.

例 1　证明 $(C)'=0,C$ 是常数.

证　设 $f(x)=C$，则 $\Delta y=f(x+\Delta x)-f(x)=C-C=0$，得到

$$\lim_{\Delta x \to 0}\frac{\Delta y}{\Delta x}=\lim_{\Delta x \to 0}\frac{0}{\Delta x}=\lim_{\Delta x \to 0}0=0$$

即　$(C)'=0$

例 2　证明 $(x^n)'=nx^{n-1}(n\in N^+)$.

证　设 $f(x)=x^n$，则

$\Delta y=(x+\Delta x)^n-x^n=nx^{n-1}\Delta x+\dfrac{n(n-1)}{2}x^{n-2}(\Delta x)^2+\cdots+(\Delta x)^n$，从而

$$\lim_{\Delta x \to 0}\frac{\Delta y}{\Delta x}=\lim_{\Delta x \to 0}\left[nx^{n-1}+\frac{n(n-1)}{2}x^{n-2}\Delta x+\cdots+(\Delta x)^{n-1}\right]=nx^{n-1}$$

即　$(x^n)'=nx^{n-1}$

例 3　证明 $(\log_a x)'=\dfrac{1}{x\ln a}$.

证　设 $f(x)=\log_a x,(a>0,a\neq 1)$，则

$$\Delta y=\log_a(x+\Delta x)-\log_a x=\log_a \frac{x+\Delta x}{x}=\log_a\left(1+\frac{\Delta x}{x}\right)$$

$$\lim_{\Delta x \to 0}\frac{\Delta y}{\Delta x} = \lim_{\Delta x \to 0}\frac{1}{\Delta x}\log_a\left(1+\frac{\Delta x}{x}\right) = \lim_{\Delta x \to 0}\log_a\left(1+\frac{\Delta x}{x}\right)^{\frac{1}{\Delta x}} = \log_a\lim_{\Delta x \to 0}\left[\left(1+\frac{\Delta x}{x}\right)^{\frac{x}{\Delta x}}\right]^{\frac{1}{x}}$$

$$= \log_a e^{\frac{1}{x}} = \frac{1}{x}\log_a e = \frac{1}{x\ln a}$$

即 $(\log_a x)' = \dfrac{1}{x\ln a}$

特别地,当 $a = e$ 时,有 $(\ln x)' = \dfrac{1}{x}$

例 4   证明 $(\sin x)' = \cos x$.

证   设 $f(x) = \sin x$,则 $\Delta y = \sin(x+\Delta x) - \sin x = 2\sin\dfrac{\Delta x}{2}\cos\left(x+\dfrac{\Delta x}{2}\right)$,从而

$$\lim_{\Delta x \to 0}\frac{\Delta y}{\Delta x} = \lim_{\Delta x \to 0}\left[\cos\left(x+\frac{\Delta x}{2}\right)\cdot\frac{\sin(\Delta x/2)}{\Delta x/2}\right] = \cos(x+0)\cdot 1 = \cos x$$

即 $(\sin x)' = \cos x$

同样方法可证明 $(\cos x)' = -\sin x$.

以上我们用导数定义推导了几个导数公式,其余导数公式用定义推导比较麻烦,在此只给出结论,待后面介绍求导法则时再给出证明. 下列导数公式应当熟记,做题时直接使用结果即可.

(1) $(C)' = 0$,(C 为常数)   (2) $(x^\alpha)' = \alpha x^{\alpha-1}$,($\alpha$ 为任意实数)

(3) $(a^x)' = a^x\ln a$,($a>0, a\neq 1$),特别地,$(e^x)' = e^x$

(4) $(\log_a x)' = \dfrac{1}{x\ln a}$,($a>0, a\neq 1$),特别地,$(\ln x)' = \dfrac{1}{x}$

(5) $(\sin x)' = \cos x$ (6) $(\cos x)' = -\sin x$

(7) $(\tan x)' = \sec^2 x = \dfrac{1}{\cos^2 x}$ (8) $(\cot x)' = -\csc^2 x = -\dfrac{1}{\sin^2 x}$

(9) $(\sec x)' = \sec x\tan x$ (10) $(\csc x)' = -\csc x\cot x$

(11) $(\arcsin x)' = \dfrac{1}{\sqrt{1-x^2}}$ (12) $(\arccos x)' = -\dfrac{1}{\sqrt{1-x^2}}$

(13) $(\arctan x)' = \dfrac{1}{1+x^2}$ (14) $(\text{arccot}\,x)' = -\dfrac{1}{1+x^2}$

2.2.2   导数的四则运算法则

定理 1   (代数和求导法则)若 $u(x)$ 和 $v(x)$ 都在点 x 处可导,则

$$(u\pm v)' = u'\pm v'$$

证   设 $y = u\pm v$,x 取改变量 Δx,则

$$\Delta y = [u(x+\Delta x)\pm v(x+\Delta x)] - [u(x)\pm v(x)]$$

$$= [u(x+\Delta x)-u(x)]\pm[v(x+\Delta x)-v(x)] = \Delta u\pm\Delta v$$

$$y' = \lim_{\Delta x \to 0}\frac{\Delta y}{\Delta x} = \lim_{\Delta x \to 0}\frac{\Delta u}{\Delta x}\pm\lim_{\Delta x \to 0}\frac{\Delta v}{\Delta x} = u'\pm v'$$

代数和求导法则可以推广到任意有限个函数的情形,即

$$(u_1\pm u_2\pm\cdots\pm u_n)' = u_1'\pm u_2'\pm\cdots\pm u_n'$$

例 5   求 $f(x) = x^3 - \sin x + \cos x$ 的导数.

解 $f'(x)=(x^3-\sin x+\cos x)'=(x^3)'-(\sin x)'+(\cos x)'=3x^2-\cos x-\sin x$

定理 2 （积的求导法则）若 $u(x)$ 和 $v(x)$ 都在点 x 处可导，则

$$(uv)'=u'v+uv'$$

证 设 $y=uv$，x 取改变量 Δx，则

$$\Delta y=u(x+\Delta x)v(x+\Delta x)-u(x)v(x)$$
$$=[u(x+\Delta x)-u(x)]v(x+\Delta x)+u(x)[v(x+\Delta x)-v(x)]$$
$$=\Delta u\cdot v(x+\Delta x)+u(x)\cdot\Delta v$$

由 $v(x)$ 在 x 处可导，有 $v(x)$ 在 x 处连续，得到

$$\lim_{\Delta x\to0}\frac{\Delta y}{\Delta x}=\lim_{\Delta x\to0}\frac{\Delta u}{\Delta x}\cdot\lim_{\Delta x\to0}v(x+\Delta x)+u(x)\lim_{\Delta x\to0}\frac{\Delta v}{\Delta x}=u'v(x)+u(x)v'$$

特别地，常数因子可由导数符号中提出去，即

$$(Cu)'=Cu'$$

积的求导法则可以推广到任意有限个函数的情形，即

$$(u_1u_2\cdots u_n)'=u'_1u_2\cdots u_n+u_1u'_2\cdots u_n+\cdots+u_1u_2\cdots u'_n$$

例 6 一物体做直线运动，路程函数为 $s(t)=t+t^2\cos t$，求速度.

解 $v(t)=s'(t)=(t)'+(t^2\cos t)'=1+2t\cos t-t^2\sin t$

定理 3 （商的求导法则）若 $u(x)$ 和 $v(x)$ 都在点 x 处可导，且 $v(x)\neq0$，则

$$\left(\frac{u}{v}\right)'=\frac{u'v-uv'}{v^2}$$

证 设 $y=\dfrac{u}{v}(v\neq0)$，x 取改变量 Δx，则

$$\Delta y=\frac{u(x+\Delta x)}{v(x+\Delta x)}-\frac{u(x)}{v(x)}=\frac{[u(x+\Delta x)-u(x)]v(x)-u(x)[v(x+\Delta x)-v(x)]}{v(x+\Delta x)v(x)}$$
$$=\frac{\Delta u\cdot v(x)-u(x)\cdot\Delta v}{v(x+\Delta x)v(x)}$$

$$\lim_{\Delta x\to0}\frac{\Delta y}{\Delta x}=\lim_{\Delta x\to0}\frac{\dfrac{\Delta u}{\Delta x}\cdot v(x)-u(x)\cdot\dfrac{\Delta v}{\Delta x}}{v(x+\Delta x)v(x)}=\frac{u'v(x)-u(x)v'}{v(x)v(x)}=\frac{u'v-uv'}{v^2}$$

特别地，$u=1$ 时，得到

$$\left(\frac{1}{v}\right)'=-\frac{v'}{v^2}$$

例 7 证明 $(\tan x)'=\sec^2 x.$

证 使用商的求导法则，得到

$$(\tan x)'=\left(\frac{\sin x}{\cos x}\right)'=\frac{(\sin x)'\cos x-\sin x(\cos x)'}{\cos^2 x}=\frac{\cos x\cdot\cos x-\sin x(-\sin x)}{\cos^2 x}$$
$$=\frac{\cos^2 x+\sin^2 x}{\cos^2 x}=\frac{1}{\cos^2 x}=\sec^2 x$$

同样地，可以证明 $(\cot x)'=-\csc^2 x$，$(\sec x)'=\sec x\tan x$，$(\csc x)'=-\csc x\cot x$.

例 8 求 $f(x)=x^2\cdot\sin x\cdot\ln x+\dfrac{\tan x}{x}$ 的导数.

解 使用代数和法则后，第一项使用积的求导法则，第二项使用商的求导法则，得到

$$f'(x) = (x^2 \cdot \sin x \cdot \ln x)' + \left(\frac{\tan x}{x}\right)'$$

$$= (x^2)' \cdot \sin x \cdot \ln x + x^2 \cdot (\sin x)' \cdot \ln x + (x^2 \cdot \sin x) \cdot (\ln x)' + \frac{(\tan x)'x - \tan x \cdot (x)'}{x^2}$$

$$= 2x \cdot \sin x \cdot \ln x + x^2 \cdot \cos x \cdot \ln x + x \cdot \sin x + \frac{x \sec^2 x - \tan x}{x^2}$$

2.2.3　反函数的求导法则

定理 4　(反函数的求导法则)若函数 $x = \varphi(y)$ 在区间 I_y 内单调可导,且 $\varphi'(y) \neq 0$,则其反函数 $y = f(x)$ 在对应的区间 I_x 内单调可导,且有

$$\frac{\mathrm{d}y}{\mathrm{d}x} = \frac{1}{\dfrac{\mathrm{d}x}{\mathrm{d}y}} \quad 或 \quad f'(x) = \frac{1}{\varphi'(y)}$$

其中,$I_x = \{x \mid x = \varphi(y), y \in I_y\}$.

证　因为 $x = \varphi(y)$ 在区间 I_y 内单调、可导,因此也连续,所以其反函数 $y = f(x)$ 在对应的区间 I_x 内单调、连续,因此,当 $\Delta x \neq 0$ 时,$\Delta y \neq 0$,当 $\Delta x \to 0$ 时,$\Delta y \to 0$,于是

$$f'(x) = \lim_{\Delta x \to 0} \frac{\Delta y}{\Delta x} = \lim_{\Delta y \to 0} \frac{1}{\dfrac{\Delta x}{\Delta y}} = \frac{1}{\varphi'(y)} \quad 即 \quad f'(x) = \frac{1}{\varphi'(y)}$$

定理 4 可用文字语言简单表述为:直接函数的导数与反函数的导数互为倒数.

例 9　证明 $(\arcsin x)' = \dfrac{1}{\sqrt{1-x^2}}(-1 < x < 1)$.

证　因为函数 $y = \arcsin x(-1 < x < 1)$ 是函数 $x = \sin y\left(-\dfrac{\pi}{2} < y < \dfrac{\pi}{2}\right)$ 的反函数,当 $-\dfrac{\pi}{2} < y < \dfrac{\pi}{2}$ 时,$x = \sin y$ 单调可导,且 $x' = \cos y > 0$,所以 $\dfrac{\mathrm{d}y}{\mathrm{d}x} = \dfrac{1}{\dfrac{\mathrm{d}x}{\mathrm{d}y}}$,即 $y' = (\arcsin x)' = \dfrac{1}{(\sin y)'} = \dfrac{1}{\cos y} = \dfrac{1}{\sqrt{1-\sin^2 y}} = \dfrac{1}{\sqrt{1-x^2}}$.

同理可证:

$$(\arccos x)' = -\frac{1}{\sqrt{1-x^2}}, \quad (\arctan x)' = \frac{1}{1+x^2}, \quad (\text{arccot} x)' = -\frac{1}{1+x^2}$$

例 10　咳嗽期间气管的直径与气管中空气的流速不断地变化,研究发现空气在气管中的流速 v 与气管半径 r 有如下关系:

$$v(r) = \frac{r^2(r_0 - r)}{\pi a k}, \quad r \in \left(0, \frac{2}{3}r_0\right)$$

其中,r 是当压强大于一个大气压时气管的半径,r_0 是当压强等于一个大气压时气管的半径,a、k 是常数。试求气管半径对气管中空气流速的变化率 $\dfrac{\mathrm{d}r}{\mathrm{d}v}$.

解　若先从已知等式中反解出 r,然后再求 $\dfrac{\mathrm{d}r}{\mathrm{d}v}$,则比较麻烦。直接利用反函数求导法则,可得

$$\frac{\mathrm{d}r}{\mathrm{d}v} = \frac{1}{\dfrac{\mathrm{d}v}{\mathrm{d}r}} = \frac{\pi a k}{r(2r_0 - 3r)}$$

2.2.4　复合函数的求导法则

定理5　若函数 $u=g(x)$ 在点 x 处可导,函数 $y=f(u)$ 在其相应点 u 处可导,则复合函数 $y=f[g(x)]$ 在点 x 处可导,且

$$y'_x=y'_u \cdot u'_x \quad \text{或} \quad \frac{\mathrm{d}y}{\mathrm{d}x}=\frac{\mathrm{d}y}{\mathrm{d}u} \cdot \frac{\mathrm{d}u}{\mathrm{d}x}$$

证　设 x 有改量 Δx,则 u、y 有相应改变量 Δu、Δy,

因为 $y=f(u)$ 在点 u 处可导,所以得到

$$\lim_{\Delta u \to 0}\frac{\Delta y}{\Delta u}=\frac{\mathrm{d}y}{\mathrm{d}u}$$

从而 $\Delta y=\dfrac{\mathrm{d}y}{\mathrm{d}u}\Delta u+\alpha\Delta u$,其中当 $\Delta u \to 0$ 时,$\alpha \to 0$,

又 $u=g(x)$ 在点 x 处可导,则 $u=g(x)$ 在点 x 处连续,即当 $\Delta x \to 0$ 时,$\Delta u \to 0$,

$$\lim_{\Delta x \to 0}\frac{\Delta y}{\Delta x}=\lim_{\Delta x \to 0}\left[\frac{\mathrm{d}y}{\mathrm{d}u}\frac{\Delta u}{\Delta x}+\alpha\frac{\Delta u}{\Delta x}\right]=\frac{\mathrm{d}y}{\mathrm{d}u}\lim_{\Delta x \to 0}\frac{\Delta u}{\Delta x}+\lim_{\Delta u \to 0}\alpha\lim_{\Delta x \to 0}\frac{\Delta u}{\Delta x}=\frac{\mathrm{d}y}{\mathrm{d}u} \cdot \frac{\mathrm{d}u}{\mathrm{d}x}$$

故有　$\dfrac{\mathrm{d}y}{\mathrm{d}x}=\dfrac{\mathrm{d}y}{\mathrm{d}u} \cdot \dfrac{\mathrm{d}u}{\mathrm{d}x}$.

定理5说明:复合函数的导数,等于外层函数的导数乘以内层函数的导数,或等于因变量对中间变量的导数乘以中间变量对自变量的导数.

这个结论可以推广到有限多层复合函数的情形.如:$y=y(u)$、$u=u(v)$、$v=v(x)$,则复合函数的导数 $y'_x=y'_u \cdot u'_v \cdot v'_x$.由于复合函数求导时,必须由外向内一环一环地套下去,不能丢掉其中任何一环,因而,复合函数求导法则被称为链式法则.

例11　求 $y=(x^2-4)^5$ 的导数.

解　可以先将 $y=(x^2-4)^5$ 展开成多项式,然后运用四则运算的求导法则,但这样既复杂,又容易错.如果将 $y=(x^2-4)^5$ 看成复合函数,分解为 $y=u^5$、$u=x^2-4$,由链式法则得到

$$\frac{\mathrm{d}y}{\mathrm{d}x}=\frac{\mathrm{d}y}{\mathrm{d}u} \cdot \frac{\mathrm{d}u}{\mathrm{d}x}=(u^5)'_u \cdot (x^2-4)'_x=5u^4 \cdot 2x=10x(x^2-4)^4$$

例12　求 $y=\ln\cos x$ 的导数.

解　函数分解为 $y=\ln u$、$u=\cos x$,由链式法则得到

$$\frac{\mathrm{d}y}{\mathrm{d}x}=\frac{\mathrm{d}y}{\mathrm{d}u} \cdot \frac{\mathrm{d}u}{\mathrm{d}x}=(\ln u)'_u \cdot (\cos x)'_x=\frac{1}{u} \cdot (-\sin x)=\frac{1}{\cos x} \cdot (-\sin x)=-\tan x$$

例13　求 $y=\tan(3-x^2)$ 的导数.

解　函数分解为 $y=\tan u$、$u=3-x^2$,由链式法则得到

$$\frac{\mathrm{d}y}{\mathrm{d}x}=\frac{\mathrm{d}y}{\mathrm{d}u} \cdot \frac{\mathrm{d}u}{\mathrm{d}x}=(\tan u)'_u \cdot (3-x^2)'_x=\sec^2 u \cdot (-2x)=-2x\sec^2(3-x^2)$$

链式法则是导数计算中最重要、最有效的法则,能否熟练运用链式法则是衡量导数计算能否过关的一个重要标志.在导数计算有一定经验以后,只要分析清楚函数的复合关系,在心里默记,由外向内逐层求导,而不必在解题过程中写出中间变量.

例14　求 $y=2^{\sin^2\frac{x}{2}}$ 的导数.

解　使用链式法则,逐层求导,得到

$$\frac{dy}{dx} = \left(2^{\sin^2\frac{x}{2}}\right)' = 2^{\sin^2\frac{x}{2}}\ln2 \cdot \left(\sin^2\frac{x}{2}\right)' = 2^{\sin^2\frac{x}{2}}\ln2 \cdot 2\sin\frac{x}{2}\left(\sin\frac{x}{2}\right)'$$

$$= 2^{\sin^2\frac{x}{2}}\ln2 \cdot 2\sin\frac{x}{2} \cdot \cos\frac{x}{2}\left(\frac{x}{2}\right)' = 2^{\sin^2\frac{x}{2}}\ln2 \cdot 2\sin\frac{x}{2} \cdot \cos\frac{x}{2} \cdot \frac{1}{2}$$

$$= 2^{\sin^2\frac{x}{2}-1}\sin x\ln2 = 2^{-\cos^2\frac{x}{2}}\sin x\ln2$$

例 15 证明$(\cos x)' = -\sin x$.

证 使用诱导公式及复合函数求导法则,得到

$$(\cos x)' = \left[\sin\left(\frac{\pi}{2}-x\right)\right]' = \cos\left(\frac{\pi}{2}-x\right)\left(\frac{\pi}{2}-x\right)' = \sin x \cdot (-1) = -\sin x$$

2.2.5 隐函数求导方法

隐函数有时不能从方程$F(x,y)=0$解出y关于x的解析式$y(x)$,则称隐函数y不可显化,这时可用隐函数的求导方法:在方程$F(x,y)=0$两边对x求导,含y的项视为x的函数,使用复合函数求导的链式法则,然后解出y'即可.

例 16 若$y(x)$是方程$e^y=xy$所确定的函数,求$\dfrac{dy}{dx}$.

解 方程两边对x求导,得到

$$e^y \cdot y' = 1 \cdot y + x \cdot y'$$

解出y'并利用原方程化简,得到

$$y' = \frac{y}{e^y-x} = \frac{y}{xy-x}$$

例 17 求曲线$y^3+y=2x$在$(1,1)$点的切线方程和法线方程.

解 方程两边对x求导,求得

$$3y^2 \cdot y'+y' = 2, y' = \frac{2}{3y^2+1}$$

曲线在$(1,1)$点的切线斜率$k=\dfrac{2}{3\times1^2+1}=\dfrac{1}{2}$,法线斜率为$-2$.

切线方程为$y-1=\dfrac{1}{2}(x-1)$,即$y=\dfrac{1}{2}x+\dfrac{1}{2}$,

法线方程为$y-1=-2(x-1)$,即$y=-2x+3$.

例 18 证明$(a^x)' = a^x\ln a,(a>0,a\neq1)$.

证 设$y=a^x$,则$x=\log_a y$,两边对x求导,含y的项使用链式法则,得到

$$(x)' = (\log_a y)'_y \cdot y'_x$$

$$1 = \frac{1}{y\ln a} \cdot y'_x$$

因此$y' = y\ln a = a^x\ln a$.

特别地,$a=e$时,有$(e^x)' = e^x$.

求隐函数的导数时,要注意y不只是一个单个的变量,而且还是x的函数.隐函数的导数结果中往往还含有y,这是因为多数隐函数不能显化所致,并不影响它的应用.

2.2.6 取对数求导方法

底数与指数部分均含有自变量形如$y=u(x)^{v(x)}$的函数,称为**幂指函数**.求幂指函数的导数,不

能直接用幂函数或指数函数的求导公式.对幂指函数或多因子乘积形式的函数求导,可先对函数解析式两边取对数,利用对数性质进行化简后,再按隐函数求导方法求导.这种先取对数,化简后再求导的方法,称为**取对数求导方法**.

例 19 求幂指函数 $y=x^x$ 的导数.

解 两边取对数并化简,$\ln y=x\ln x$,等式两边对 x 求导,得到

$$(\ln y)'_x=(x\cdot\ln x)'_x,\frac{1}{y}y'=1\cdot\ln x+x\cdot\frac{1}{x}$$

故得 $y'=y(\ln x+1)=x^x(\ln x+1)$.

例 20 证明 $(x^\mu)'=\mu x^{\mu-1}$.(μ 为任意实数)

证 设 $y=x^\mu$,等式两边取对数并化简,$\ln y=\mu\ln x$,等式两边对 x 求导,得到

$$\frac{1}{y}\cdot y'=\mu\cdot\frac{1}{x}$$

故得 $y'=\mu\frac{y}{x}=\mu x^{\mu-1}$.

由本例的结果,我们可以求以任意实数为指数的幂函数的导数了.涉及根式求导时可先化分数指数的幂函数再求导,就很简单了.如 $(\sqrt[3]{x^2})'=(x^{\frac{2}{3}})'=\frac{2}{3}x^{-\frac{1}{3}}$.

例 21 求函数 $y=\sqrt{\dfrac{(x-1)(x-2)}{(x-3)(x-4)}}$ 的导数.

解 这是多因子乘积形式,等式两边取对数可达到化简的目的.

$$\ln y=\frac{1}{2}\left[\ln(x-1)+\ln(x-2)-\ln(x-3)-\ln(x-4)\right]$$

两边对 x 求导,得到

$$\frac{1}{y}y'=\frac{1}{2}\left(\frac{1}{x-1}+\frac{1}{x-2}-\frac{1}{x-3}-\frac{1}{x-4}\right)$$

故得 $y'=\dfrac{1}{2}\sqrt{\dfrac{(x-1)(x-2)}{(x-3)(x-4)}}\left(\dfrac{1}{x-1}+\dfrac{1}{x-2}-\dfrac{1}{x-3}-\dfrac{1}{x-4}\right)$.

本题如果直接用复合函数求导法则计算导数,是比较复杂的.

2.2.7 参数方程的求导方法

参数方程的一般式为 $\begin{cases} x=x(t) \\ y=y(t) \end{cases}, a\le t\le b.$

参数方程求导方法即参数方程所确定函数的导数为

$$\frac{\mathrm{d}y}{\mathrm{d}x}=\frac{\mathrm{d}y}{\mathrm{d}t}\cdot\frac{\mathrm{d}t}{\mathrm{d}x}=\frac{\dfrac{\mathrm{d}y}{\mathrm{d}t}}{\dfrac{\mathrm{d}x}{\mathrm{d}t}}=\frac{y'(t)}{x'(t)},其中\ x'(t)\ne 0.$$

参数方程求导法的要点是,分子为函数对 t 求导,分母为自变量对 t 求导.

例 22 椭圆参数方程为 $\begin{cases} x=a\cos t \\ y=b\sin t \end{cases}$,求椭圆在 $t=\dfrac{\pi}{4}$ 处的切线斜率.

解 $$x'(t)=-a\sin t,y'(t)=b\cos t.$$

$$\frac{dy}{dx} = \frac{b\cos t}{-a\sin t} = -\frac{b}{a}\cot t$$

$$t = \frac{\pi}{4}时，\frac{dy}{dx}\bigg|_{t=\frac{\pi}{4}} = -\frac{b}{a}\cot\frac{\pi}{4} = -\frac{b}{a}$$

2.2.8 高阶导数

若函数 $y=f(x)$ 的导数 $f'(x)$ 仍然是 x 的函数，对于函数 $f'(x)$，自然还可以继续研究其可导性问题.若函数 $f'(x)$ 在 x 处仍可导，则称 $f'(x)$ 的导数为函数 $f(x)$ 的**二阶导数**，记为

$$f''(x)、y''、\frac{d^2y}{dx^2}、\frac{d^2f}{dx^2}$$

例如路程函数 $s(t)$ 对时间 t 的一阶导数 $s'(t)$ 是 t 时刻的瞬时速度 v，而路程函数 $s(t)$ 对时间 t 的二阶导数 $s''(t)$ 就是 t 时刻的瞬时加速度 a.

类似地，由二阶导数可以定义函数 $f(x)$ 的三阶导数 $f'''(x)$，由 $(n-1)$ 阶导数可以定义函数 $f(x)$ 的 n 阶导数.二阶及二阶以上的导数，统称为**高阶导数**.三阶以上的导数不再使用加撇形式的记号，改用圆括号标出导数的阶数.因此，n 阶导数记为

$$f^{(n)}(x)、y^{(n)}、\frac{d^ny}{dx^n}、\frac{d^nf}{dx^n}$$

高阶导数的计算就是逐阶求导.有一些函数的 n 阶导数具有一定的规律性.

例 23 求 $y=e^x$ 的 n 阶导数.

解 逐阶计算导数，得到

$$y' = (e^x)' = e^x$$
$$y'' = (y')' = (e^x)' = e^x$$
$$\cdots\cdots$$
$$y^{(n)} = [y^{(n-1)}]' = (e^x)' = e^x$$

例 24 求 $y=x^n$ 的 n 阶导数.

解 逐阶计算导数，得到

$$y' = (x^n)' = nx^{n-1}$$
$$y'' = (y')' = (nx^{n-1})' = n(n-1)x^{n-2}$$
$$\cdots\cdots$$
$$y^{(n)} = n[y^{(n-1)}]' = \cdots = n(n-1)(n-2)\cdots2\cdot1 = n!$$

例 25 求 $y=\sin x$ 的 n 阶导数.

解 逐阶计算导数，得到

$$y' = (\sin x)' = \cos x = \sin\left(x + \pi\cdot\frac{1}{2}\right)$$

$$y'' = \left[\sin\left(x + \pi\cdot\frac{1}{2}\right)\right]' = \cos\left(x + \pi\cdot\frac{1}{2}\right)\cdot\left(x + \pi\cdot\frac{1}{2}\right)' = \sin\left(x + \pi\cdot\frac{2}{2}\right)$$

$$\cdots\cdots$$

$$y^{(n)} = \left[\sin\left(x + \pi\cdot\frac{n-1}{2}\right)\right]' = \cos\left(x + \pi\cdot\frac{n-1}{2}\right)\cdot\left(x + \pi\cdot\frac{n-1}{2}\right)' = \sin\left(x + \pi\cdot\frac{n}{2}\right)$$

2.3 变化率模型

函数 $y=f(x)$ 的导数 $f'(x)$,是概括了各种各样的变化率问题而得出的一个更为一般性也更抽象的概念.在现代科学研究和生产实践中,导数作为变化率被广泛运用.如放射性物质在特定时刻的放射率、转动着的物体的角速度、化学反应速度、人口的增长率等,都可用导数来描述.由此可见,导数概念的引入为研究变量的变化提供了新的度量,使自然、经济、管理等学科的数量化研究进入了一个新的阶段.下面给出几个常见的变化率模型.

2.3.1 独立变化率模型

独立变化率模型是在问题中直接计算因变量对自变量的导数.

例 1 某人静脉快速注射某药物后,体内血药浓度 $C(t)=C_0e^{-kt}$,求 $C(t)$ 的变化率.

解 这是独立变化率模型,直接计算函数对自变量 t 的导数,得到

$$C'(t)=C_0(e^{-kt})'=C_0e^{-kt}(-kt)'=-kC_0e^{-kt}=-kC(t)$$

例 2 将一物体垂直上抛,其运动规律为 $s=9.6t-1.6t^2$(s 单位为米,t 单位为秒),

(1) 求速度的表达式,并分别求 2 秒和 4 秒时的速度;

(2) 经过几秒钟物体达到最高点?

解 (1) 速度函数是位移函数的导数.由于 $s=9.6t-1.6t^2$,所以速度为

$$v(t)=\frac{\mathrm{d}s}{\mathrm{d}t}=9.6-3.2t$$

从而 $t=2$ 秒和 $t=4$ 秒时的速度分别为

$$v(2)=9.6-3.2\times2=3.2(\mathrm{m/s})$$
$$v(4)=9.6-3.2\times4=-3.2(\mathrm{m/s})$$

(2) 物体垂直上抛到最高点后开始垂直下降,由垂直上抛变为垂直下降的那一瞬时,物体速度必为零.

令 $v=0$,即 $9.6-3.2t=0$ 得 $t=3$ 秒

所以,经过 3 秒钟物体达到最高点.

例 3 用 $n=f(t)$ 表示时刻 t 某一动物或植物群体的个体总数.由于从 $t=t_1$ 到 $t=t_2$,总数的变化为 $\Delta n=f(t_2)-f(t_1)$,所以在 $t_1\leq t\leq t_2$ 期间的平均增长率为

$$\frac{\Delta n}{\Delta t}=\frac{f(t_2)-f(t_1)}{t_2-t_1}$$

瞬时增长率是在 $\Delta t\to0$ 的过程中,平均增长率的极限,即

$$增长率=\lim_{\Delta t\to0}\frac{\Delta n}{\Delta t}=\frac{\mathrm{d}n}{\mathrm{d}t}$$

严格地说,这不是很精确的描述.因为总数 $n=f(t)$ 的实际图形是一个跳跃函数,在出生或死亡发生时是不连续的,因而在这个时刻不可导.然而对于个体总数很大的动物或植物群体,我们可以用一条光滑的近似曲线代替 $n=f(t)$ 的图形,如图 2-2 所示.

为具体起见,考虑在某种均匀营养介质中的细菌总数.假设通过某些时刻的抽样确定出细菌总数以每小时翻倍的速度增长.记初始的总数为

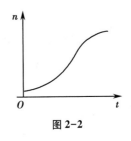

图2-2

n_0, t 的单位用小时,则

$$f(0) = n_0$$
$$f(1) = 2n_0$$
$$f(2) = 2f(1) = 2^2 n_0$$
$$f(3) = 2f(2) = 2^3 n_0$$

一般有

$$f(t) = 2^t n_0$$

即任一时刻总数 $n = n_0 2^t$.由此总数的增长率为

$$\frac{\mathrm{d}n}{\mathrm{d}t} = n_0 2^t \ln 2 \approx 0.6931 n_0 2^t$$

例如:如果初始总数 $n_0 = 1000$ 个,则 2 小时后的增长率为

$$\left. \frac{\mathrm{d}n}{\mathrm{d}t} \right|_{t=2} \approx 0.6931 \times 1000 \times (2)^2 \approx 2773 \text{ 个/小时}$$

2.3.2 相关变化率模型

相关变化率模型是在建立含相关变量的等式后,分别计算各变量对时间的变化率,则可以根据已知量的变化率,推算其他量的变化率.

例 4　加热一块半径为 2cm 的金属圆板,半径以 0.01cm/s 速度变化,求面积变化率.

解　这是相关变化率模型,圆面积 $A = \pi r^2$,等式两边对时间 t 求导,得到

$$A_t' = 2\pi r \cdot r_t'$$

在 $r = 2\text{cm}$、$r_t' = 0.01\text{cm/s}$ 时,

$$A_t' = 2\pi \times 2 \times 0.01 = 0.04\pi \approx 0.13 (\text{cm}^2/s)$$

例 5　图 2-3 是一个高为 4m,底半径为 2m 的圆锥形容器,假设以 $2\text{m}^3/\text{min}$ 的速率将水注入该容器,求水深 3m 时水面的上升速率.

解　用 V, r, h 分别表示时刻 t 时水的体积、水面半径和水的深度.现已知 $\dfrac{\mathrm{d}V}{\mathrm{d}t} = 2$,要求 $h = 3$ 时的 $\dfrac{\mathrm{d}h}{\mathrm{d}t}$,由圆锥体的体积公式

$$V = \frac{1}{3}\pi r^2 h$$

这里 r 不是独立变量,从图 2-3 的相似三角形中看到

$$\frac{r}{h} = \frac{2}{4} \quad \text{或} \quad r = \frac{h}{2}$$

这样 V 与 h 满足方程

$$V = \frac{1}{3}\pi \left(\frac{h}{2} \right)^2 \cdot h = \frac{\pi}{12}h^3$$

两边对 t 求导,得到变化率 $\dfrac{\mathrm{d}h}{\mathrm{d}t}$ 与 $\dfrac{\mathrm{d}V}{\mathrm{d}t}$ 的关系式

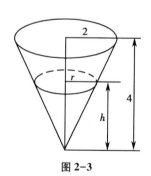

图 2-3

$$\frac{\mathrm{d}V}{\mathrm{d}t} = \frac{\pi}{4}h^2 \frac{\mathrm{d}h}{\mathrm{d}t}$$

故

$$\frac{\mathrm{d}h}{\mathrm{d}t} = \frac{4}{\pi h^2} \frac{\mathrm{d}V}{\mathrm{d}t}$$

将 $h=3$，$\dfrac{\mathrm{d}V}{\mathrm{d}t}=2$ 代入得到

$$\frac{\mathrm{d}h}{\mathrm{d}t}=\frac{8}{9\pi}(\mathrm{m/min})$$

即水深 3m 时水面的上升速率为 $\dfrac{8}{9\pi}$m/min.

2.3.3　边际函数

经济函数对自变量的导数称为边际函数,表示自变量增加 1 单位时,经济函数变化的近似值.如利润函数 $L=L(q)$ 的导数,称为边际利润 $ML=L'(q)$,表示 q 增加 1 单位时,利润变化的近似值.

函数 $y=f(x)$ 相对改变量 $\dfrac{\Delta y}{y}$ 与自变量相对改变量 $\dfrac{\Delta x}{x}$ 比值的极限,即

$$\eta=\lim_{\Delta x\to 0}\frac{\Delta y/y}{\Delta x/x}=\frac{x}{y}\lim_{\Delta x\to 0}\frac{\Delta y}{\Delta x}=\frac{x}{y}y'$$

称为函数 $y=f(x)$ 在 x 处的**弹性**.弹性表示自变量增加 1% 时,经济函数变化百分数的近似值.如研究价格 p 增加 1% 时,需求量 $q=q(p)$ 变化百分数的近似值,使用需求弹性,即

$$\eta=\frac{p}{q}q'$$

例 6　生产某中药 $q(\mathrm{kg})$ 的成本为 $C(q)=1000+7q+50\sqrt{q}$(元),在产量 $q=100\mathrm{kg}$ 时,再增产 1kg,成本会增加多少元?

解　这是边际成本模型,求导得到

$$C'(q)=(1000+7q+50\sqrt{q})'=7+25q^{-\frac{1}{2}}$$

$q=100\mathrm{kg}$ 时,$C'(100)=7+25\cdot 100^{-\frac{1}{2}}=9.5$
故这时再增产 1kg,成本会增加 9.5 元.

例 7　销售某中药的需求函数 $q(p)=10\mathrm{e}^{-0.02p}(\mathrm{kg})$,在价格 $p=100$(元/kg)时提价 1%,需求量会减少百分之几?

解　这是需求弹性模型,求导得到

$$q'(p)=10(\mathrm{e}^{-0.02p})'=10\mathrm{e}^{-0.02p}(-0.02p)'=-0.02q$$

$$\eta=\frac{p}{q}q'=\frac{p}{q}(-0.02q)=-0.02p$$

$p=100$ 时 $\eta=-2$,表示提价 1%,需求量会减少 2%.

2.4　函数的微分

2.4.1　微分的概念

例 1　正方形金属板均匀受热,求面积改变量的近似值.如图 2-4 所示.

解　设正方形边长为 x,边长改变量为 Δx,正方形面积 $A=x^2$,面积的改变量为

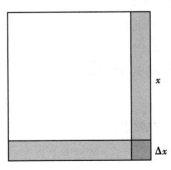

图 2-4

$$\Delta A = A(x+\Delta x) - A(x) = (x+\Delta x)^2 - x^2 = 2x \cdot \Delta x + (\Delta x)^2$$

正方形面积的改变量 ΔA 由两项组成.第一项 $2x \cdot \Delta x$ 是 Δx 的线性函数,表示长、宽分别为 x、Δx 的两个矩形面积的和,代表 ΔA 的主要部分.第二项 $(\Delta x)^2$ 是 $\Delta x \to 0$ 时关于 Δx 的高阶无穷小,表示以 Δx 为边长的小正方形面积,代表正方形面积的改变量在 $|\Delta x|$ 很小时可以忽略的部分.因此,ΔA 的近似计算公式为:$\Delta A \approx 2x \cdot \Delta x$.此外,因为 $(x^2)' = 2x$,所以 $\Delta A \approx 2x \cdot \Delta x = (x^2)'\Delta x$,即 Δx 的系数恰好为函数的导数,这一点非常重要,它为计算线性主要部分提供了方便.

对一般函数 $y = f(x)$,如果 $f(x)$ 可导,则有

$$\lim_{\Delta x \to 0} \frac{\Delta y}{\Delta x} = f'(x)$$

因此 $\dfrac{\Delta y}{\Delta x} - f'(x) = \alpha$,其中 $\lim\limits_{\Delta x \to 0} \alpha = 0$,从而

$$\Delta y = f'(x)\Delta x + \alpha \Delta x$$

这样就将 Δy 分成两个部分:第一部分 $f'(x)\Delta x$ 为 Δx 的线性函数,是 Δy 的主要部分,称为 Δy 的线性主部.而第二部分 $\alpha \Delta x$ 为比 Δx 更高阶的无穷小,当 $|\Delta x|$ 很小时它是 Δy 的次要部分.Δy 的线性主部称为函数 $y = f(x)$ 的微分.因此有如下定义.

定义 设函数 $y = f(x)$ 在 x 点的某邻域内有定义,若函数在 x 点的改变量 $\Delta y = f(x+\Delta x) - f(x)$ 可以写成

$$\Delta y = A\Delta x + o(\Delta x),其中,A 与 \Delta x 无关.$$

则称函数 $y = f(x)$ 在 x 点可微,称 $A\Delta x$ 为函数 $y = f(x)$ 在 x 点的微分,记为 $\mathrm{d}y$,**称 Δx 为自变量的微分**,记为 $\mathrm{d}x$,即

$$\mathrm{d}y = A\Delta x = A\mathrm{d}x$$

下面要讨论的问题是:①函数在什么条件下可微.②如果函数可微,那么微分的具体形式如何,即定义中的 A 具有怎样的形式.由这两个问题的讨论,可以得到函数可导与可微的关系。

定理 函数 $y = f(x)$ 在 x 点可微的充要条件是,函数在 x 点可导,且 $A = f'(x)$.

证 先证充分性 因为函数 $y = f(x)$ 在 x 点可导,即

$$\lim_{\Delta x \to 0} \frac{\Delta y}{\Delta x} = f'(x)$$

由极限与无穷小的关系知,$\dfrac{\Delta y}{\Delta x} = f'(x) + \alpha$,其中 $\lim\limits_{\Delta x \to 0} \alpha = 0$,于是

$$\Delta y = f'(x)\Delta x + \alpha \Delta x$$

即

$$\Delta y = A\Delta x + o(\Delta x),其中 A = f'(x) 与 \Delta x 无关.$$

所以,函数在 x 可微.

再证必要性 因为函数 $y = f(x)$ 在 x 点可微,即

$$\Delta y = A\Delta x + o(\Delta x)$$

两边除以 $\Delta x \neq 0$,得

$$\frac{\Delta y}{\Delta x} = A + \frac{o(\Delta x)}{\Delta x}$$

两边取极限,得

$$\lim_{\Delta x \to 0} \frac{\Delta y}{\Delta x} = A$$

因此,函数在 x 点可导,且 $A = f'(x)$.

由以上讨论可知,可导一定可微,可微一定可导,即可导与可微是等价的关系.又因为可导一定连续,所以可微一定连续.此外,因为 $A=f'(x)$,所以函数微分可以写成如下重要形式:$dy=f'(x)dx$. 由 $dy=f'(x)dx$ 可知,先计算函数的导数,再乘以 dx 或 Δx,就得到函数的微分 dy.

例2　求 $y=\ln x$ 在 $x=2$ 时的微分.

解　$(\ln x)'=\dfrac{1}{x}$,$dy=\dfrac{1}{x}dx$,

当 $x=2$ 时,$dy=\dfrac{1}{2}dx$

设 $P(x_0,y_0)$ 为曲线 $y=f(x)$ 上的定点,x 取改变量 Δx,得对应曲线上点 $Q(x_0+\Delta x,y_0+\Delta y)$.$\Delta y$ 的几何意义是,曲线 $y=f(x)$ 上点 P 的纵坐标改变量.dy 的几何意义是,曲线在点 P 处切线纵坐标的改变量,如图 2-5 所示.

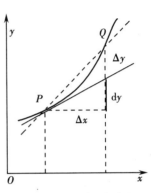

图 2-5　微分的几何意义

由 $dy=f'(x)dx$ 可知,作为一个整体出现的导数记号 $\dfrac{dy}{dx}$,现在可以看作函数微分与自变量微分之商,即

$$f'(x)=\frac{dy}{dx}$$

因而,导数也称为微商,导数及微分的运算统称为微分运算. 由此还可知

$$\frac{dx}{dy}=\frac{1}{\dfrac{dy}{dx}}$$

这表示,反函数 $x=f^{-1}(y)$ 对 y 的导数,等于函数 $y=f(x)$ 对 x 导数的倒数.这就是上面 2.2.3 所讲的反函数求导法则.

若函数 $y=f(x)$ 的参数方程为

$$\begin{cases} x=x(t) \\ y=y(t) \end{cases}$$

则可以先分别计算对 t 的微分,即

$$dx=x'(t)dt,\quad dy=y'(t)dt$$

再计算 y 对 x 的导数,得到

$$\frac{dy}{dx}=\frac{y'(t)dt}{x'(t)dt}=\frac{y'(t)}{x'(t)}$$

这就是上面 2.2.7 所讲的参数方程求导法则.

2.4.2　微分的计算

由 $dy=f'(x)dx$ 可知,微分的计算可以归结为导数的计算.也可以把初等函数计算导数的公式、法则和方法,照搬到微分计算中来.下面我们给出各种微分基本公式:

$d(C)=0$　　　　　　　　　　$d(x^\mu)=\mu x^{\mu-1}dx$

$d(a^x)=a^x\ln a\,dx$　　　　　　$d(e^x)=e^x dx$

$d(\log_a x)=\dfrac{1}{x\ln a}dx$　　　　$d(\ln x)=\dfrac{1}{x}dx$

$d(\sin x)=\cos x\,dx$　　　　　$d(\cos x)=-\sin x\,dx$

$$d(\tan x) = \sec^2 x dx \qquad\qquad d(\cot x) = -\csc^2 x dx$$

$$d(\sec x) = \sec x \cdot \tan x dx \qquad\qquad d(\csc x) = -\csc x \cdot \cot x dx$$

$$d(\arccos x) = -\frac{1}{\sqrt{1-x^2}} dx \qquad\qquad d(\arcsin x) = \frac{1}{\sqrt{1-x^2}} dx$$

$$d(\arctan x) = \frac{1}{1+x^2} dx \qquad\qquad d(\text{arccot} x) = -\frac{1}{1+x^2} dx$$

微分的各种运算法则如下：

当 u、v 可微时，

$$d(u \pm v) = du \pm dv$$

$$d(uv) = vdu + udv$$

$$d(Cu) = Cdu$$

$$d\left(\frac{u}{v}\right) = \frac{vdu - udv}{v^2}, (v \neq 0)$$

复合函数的微分法则较为特殊.

设函数 $y=f(x)$ 可微, 当 x 是自变量时, $dy=f'(x)dx$; 当 x 是中间变量 $x=g(t)$ 时, 复合函数 $y=f[g(t)]$ 的微分为 $dy=y'_t dt=f'(x)g'(t)dt=f'(x)dg(t)=f'(x)dx$.

就是说, 不论 x 是中间变量还是自变量, 函数 $y=f(x)$ 的微分都可以表示为 $dy=f'(x)dx$. 由于表达形式一致, 称为**一阶微分形式的不变性**.

利用一阶微分形式的不变性逐层微分, 可以使复合函数求微分的运算过程更清晰.

例3　设 $y=\sin(2x+1)$, 求 dy.

解　由一阶微分形式的不变性, 逐层微分, 得到

$$dy=d[\sin(2x+1)]=\cos(2x+1)d(2x+1)=2\cos(2x+1)dx$$

例4　设 $e^y-y\ln x=0$, 求 y'_x.

解　由一阶微分形式的不变性, 等式两边微分, 得到

$$d(e^y)-d(y\ln x)=0,$$

$$e^y dy-\ln x\, dy-y\, d(\ln x)=0,$$

$$(e^y-\ln x)dy=\frac{y}{x}dx,$$

$$\frac{dy}{dx}=\frac{y}{x(e^y-\ln x)}$$

2.4.3　微分在近似计算中的应用

由微分的定义可知, 当 $|\Delta x|$ 很小时, 可以用函数 $y=f(x)$ 的微分 dy 代替函数改变量 Δy, 误差仅为 Δx 的高阶无穷小, 即

$$\Delta y \approx dy = f'(x_0)dx$$

又因 $\Delta y=f(x_0+\Delta x)-f(x_0)$, 从而, 得到近似公式

$$f(x_0+\Delta x) \approx f(x_0)+f'(x_0)\Delta x$$

记 $x=x_0+\Delta x$, 近似公式可以写为

$$f(x) \approx f(x_0)+f'(x_0)(x-x_0)$$

若取 $x_0=0$, 则得到 $|x|$ 很小时的近似公式

$$f(x) \approx f(0) + f'(0)x$$

例 5 长为 a、半径为 r 的血管,阻力 $R = kar^{-4}(k>0)$.r 有微小变化 Δr 时,求 ΔR.

解 $\Delta R \approx \mathrm{d}R = \mathrm{d}(kar^{-4}) = -4kar^{-5}\mathrm{d}r = -\dfrac{4ka}{r^5}\Delta r$

例 6 直径为 $10\mathrm{cm}$ 的球,外面镀厚度为 $0.005\mathrm{cm}$ 的铜,求所用铜的体积近似值.

解 半径为 r 的球体积为 $V = \dfrac{4}{3}\pi r^3$,$\mathrm{d}V = 4\pi r^2 \Delta r$,

在 $r=5$、$\Delta r = 0.005$ 时,

$$\Delta V \approx \mathrm{d}V = 4\pi \cdot 5^2 \cdot 0.005 = 0.5\pi \approx 1.57(\mathrm{cm}^3)$$

例 7 证明 $\sqrt[n]{1+x} \approx 1 + \dfrac{1}{n}x$ ($|x|$ 很小).

证 设 $f(x) = \sqrt[n]{1+x}$,则 $f(0) = 1$

$$f'(0) = \frac{1}{n}(1+x)^{\frac{1}{n}-1}\Big|_{x=0} = \frac{1}{n}$$

由近似公式 $f(x) \approx f(0) + f'(0)x$,得

$$\sqrt[n]{1+x} \approx 1 + \frac{x}{n}$$

例 8 求 $\cos 151°$ 近似值.

解 设 $f(x) = \cos x$,由近似公式 $f(x_0 + \Delta x) \approx f(x_0) + f'(x_0)\Delta x$ 得

$$\cos(x_0 + \Delta x) \approx \cos x_0 - \sin x_0 \Delta x$$

令 $x_0 = 150° = \dfrac{5\pi}{6}$,$\Delta x = 1° = \dfrac{\pi}{180}$,于是

$$\cos 151° \approx \cos\frac{5\pi}{6} - \sin\frac{5\pi}{6} \cdot \frac{\pi}{180} = -\frac{\sqrt{3}}{2} - \frac{\pi}{360} \approx -0.8748$$

计算近似值的问题,主要在于找出相应的函数,并确定 x_0 和 Δx,原则是 $f(x_0)$ 及 $f'(x_0)$ 易计算,$|\Delta x|$ 相对 x_0 而言较小.

2.4.4 微分在误差估计中的应用

实际问题中,由于测量仪器的精度、测量的方法等因素,测量数据有误差.根据测量数据进行计算,所得结果必然也有误差.由测量数据的误差求计算结果的误差,称误差预测.根据要求的结果误差确定测量数据的误差,称误差控制.误差预测和控制,统称**误差估计**.

在误差估计中,一个量的精确值 A 与近似值 a 之差的绝对值 $|A-a|$,称为量 a 的**绝对误差**.绝对误差与 $|a|$ 的比值 $\dfrac{|A-a|}{|a|}$,称为量 a 的**相对误差**.

在实际工作中,某个量的精确值往往是无法知道的,于是绝对误差和相对误差也无法求得.但是根据测量仪器的精度等因素,有时能够确定误差在某一个范围内.如果某个量的精确值是 A,测得它的近似值是 a,已知道它的误差不超过 δ_A,即

$$|A-a| \leq \delta_A$$

那么 δ_A 叫作 A 的**绝对误差限**,而 $\dfrac{\delta_A}{|a|}$ 叫作 A 的**相对误差限**.

例 9 测得圆钢直径 $D = 60.03\mathrm{mm}$,测量 D 的**绝对误差限** $\delta_D = 0.05\mathrm{mm}$,利用公式

$$A = \frac{\pi}{4}D^2$$

计算圆钢的截面积时,试估计面积的误差.

解　我们把测量 D 时所产生的误差当作自变量 D 的增量 ΔD,那么利用公式来计算 A 时所产生的误差就是函数 A 的相应增量. 当 $|\Delta D|$ 很小时,就可以用微分 $\mathrm{d}A$ 近似地代替增量 ΔA,即

$$\Delta A \approx \mathrm{d}A = A' \cdot \Delta D = \frac{\pi}{2}D \cdot \Delta D$$

由于 D 的绝对误差限为 $\delta_D = 0.05\mathrm{mm}$,所以

$$|\Delta D| \leqslant \delta_D = 0.05$$

而

$$|\Delta A| \approx |\mathrm{d}A| = \frac{\pi}{2}D \cdot |\Delta D| \leqslant \frac{\pi}{2}D \cdot \delta_D$$

因此得出 A 的绝对误差限约为

$$\delta_A = \frac{\pi}{2}D \cdot \delta_D = \frac{\pi}{2} \times 60.03 \times 0.05 \approx 4.715(\mathrm{mm}^2)$$

A 的相对误差限约为

$$\frac{\delta_A}{A} = \frac{\frac{\pi}{2}D \cdot \delta_D}{\frac{\pi}{4}D^2} = 2\frac{\delta_D}{D} = 2 \times \frac{0.05}{60.03} \approx 0.17\%$$

一般地,根据直接测量的 x 值按公式 $y=f(x)$ 计算 y 值时,如果已知测量 x 的绝对误差限是 δ_x,即

$$|\Delta x| \leqslant \delta_x$$

那么,当 $y' \neq 0$ 时,y 的绝对误差

$$|\Delta y| \approx |\mathrm{d}y| = |y'| \cdot |\Delta x| \leqslant |y'| \cdot \delta_x$$

即 y 的绝对误差限约为

$$\delta_y = |y'| \cdot \delta_x$$

y 的相对误差限约为

$$\frac{\delta_y}{|y|} = \left|\frac{y'}{y}\right| \cdot \delta_x$$

习　题　2

1. 求下列函数的导数.

①　$y = 4x^3 + 2x - 1$;

②　$y = \dfrac{1}{x} + \dfrac{x^2}{2}$;

③　$y = \dfrac{2x+4}{x^4}$;

④　$y = (x^2+3)\tan x$;

⑤　$y = \sqrt{x}\ln x$;

⑥　$y = (1+\sqrt{x})\left(1 - \dfrac{1}{\sqrt{x}}\right)$;

⑦　$y = \dfrac{x\sin x}{1+\cos x}$;

⑧　$y = \sec x \cdot \tan x + \csc x \cdot \cot x$;

⑨　$y = x\log_2 x + \lg 2$;

⑩　$y = \dfrac{1}{1+\sqrt{t}} - \dfrac{1}{1-\sqrt{t}}$.

2. 设 $f(x)=\cos x\cdot\sin x$, 求 $f'(0)$, $f'\left(\dfrac{\pi}{2}\right)$.

3. 设 $f(x)=\dfrac{x}{1-x^2}$, 求 $f'(0)$, $f'(2)$.

4. 求曲线 $y=4x^2+4x-3$ 在 $(1,5)$ 点处的切线和法线方程.

5. 物体运动方程为 $s=t+\sin t$, 求物体运动的速度和加速度.

6. 求下列各函数的导数.

① $y=\sqrt{1+x^2}$;　　② $y=\cos ax\cdot\sin bx$;

③ $y=\ln^2 x$;　　④ $y=\ln\cos x$;

⑤ $y=\sin^2\dfrac{x^2}{2}$;　　⑥ $y=\arctan\dfrac{2x}{1-x^2}$;

⑦ $y=\cos^2\dfrac{x}{2}$;　　⑧ $y=\arctan\dfrac{x}{\sqrt{a^2-x^2}}$;

⑨ $y=\ln\sqrt{\dfrac{1+\sin x}{1-\sin x}}$;　　⑩ $y=\mathrm{e}^{-kx^2}$.

7. 求下列各隐函数的导数.

① $y^2=apx$;　　② $x^2+y^2-xy=1$;

③ $x^3+y^3-3axy=0$;　　④ $y=1-x\mathrm{e}^y$.

8. 取对数求下列各函数的导数.

① $xy=(x+1)^2(x-2)^3$;　　② $y=\dfrac{(x+1)(x-2)}{(x+3)(x-4)}$;

③ $y^x=x^y$;　　④ $\mathrm{e}^y=xy$.

9. 求下列各函数的二阶导数.

① $y=\mathrm{e}^x\sin x$;　　② $y=x^2\mathrm{e}^{-x}$;

③ $y=2x^2+\ln x$;　　④ $y=a\cos bx$.

10. 某物体降温过程中的温度为 $u=u_0\mathrm{e}^{-kt}$, 求物体的冷却速率.

11. 口服某药物后, 血药浓度为 $C(t)=a(\mathrm{e}^{-kt}-\mathrm{e}^{-mt})$, 求血药浓度的变化率.

12. 一截面为倒置等边三角形的水槽, 长 20m, 若以 $3\mathrm{m}^3/\mathrm{s}$ 速度把水注入水槽, 在水面高 2m 时, 求水面上升的速度.

13. 求下列各函数的微分.

① $y=\dfrac{x}{1-x^2}$;　　② $y=\sqrt{(a^2+x^2)^3}$;

③ $y=x\sin x+\cos x$;　　④ $y=\arctan\mathrm{e}^x$;

⑤ $y=\ln(1+x^4)$;　　⑥ $y=\mathrm{e}^{-x}-\cos(3-x)$.

14. 在括号内填入适当函数, 使下列等式成立.

① $\mathrm{d}(\quad)=3\mathrm{d}x$;　　② $\mathrm{d}(\quad)=2x\mathrm{d}x$;

③ $\mathrm{d}(\quad)=\mathrm{e}^x\mathrm{d}x$;　　④ $\mathrm{d}(\quad)=\sin t\mathrm{d}t$;

⑤ $\mathrm{d}(\quad)=\dfrac{1}{1+x^2}\mathrm{d}x$;　　⑥ $\mathrm{d}(\quad)=\sec^2 x\mathrm{d}x$.

15. 已知 $\begin{cases}x=\ln(1+t^2)\\ y=t-\arctan t\end{cases}$, 求 $\dfrac{\mathrm{d}y}{\mathrm{d}x}$、$\dfrac{\mathrm{d}^2y}{\mathrm{d}x^2}$.

16. 在 $|x|$ 很小时,证明下列各近似公式.

    ① $e^x \approx 1+x$;   ② $(1+x)^n \approx 1+nx$;

    ③ $\tan x \approx x$;   ④ $\ln(1+x) \approx x$.

17. 求下列各式的近似值.

    ① $e^{1.01}$;   ② $\sqrt[3]{998}$.

18. 造一个半径为 1m 的球壳,厚度为 1.5cm,需用材料多少立方米?

19. 为计算球的体积准确到 1%,度量球的半径时允许的相对误差是多少?

3　导数的应用

　　导数不仅是高等数学的重要概念,也是研究函数的一个重要工具.本章中先介绍微分学中重要的中值定理,以此为理论依据,利用导数求未定式极限,研究函数的单调性、极值、凹凸性、拐点等性态,准确描绘函数的图形,并讨论超越函数的幂级数展开问题.

3.1　中值定理

微分中值定理包括罗尔(Rolle)定理、拉格朗日(Lagrange)中值定理和柯西(Cauchy)中值定理.

3.1.1　罗尔定理

定理1(罗尔定理)　如果函数 $y=f(x)$ 满足下列条件:

(1)　在闭区间 $[a,b]$ 上连续;

(2)　在开区间 (a,b) 内可导;

(3)　$f(a)=f(b)$.

那么在 (a,b) 内至少存在一点 ξ,使得 $f'(\xi)=0$.

证　因为 $f(x)$ 在 $[a,b]$ 上连续,由闭区间上连续函数的性质,$f(x)$ 在 $[a,b]$ 上必定取得最大值 M 和最小值 m,于是有以下两种情形:

(1)　$M=m$,则 $f(x)$ 在 $[a,b]$ 上为一常数,而 $f'(x)$ 在 (a,b) 内恒为零,此时可取 (a,b) 内任一点作为 ξ,都有 $f'(\xi)=0$.

(2)　$M\neq m$,那么 M、m 中至少有一个不等于 $f(a)$,不妨设 $f(a)\neq M$(可类似证明 $m\neq f(a)$ 的情形),则存在 $\xi\in(a,b)$,使得 $f(\xi)=M$,不论 Δx 是正是负,都有

$$f(\xi+\Delta x)-f(\xi)\leqslant 0$$

$$\lim_{\Delta x\to 0^+}\frac{\Delta y}{\Delta x}=\lim_{\Delta x\to 0^+}\frac{f(\xi+\Delta x)-f(\xi)}{\Delta x}\leqslant 0$$

$$\lim_{\Delta x\to 0^-}\frac{\Delta y}{\Delta x}=\lim_{\Delta x\to 0^-}\frac{f(\xi+\Delta x)-f(\xi)}{\Delta x}\geqslant 0$$

由 $f(x)$ 在开区间 (a,b) 内可导,$f'(\xi)$ 存在,有 $\lim\limits_{\Delta x\to 0^+}\dfrac{\Delta y}{\Delta x}=\lim\limits_{\Delta x\to 0^-}\dfrac{\Delta y}{\Delta x}$,得到

$$f'(\xi)=0$$

罗尔定理的几何意义:如果曲线弧 $y=f(x)$ 在 AB 段上连续,处处具有不垂直于 x 轴的切线,且两端点 A 与 B 的纵坐标相同,则在这曲线弧上至少能找到一点 C,使曲线在这点的切线平行于 x 轴.

如图 3-1 所示.

3.1.2 拉格朗日中值定理

定理 2(拉格朗日中值定理) 如果函数 $y=f(x)$ 满足下列条件:

(1) 在闭区间 $[a,b]$ 上连续;

(2) 在开区间 (a,b) 内可导.

那么在 (a,b) 内至少存在一点 ξ,使得

$$\frac{f(b)-f(a)}{b-a}=f'(\xi)$$

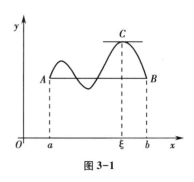

图 3-1

分析 先从几何上入手.图 3-2 画出了 $[a,b]$ 上的一条连续曲线 $y=f(x)$,作弦 AB,它的方程是

$$y_{弦}=f(a)+\frac{f(b)-f(a)}{b-a}(x-a)$$

由于函数 $y=f(x)$ 在 (a,b) 内可导,因此曲线 $y=f(x)$(除两端点外)每一点处都有切线,当我们把弦 AB 向上(或向下)平行地推移到曲线上距 AB 最远的一点 M(其横坐标为 ξ 时)所得直线 $A'B'$ 就是曲线在点 M 的切线,由导数的几何意义,该切线的斜率是 $f'(\xi)$,注意到 $A'B'/\!/AB$,所以

$$\frac{f(b)-f(a)}{b-a}=f'(\xi) \quad (a<\xi<b)$$

图 3-2

由此可知拉格朗日中值定理的几何意义:如果连续曲线弧 AB 上处处具有不垂直 x 轴的切线,则在该弧段上一定能找到一点 M,使得曲线在 M 处的切线与弦 AB 平行.

比较图 3-1 和图 3-2,可见罗尔定理与拉格朗日定理的差异仅在于弦是否平行于 x 坐标轴.若图 3-2 中的 $f(x)$ 能减掉弦下的 $\triangle ABC$,就可转化成罗尔问题.要减掉的部分应是弦对应的方程.

证 作辅助函数

$$F(x)=f(x)-f(a)-\frac{f(b)-f(a)}{b-a}(x-a)$$

函数 $F(x)$ 在闭区间 $[a,b]$ 上满足罗尔定理条件:在 $[a,b]$ 上连续,在 (a,b) 内可导,且 $F(a)=F(b)$,根据罗尔定理,在 (a,b) 内至少存在一点 ξ,使得

$$F'(\xi)=f'(\xi)-\frac{f(b)-f(a)}{b-a}=0$$

故得

$$f'(\xi)=\frac{f(b)-f(a)}{b-a}$$

应用拉格朗日中值定理时,常把上式写成下面形式

$$f(b)-f(a)=f'(\xi)(b-a)$$

在区间 $[x,x+\Delta x]$ 上应用拉格朗日中值定理时,结论可以写为

$$f(x+\Delta x)-f(x)=f'(\xi)\Delta x, \quad (x<\xi<x+\Delta x)$$

根据拉格朗日中值定理,可以得到下面两个重要的推论.

推论 1 若 $\forall x \in (a,b)$,有 $f'(x)=0$,则在 (a,b) 内 $f(x)$ 为常值函数,即

$$f(x)=C$$

证 $\forall x_1, x_2 \in (a,b), x_1 < x_2$，在区间 $[x_1, x_2]$ 上应用拉格朗日中值定理，得到
$$f(x_2) - f(x_1) = f'(\xi)(x_2 - x_1), \quad (x_1 < \xi < x_2)$$
由 $\xi \in (x_1, x_2) \subset (a,b)$，有 $f'(\xi) = 0$，故得 $f(x_1) = f(x_2)$，这表明函数 $f(x)$ 在 (a,b) 内恒取同一个数值，即 $f(x) = C$.

推论2 若 $\forall x \in (a,b)$，有 $f'(x) = g'(x)$，则在 (a,b) 内 $f(x)$、$g(x)$ 相差一个常数，即
$$f(x) = g(x) + C.$$

证 设 $F(x) = f(x) - g(x)$，则 $\forall x \in (a,b)$ 有
$$F'(x) = f'(x) - g'(x) = 0$$
由推论1，在 (a,b) 内，$F(x) = f(x) - g(x) = C$，
故得
$$f(x) = g(x) + C.$$

推论1、2 在积分学中有十分重要的意义.

例1 证明 $\arctan x + \operatorname{arccot} x = \dfrac{\pi}{2}$.

证 设函数 $f(x) = \arctan x + \operatorname{arccot} x$，则函数 $f(x)$ 在定义域内连续、可导，且 $f'(x) = \dfrac{1}{1+x^2} - \dfrac{1}{1+x^2} = 0$，

由推论1得 $f(x)$ 恒等于常数 C. 又 $f(0) = \dfrac{\pi}{2}$，所以

$$\arctan x + \operatorname{arccot} x = \frac{\pi}{2}$$

3.1.3 柯西中值定理

定理3(柯西中值定理) 设函数 $f(x)$、$g(x)$ 满足下列条件：

(1) 在闭区间 $[a,b]$ 上连续；

(2) 在开区间 (a,b) 内可导；

(3) 在 (a,b) 内任一点 $g'(x) \neq 0$.

则在 (a,b) 内至少存在一点 ξ，使得

$$\frac{f(b) - f(a)}{g(b) - g(a)} = \frac{f'(\xi)}{g'(\xi)}$$

证 由于 $g(x)$ 满足拉格朗日中值定理的条件，所以有
$$g(b) - g(a) = g'(\eta)(b-a) \quad \eta \in (a,b)$$
又由于 $g'(x) \neq 0$ 且 $b - a \neq 0$，所以

$$g(b) - g(a) \neq 0$$

作辅助函数

$$\varphi(x) = f(x) - f(a) - \frac{f(b) - f(a)}{g(b) - g(a)} [g(x) - g(a)] \quad x \in (a,b)$$

由于 $\varphi(x)$ 在 (a,b) 内满足罗尔定理的条件，则 $\exists \xi \in (a,b)$，使得

$$\varphi'(\xi) = f'(\xi) - \frac{f(b) - f(a)}{g(b) - g(a)} g'(\xi) = 0$$

又由于 $g'(\xi) \neq 0$，所以有

$$\frac{f(b) - f(a)}{g(b) - g(a)} = \frac{f'(\xi)}{g'(\xi)}$$

柯西中值定理是拉格朗日中值定理的一个推广.因为如果取 $g(x)=x$,那么 $g(b)-g(a)=b-a$, $g'(x)=1$,因而公式就可以写成:

$$f(b)-f(a)=f'(\xi)(b-a) \quad (a<\xi<b)$$

这就变成拉格朗日公式了.

柯西中值定理的一个重要应用就是下面的洛必达($L'Hospital$)法则.

3.2 洛必达法则

第 1 章中已讨论过较简单的未定式极限问题,洛必达法则是求解未定式极限的一种简便和有效的方法.

定理(洛必达法则) 如果 $f(x)$ 和 $g(x)$ 满足下列条件:

(1) 在 x_0 的某去心邻域 (x_0-h,x_0+h) 内可导,且 $g'(x)\neq 0$;

(2) $\lim\limits_{x\to x_0}f(x)=0,\lim\limits_{x\to x_0}g(x)=0$;

(3) $\lim\limits_{x\to x_0}\dfrac{f'(x)}{g'(x)}$ 存在或为 ∞.

则有

$$\lim\limits_{x\to x_0}\frac{f(x)}{g(x)}=\lim\limits_{x\to x_0}\frac{f'(x)}{g'(x)}$$

定理说明:当 $\lim\limits_{x\to x_0}\dfrac{f'(x)}{g'(x)}$ 存在时,$\lim\limits_{x\to x_0}\dfrac{f(x)}{g(x)}$ 也存在,且两者相等,则可求导数比的极限;当 $\lim\limits_{x\to x_0}\dfrac{f'(x)}{g'(x)}$ 为无穷大时,$\lim\limits_{x\to x_0}\dfrac{f(x)}{g(x)}$ 也是无穷大.

证 当函数在 x_0 点有定义时,根据函数的连续性,有 $f(x_0)=g(x_0)=0$;当函数在 x_0 点无定义时,因为 $\lim\limits_{x\to x_0}\dfrac{f(x)}{g(x)}$ 的存在与 $f(x_0)$、$g(x_0)$ 无关,不妨定义 $f(x_0)=g(x_0)=0$,则 $f(x)$、$g(x)$ 在 (x_0-h,x_0+h) 内连续,取 $x\in(x_0-h,x_0+h)$,则 $f(x)$、$g(x)$ 在区间 (x,x_0) 上满足柯西中值定理的条件,因此有

$$\frac{f(x)}{g(x)}=\frac{f(x)-f(x_0)}{g(x)-g(x_0)}=\frac{f'(\xi)}{g'(\xi)}, \quad (\xi\text{ 介于 }x\text{ 与 }x_0\text{ 之间})$$

又因当 $x\to x_0$ 时,$\xi\to x_0$,对上式两端取极限,得

$$\lim\limits_{x\to x_0}\frac{f(x)}{g(x)}=\lim\limits_{\xi\to x_0}\frac{f'(\xi)}{g'(\xi)}$$

再由条件(3)可知

$$\lim\limits_{\xi\to x_0}\frac{f'(\xi)}{g'(\xi)}=\lim\limits_{x\to x_0}\frac{f'(x)}{g'(x)}$$

并且当上式右端为无穷大时,左端也为无穷大.证毕.

特别指出:条件(2)改为 $\lim\limits_{x\to x_0}f(x)=\infty$,$\lim\limits_{x\to x_0}g(x)=\infty$(即 $\dfrac{\infty}{\infty}$ 型未定式)定理仍成立;定理中的极限过程 $x\to x_0$ 换成 $x\to x_0^+$,$x\to x_0^-$,$x\to\pm\infty$,定理仍成立.

上述定理表明,求 $\dfrac{f(x)}{g(x)}$ 的极限可以归结为求 $\dfrac{f'(x)}{g'(x)}$ 的极限,如果 $\lim\dfrac{f'(x)}{g'(x)}$ 仍然是 $\dfrac{0}{0}$ 型或 $\dfrac{\infty}{\infty}$

型未定式,那么只要 $f'(x)$ 与 $g'(x)$ 满足定理的条件,还可以继续使用洛必达法则,即 $\lim \dfrac{f(x)}{g(x)} = \lim \dfrac{f'(x)}{g'(x)} = \lim \dfrac{f''(x)}{g''(x)} = \cdots \cdots$,以此类推.

在许多情况下,导函数之比的极限要比函数之比的极限容易求出,洛必达法则的重要性也就在此.

例 1 求 $\lim\limits_{x \to 0} \dfrac{1-\cos x}{x^2}$.

解 这是 $\dfrac{0}{0}$ 型未定式,使用洛必达法则,求得

$$\lim_{x \to 0} \frac{1-\cos x}{x^2} = \lim_{x \to 0} \frac{(1-\cos x)'}{(x^2)'} = \lim_{x \to 0} \frac{\sin x}{2x} = \frac{1}{2}\lim_{x \to 0} \frac{\sin x}{x} = \frac{1}{2}$$

例 2 求 $\lim\limits_{x \to 0} \dfrac{x-x\cos x}{x-\sin x}$.

解 这是 $\dfrac{0}{0}$ 未定式,用洛必达法则,化简后仍是 $\dfrac{0}{0}$ 未定式,再用洛必达法则,求得

$$\lim_{x \to 0} \frac{x-x\cos x}{x-\sin x} = \lim_{x \to 0} \frac{1-\cos x+x\sin x}{1-\cos x} = 1+\lim_{x \to 0} \frac{x\sin x}{1-\cos x}$$

$$= 1+\lim_{x \to 0} \frac{\sin x+x\cos x}{\sin x} = 2+\lim_{x \to 0} \frac{x}{\sin x} \cdot \lim_{x \to 0}\cos x = 3$$

例 3 求 $\lim\limits_{x \to +\infty} \dfrac{\ln x}{x^n} (n>0)$.

解 这是 $\dfrac{\infty}{\infty}$ 型未定式,使用洛必达法则,求得

$$\lim_{x \to +\infty} \frac{\ln x}{x^n} = \lim_{x \to +\infty} \frac{x^{-1}}{nx^{n-1}} = \lim_{x \to +\infty} \frac{1}{nx^n} = 0$$

对于其他类型的未定式($0 \cdot \infty$ 、$\infty - \infty$ 、0^0 、1^∞ 、∞^0 等),可以转化为 $\dfrac{0}{0}$ 型或 $\dfrac{\infty}{\infty}$ 型,再使用洛必达法则.

例 4 求 $\lim\limits_{x \to 0^+} x\ln x$.

解 这是 $0 \cdot \infty$ 型未定式,把 0 因子移到分母,化为 $\dfrac{\infty}{\infty}$ 型未定式,得到

$$\lim_{x \to 0^+} x\ln x = \lim_{x \to 0^+} \frac{\ln x}{x^{-1}} = \lim_{x \to 0^+} \frac{x^{-1}}{-x^{-2}} = \lim_{x \to 0^+} (-x) = 0$$

例 5 求 $\lim\limits_{x \to 0^+} x^x$.

解 这是 0^0 型未定式,用对数恒等式化为 $0 \cdot \infty$ 型未定式,得到

$$\lim_{x \to 0^+} x^x = \lim_{x \to 0^+} e^{x\ln x} = e^{\lim\limits_{x \to 0^+} x\ln x}$$

由例 4,$\lim\limits_{x \to 0^+} x\ln x = 0$,故得

$$\lim_{x \to 0^+} x^x = e^0 = 1$$

例 6 求 $\lim\limits_{x \to 0^+} \left(\dfrac{1}{x}\right)^{\tan x}$.

解 这是 ∞^0 型未定式,设 $y = \left(\dfrac{1}{x}\right)^{\tan x}$,取对数化为 $0 \cdot \infty$ 型未定式求极限,得到

$$\lim_{x \to 0^+} \ln y = \lim_{x \to 0^+} \tan x \ln\left(\dfrac{1}{x}\right) = \lim_{x \to 0^+} \dfrac{-\ln x}{\cot x} = \lim_{x \to 0^+} \dfrac{x^{-1}}{\csc^2 x} = \lim_{x \to 0^+} \dfrac{\sin x}{x} \sin x = 0$$

$$\lim_{x \to 0^+} \left(\dfrac{1}{x}\right)^{\tan x} = \lim_{x \to 0^+} y = \lim_{x \to 0^+} e^{\ln y} = e^0 = 1$$

例 7 求 $\lim\limits_{x \to 1}\left(\dfrac{x}{x-1} - \dfrac{1}{\ln x}\right)$.

解 这是 $\infty - \infty$ 型未定式,但通分后就化成了 $\dfrac{0}{0}$ 型未定式.

$$\lim_{x \to 1}\left(\dfrac{x}{x-1} - \dfrac{1}{\ln x}\right) = \lim_{x \to 1} \dfrac{x\ln x - x + 1}{(x-1)\ln x} = \lim_{x \to 1} \dfrac{\ln x + 1 - 1}{\dfrac{x-1}{x} + \ln x}$$

$$= \lim_{x \to 1} \dfrac{\ln x}{1 - \dfrac{1}{x} + \ln x} = \lim_{x \to 1} \dfrac{\dfrac{1}{x}}{\dfrac{1}{x^2} + \dfrac{1}{x}} = \dfrac{1}{2}$$

例 8 求 $\lim\limits_{x \to 0}(1-\sin x)^{\cot x}$.

解 这是 1^∞ 型未定式,因为

$$\lim_{x \to 0}(1-\sin x)^{\cot x} = \lim_{x \to 0} e^{\cot x \cdot \ln(1-\sin x)} = e^{\lim\limits_{x \to 0} \cot x \cdot \ln(1-\sin x)}$$

而 $\lim\limits_{x \to 0} \cot x \cdot \ln(1-\sin x) = \lim\limits_{x \to 0} \dfrac{\ln(1-\sin x)}{\tan x} = \lim\limits_{x \to 0} \dfrac{\dfrac{-\cos x}{1-\sin x}}{\sec^2 x} = \lim\limits_{x \to 0} \dfrac{-\cos^3 x}{1-\sin x} = -1$,所以

$$\lim_{x \to 0}(1-\sin x)^{\cot x} = e^{-1}$$

当遇到 $\lim \dfrac{f'(x)}{g'(x)}$ 不存在时(等于无穷大的情况除外),并不能断定 $\lim \dfrac{f(x)}{g(x)}$ 也不存在,须用其他方法讨论.

例 9 求 $\lim\limits_{x \to \infty} \dfrac{x + \sin x}{x}$.

解 这是 $\dfrac{\infty}{\infty}$ 型未定式,若使用洛必达法则 $\lim\limits_{x \to \infty} \dfrac{x+\sin x}{x} = \lim\limits_{x \to \infty} \dfrac{1+\cos x}{1}$,此式振荡无极限,故法则失效,但此式极限存在.改用其他方法,求得

$$\lim_{x \to \infty} \dfrac{x + \sin x}{x} = \lim_{x \to \infty}\left(1 + \dfrac{\sin x}{x}\right) = 1 + \lim_{x \to \infty} \dfrac{\sin x}{x} = 1 + 0 = 1$$

3.3 函数性态的研究

本节我们将利用导数来研究函数的单调性、极值、函数图象的凹凸性和拐点,并描绘函数的图象.

3.3.1 函数的单调性和极值

1. 函数的单调性

在讨论函数时,我们已经定义了函数在某一区间的单调增减性,然而直接根据定义来判定函数的单调性,对很多函数来说是不方便的,利用导数能方便地解决这一问题.

如果函数 $y=f(x)$ 在某个区间上单调递增(或单调递减),那么它的图形是一条沿 x 轴正向上升(或下降)的曲线,如图 3-3 所示.

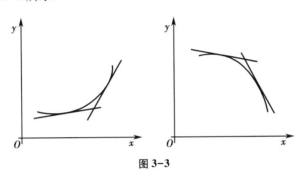

图 3-3

若曲线上升,则其上各点处的切线与 x 轴正向交成锐角 α,斜率 $\tan\alpha$ 是非负的,即 $y'=f'(x) \geq 0$;若曲线下降,则其上各点处的切线与 x 轴正向交成钝角 α,斜率 $\tan\alpha$ 是非正的,即 $y'=f'(x) \leq 0$.由此可见,函数的单调性与导数的符号有着密切的联系.

定理1　设函数 $y=f(x)$ 在 (a,b) 内可导,如果在该区间内恒有 $f'(x) \geq 0$(或 $f'(x) \leq 0$),那么函数 $y=f(x)$ 在 (a,b) 内单调递增(或单调递减).

证　在区间 (a,b) 内任取两点 x_1,x_2 且使 $x_1 < x_2$,在区间 $[x_1,x_2]$ 上应用拉格朗日中值定理:

$$f(x_2)-f(x_1)=f'(\xi)(x_2-x_1),\quad (x_1 < \xi < x_2)$$

由 $f'(x) \geq 0$,有 $f(x_2)-f(x_1) \geq 0$,即 $f(x_1) \leq f(x_2)$,故函数 $y=f(x)$ 在 (a,b) 内单调递增.

同理可证:当 $f'(x) \leq 0$ 时,$f(x)$ 在 (a,b) 内单调递减.

根据上述定理,讨论函数单调性可按以下步骤进行:

(1) 确定函数的定义域;

(2) 求 $f'(x)$,找出 $f'(x)=0$ 和 $f'(x)$ 不存在的点,以这些点为分界点,把定义域分成若干区间;

(3) 在各区间内判别 $f'(x)$ 的符号,以此确定 $f(x)$ 的单调性.

例1　讨论函数 $f(x)=x^3-6x^2+9x+5$ 的单调区间.

解　函数 $f(x)$ 的定义域为 $(-\infty,+\infty)$,$f'(x)=3x^2-12x+9=3(x-1)(x-3)$.

令 $f'(x)=0$ 得 $x_1=1$ 和 $x_2=3$,这两个点将定义域分成三个区间,列表如下.

表 3-1

x	$(-\infty,1)$	$(1,3)$	$(3,+\infty)$
$f'(x)$	+	−	+
$f(x)$	↗	↘	↗

注:表中↗表示单调递增,↘表示单调递减.

在 $(-\infty,1)$ 和 $(3,+\infty)$ 内 $f'(x)>0$,函数单调递增;在 $(1,3)$ 内 $f'(x)<0$,函数单调递减.

例2　讨论函数 $y=x^3$ 的单调性.

解 函数 $y=x^3$ 的定义域为 $(-\infty,+\infty)$，$y'=3x^2$，显然，除了点 $x=0$ 使 $y'=0$ 外，在其余各点处均有 $y'>0$. 因此，函数 $y=x^3$ 在整个定义域 $(-\infty,+\infty)$ 内单调递增，在 $x=0$ 处有一水平切线. 函数图形如图 3-4 所示.

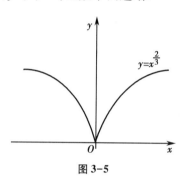

图 3-4

一般地，当 $f'(x)$ 在某区间内的个别点处为零，在其余各点处均为正（或负）时，$f(x)$ 在该区间上仍然是单调递增（或单调递减）.

例 3 讨论函数 $y=\sqrt[3]{x^2}$ 的单调性.

解 函数 $f(x)=\sqrt[3]{x^2}$ 的定义域是 $(-\infty,+\infty)$，$f'(x)=\dfrac{2}{3\sqrt[3]{x}}$，当 $x=0$ 时，$f'(x)$ 不存在.

在区间 $(-\infty,0)$ 内 $f'(x)<0$，函数单调递减；在区间 $(0,+\infty)$ 内 $f'(x)>0$，函数单调递增.

从图 3-5 中我们看到 $x=0$ 是这个函数单调增区间和单调减区间的分界点，但在 $x=0$ 处，$f'(x)$ 不存在.

综合以上几例可知，函数增减区间的分界点一定是导数为零的点，或导数不存在的点。但反过来，导数为零的点或导数不存在的点却不一定都是函数增减区间的分界点，如例 2 中 $y=x^3$ 在 $x=0$ 处导数为零，但在区间 $(-\infty,+\infty)$ 上都是单调递增.

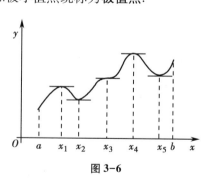

图 3-5

2. 函数的极值

如果连续函数 $y=f(x)$ 在点 x_0 附近的左右两侧单调性不一样，那么曲线 $y=f(x)$ 在点 (x_0,y_0) 处就出现"峰"或"谷". 这种点在应用上有着重要的意义.

定义 1 如果函数 $y=f(x)$ 在点 x_0 及其附近有定义，并且 $f(x_0)$ 的值比在 x_0 附近所有各点 x 的函数值都大（或都小），即

$$f(x_0)>f(x) \quad (或 f(x_0)<f(x))$$

我们称 $f(x)$ 在 x_0 处取得**极大值**（或**极小值**）$f(x_0)$. 点 x_0 叫作 $f(x)$ 的**极大值点**（或**极小值点**）.

函数的极大值和极小值统称为函数的**极值**；而极大值点和极小值点统称为**极值点**.

函数的极值概念只是反映函数的"局部"特性，所谓极值是相对于邻近的函数值而言的. 因此，函数在定义域或某指定区间上可能有若干个极大值和极小值，而且极大值可能小于极小值. 例如图 3-6 中，函数 $y=f(x)$ 有两个极大值 $f(x_1)$，$f(x_4)$，两个极小值 $f(x_2)$，$f(x_5)$，其中极大值 $f(x_1)$ 小于极小值 $f(x_5)$. 从图中还可以看出，在取得极值处，如果曲线的切线存在，则切线平行于 x 轴，即极值点处的导数等于零. 但反过来就不一定成立，即导数等于零处，不一定有极值. 例如，图中 $f'(x_3)=0$，但 $f(x_3)$ 并不是函数的极值.

图 3-6

下面我们讨论函数取极值的必要条件和充分条件.

定理 2（必要条件） 若函数 $f(x)$ 在点 x_0 处有极值，且 $f'(x_0)$ 存在，则 $f'(x_0)=0$.

证 假设 $f(x)$ 在 x_0 处取得极大值，根据极值定义，对 x_0 的某个邻域内的任意 x，都有 $f(x_0)>f(x)$. 于是，当 $x<x_0$ 时，

$$\frac{f(x)-f(x_0)}{x-x_0}>0$$

由极限的保号性(函数值与极限值的同号性)得

$$f'(x_0)=\lim_{x\to x_0^-}\frac{f(x)-f(x_0)}{x-x_0}\geq 0$$

同理,当 $x>x_0$ 时,

$$\frac{f(x)-f(x_0)}{x-x_0}<0$$

因此

$$f'(x_0)=\lim_{x\to x_0^+}\frac{f(x)-f(x_0)}{x-x_0}\leq 0$$

由此得到

$$f'(x_0)=0$$

类似可证极小值的情形.

我们将使 $f'(x_0)=0$ 的点 x_0 称为**函数 $f(x)$ 的驻点**.

定理 2 的结论表明:可导函数的极值点必是它的驻点,但反过来,函数的驻点不一定是它的极值点.例如: $f(x)=x^3,x=0$ 是函数的驻点,但却不是极值点.所以当求出函数的驻点以后,还需要判断求得的驻点是否是极值点.下面给出取得极值的充分条件定理.

定理 3(充分条件 1)　设函数 $f(x)$ 在点 x_0 邻近可导,且 $f'(x_0)=0$.

(1) 若 $x<x_0$ 时, $f'(x)>0;x>x_0$ 时, $f'(x)<0$,则 $f(x)$ 在 x_0 点取得极大值;

(2) 若 $x<x_0$ 时, $f'(x)<0;x>x_0$ 时, $f'(x)>0$,则 $f(x)$ 在 x_0 点取得极小值;

(3) 若 x 在 x_0 点两侧, $f'(x)$ 的符号不改变,则 $f(x)$ 在 x_0 点无极值.

证　(1) 在 x_0 的邻域,当 $x<x_0$ 时, $f'(x)>0$,所以 $f(x)$ 单调递增,即有

$$f(x)<f(x_0)\quad(x<x_0)$$

又当 $x>x_0$ 时, $f'(x)<0$,所以 $f(x)$ 单调递减,即有

$$f(x)<f(x_0)\quad(x>x_0)$$

故知 x_0 是 $f(x)$ 的极大值点.

其余(2)、(3)同理可证.

注:若 x_0 点导数不存在,其他条件不变,定理 3 中的三条法则仍然适用.因此可以归纳出寻找和判别极值的基本步骤如下:

(1) 求出 $f(x)$ 的导数;

(2) 找出 $f(x)$ 的驻点及导数不存在的点;

(3) 考察这些点左右两侧导数的符号.

根据定理 3 判别该点是否是极值点,并确定是极大值还是极小值.

例 4　求函数 $f(x)=x^3-6x^2+9x+5$ 的极值.

解　例 1 中已求得函数 $f(x)$ 的驻点为 $x_1=1$ 和 $x_2=3$,并且无不可导点.

且知在 $(-\infty,1)$ 和 $(3,+\infty)$ 内 $f'(x)>0$,函数单调递增;在 $(1,3)$ 内 $f'(x)<0$,函数单调递减.

所以 $f(x)$ 在 $x_1=1$ 处有极大值 $f(1)=9$,在 $x_1=3$ 处有极小值 $f(3)=5$.

例 5　求函数 $f(x)=(x^2-1)^3+1$ 的极值.

解　函数 $f(x)$ 定义域为 $(-\infty,+\infty)$

$$f'(x)=3\ (x^2-1)^2 2x=6x\ (x^2-1)^2$$

令 $f'(x)=0$，即 $6x\ (x^2-1)^2=0$，求得驻点为 $x_1=-1$，$x_2=0$，$x_3=1$.

讨论 $f'(x)$ 的符号确定极值.由 $6\ (x^2-1)^2$ 是非负的，故只需讨论 x 的符号，当 $x<0$ 时，$f'(x)<0$；当 $x>0$ 时，$f'(x)>0$.故当 $x=0$ 时，函数有极小值 $f(0)=0$，而在其余两个驻点处，函数没有极值.

以上对函数极值的讨论，函数在其极值点都是可导的.但实际上，在不可导点函数也可能取极值.只要函数在不可导点是连续的，我们仍可用定理 3 的结论进行判别.

例 6 求函数 $f(x)=(x-1)x^{\frac{2}{3}}$ 的极值.

解 函数 $f(x)$ 定义域为 $(-\infty,+\infty)$

$$f'(x)=(x^{\frac{5}{3}}-x^{\frac{2}{3}})'=\frac{5}{3}x^{\frac{2}{3}}-\frac{2}{3}x^{-\frac{1}{3}}=\frac{1}{3}x^{-\frac{1}{3}}(5x-2)$$

令 $f'(x)=0$，解得 $x=\frac{2}{5}$，当 $x=0$ 时，$f(x)$ 的导数不存在.

将上述计算列表讨论，结果如下：

表 3-2

x	$(-\infty,0)$	0	$\left(0,\frac{2}{5}\right)$	$\frac{2}{5}$	$\left(\frac{2}{5},+\infty\right)$
$f'(x)$	+	不存在	−	0	+
$f(x)$	↗	极大值 $f(0)=0$	↘	极小值 $f\left(\frac{2}{5}\right)=-\frac{6}{25}\cdot\sqrt[3]{\frac{5}{2}}$	↗

有时，确定一阶导数的符号的变化比较困难，而用二阶导数的符号判别极值较简便.其判别方法如下：

定理 4（充分条件 2） 设函数 $f(x)$ 在 x_0 处具有一、二阶导数，且 $f'(x_0)=0$.

（1）若 $f''(x_0)<0$，那么 $f(x_0)$ 为极大值；

（2）若 $f''(x_0)>0$，那么 $f(x_0)$ 为极小值；

（3）$f''(x_0)=0$ 时，不能确定.

使用定理 4 时，计算方便，但在不可导点或二阶导数为 0 点处无法判定.

例 7 求函数 $f(x)=e^x\cos x$ 在区间 $[0,2\pi]$ 上的极值.

解
$$f'(x)=e^x(\cos x-\sin x)\quad(0<x<2\pi)$$
$$f''(x)=e^x(\cos x-\sin x)-e^x(\cos x+\sin x)=-2e^x\sin x$$

令 $f'(x)=0$，得驻点为 $x_1=\frac{\pi}{4}$，和 $x_2=\frac{5\pi}{4}$

$$f''\left(\frac{\pi}{4}\right)=-\sqrt{2}e^{\frac{\pi}{4}}<0,\quad f''\left(\frac{5\pi}{4}\right)=\sqrt{2}e^{\frac{5\pi}{4}}>0$$

于是，函数 $f(x)$ 在点 $x_1=\frac{\pi}{4}$ 处取得极大值，在点 $x_2=\frac{5\pi}{4}$ 处取得极小值.如图 3-7 所示.

3. 函数的最大值和最小值

上面介绍了极值，但在实际问题中往往要求我们计算的不是极值，而是最大值、最小值.如在一定条件

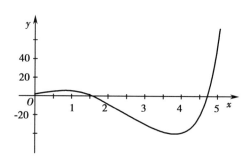

图 3-7

下,怎样使"产量最高""用量最省""效率最高"等,这类问题可归结为求某一函数的最大值或最小值问题.函数的最大值、最小值要在某个给定区间上考虑,而函数的极值只是在一点的邻域考虑,它们的概念是不同的.一个闭区间上的连续函数必然存在最大、最小值,它们可能就是区间内的极大、极小值,但也可能是区间端点的函数值.所以,我们在求函数的最大、最小值时,只要计算出极大、极小值及端点处的函数值,然后进行比较就行了.甚至可以这样做,求驻点、导数不存在点(如有的话)及端点的函数值,再进行比较就行了.

例 8 求函数 $y = x^4 - 2x^2 + 5$ 在区间 $[0, 2]$ 上的最大值与最小值.

解 $y' = 4x^3 - 4x = 4x(x-1)(x+1)$

令 $y' = 0$,求得 $(0, 2)$ 内驻点 $x = 1$.

比较 $y(0) = 5$、$y(1) = 4$、$y(2) = 13$ 的大小,

所以,$x = 2$ 时,$y(2) = 13$ 为最大值;$x = 1$ 时,$y(1) = 4$ 为最小值.

若函数在区间内只有唯一极值,则该极值就是最值.

若实际问题可以断定最值存在,且函数在区间内只有唯一驻点,则该点就是最值点.

例 9 口服中药罗勒(又名兰香、香草)胶囊,经药效—时程分析,体外血栓抑制率的净升率与时间 t 的关系为 $C_m = 133(e^{-0.2112t} - e^{-2.3358t})$,求净升率的最大值.

解 函数定义域 $D = [0, +\infty)$,求得

$$C_m' = 133(-0.2112e^{-0.2112t} + 2.3358e^{-2.3358t})$$

令 $C_m' = 0$,有 $e^{2.1246t} = 11.0597$,$2.1246t = \ln 11.0597$,解得 D 内唯一驻点 $t = 1.1312$,由实际问题可知,净升率的最大值一定存在,唯一驻点就是最值点.

所以,当 $t = 1.1312$ 时,$C_m(1.1312) = 95.2679$ 为净升率的最大值.

3.3.2 曲线的凹凸性与拐点

除了函数的单调性和极值,进一步了解函数的其他性态有助于我们准确地掌握反映函数图形的主要特性.例如图 3-8 中有两条曲线弧 ACB 和 ADB,虽然它们都是上升的,但在上升过程中,它们的弯曲方向却不一样,因而图形显著不同.曲线的弯曲方向在几何上是用曲线的"凹凸性"来描述的.下面我们就来研究曲线的弯

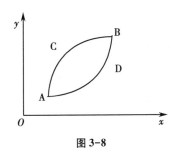

图 3-8

曲方向及弯曲时方向发生转变的点,以使我们能够较为准确地描绘函数的图形.

1. 曲线的凹凸性

曲线的弯曲方向是用曲线与其切线的相对位置来描述的.

定义 2 如果一段曲线位于其每一点处切线的上方,我们就称这段曲线是**凹曲线**(图 3-9),如果一段曲线位于其每一点处切线的下方,则称这段曲线是**凸曲线**(图 3-10).

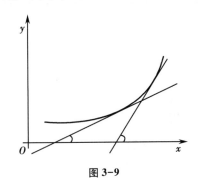

图 3-9

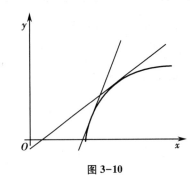

图 3-10

由图 3-9 和图 3-10 可见,一段曲线的切线位置的变化状况可以反映该曲线的凹凸性.曲线为凹时,随着 x 的增大,切线与 x 轴的夹角也增大,切线的斜率 $f'(x)$ 是增大的,$f'(x)$ 是增函数,故 $f'(x)$ 的导数 $f''(x) \geqslant 0$.同理曲线为凸时,$f''(x) \leqslant 0$.由此可得通过二阶导数的符号来判定曲线的凹凸性的方法.

设函数 $y=f(x)$ 在 (a,b) 上具有二阶导数.

(1) 如果在 (a,b) 内,总有 $f''(x)>0$,则曲线 $y=f(x)$ 在 (a,b) 上是凹的;

(2) 如果在 (a,b) 内,总有 $f''(x)<0$,则曲线 $y=f(x)$ 在 (a,b) 上是凸的.

例 10 判断正弦曲线 $y=\sin x$ 在区间 $(0,2\pi)$ 上的凹凸性.

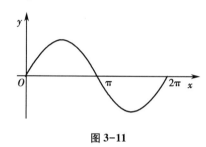

图 3-11

解 $y'=\cos x$,$y''=-\sin x$,当 $0<x<\pi$ 时,$y''<0$;当 $\pi<x<2\pi$ 时,$y''>0$.即正弦曲线在 $(0,\pi)$ 上是凸的,在 $(\pi,2\pi)$ 上是凹的,如图 3-11 所示.

2. 曲线的拐点

定义 3 如果一条曲线既有凹的部分也有凸的部分,那么这两部分的分界点叫**拐点**.

由前面定理可知,连续曲线在凹段上 $f''(x) \geqslant 0$,在凸段上 $f''(x) \leqslant 0$,所以曲线在经过拐点时,$f''(x)$ 要变号,因此,在拐点处如果 $f''(x)$ 存在,则必有 $f''(x)=0$.但反之,使 $f''(x)=0$ 的点则不一定是曲线的拐点,例如 $y=x^4$,$y''(0)=0$,但点 $(0,0)$ 不是曲线的拐点.另外,$f''(x)$ 不存在的点也可能为曲线的拐点.

下面给出用二阶导数确定曲线 $y=f(x)$ 的拐点的方法.

(1) 求 $f''(x)$,找出 $f''(x)=0$ 和 $f''(x)$ 不存在的点,以这些点为分界点,把定义域分成若干区间;

(2) 在各区间上判别 $f''(x)$ 符号,以此确定 $f(x)$ 的凹凸区间;

(3) 确定曲线上使 $y=f(x)$ 的凹凸性发生变化的点,这些点便是曲线的拐点.

例 11 求函数 $f(x)=x^3-6x^2+9x+5$ 的凹凸区间和拐点.

解 在前面已经讨论了该题的单调性与极值,由前述计算结果进一步计算得

$f''(x)=6x-12=6(x-2)$ 无二阶不可导点,

令 $f''(x)=0$,解得 $x=2$.列表讨论如下.

表 3-3

x	$(-\infty,2)$	2	$(2,+\infty)$
$f''(x)$	−	0	+
$f(x)$	凸	拐点	凹

由表中可以看出,曲线在区间 $(-\infty,2)$ 上是凸的,在 $(2,+\infty)$ 上是凹的,点 $(2,7)$ 为拐点.

例 12 求函数 $f(x)=(x-1)\sqrt[3]{x}$ 的凹凸区间和拐点.

解 $f(x)$ 的定义域为 $(-\infty,+\infty)$

$$f'(x)=\sqrt[3]{x}+\frac{1}{3}(x-1)\frac{1}{\sqrt[3]{x^2}}$$

$$f''(x)=\frac{1}{3\sqrt[3]{x^2}}+\frac{1}{3\sqrt[3]{x^2}}-\frac{2(x-1)}{9\sqrt[3]{x^5}}=\frac{2(2x+1)}{9\sqrt[3]{x^5}}$$

当 $x=-\dfrac{1}{2}$ 时,$f''(x)=0$;当 $x=0$ 时,$f''(x)$ 不存在,以 $-\dfrac{1}{2}$ 和 0 把定义域分成三个区间,列表讨论如下:

表 3-4

x	$\left(-\infty,-\dfrac{1}{2}\right)$	$-\dfrac{1}{2}$	$\left(-\dfrac{1}{2},0\right)$	0	$(0,+\infty)$
$f''(x)$	+	0	−	不存在	+
$f(x)$	凹	$\dfrac{3}{4}\sqrt[3]{4}$拐点	凸	0 拐点	凹

从表中知 $f(x)$ 在 $\left(-\infty,-\dfrac{1}{2}\right)$ 和 $(0,+\infty)$ 上是凹的,在 $\left(-\dfrac{1}{2},0\right)$ 上是凸的,点 $\left(-\dfrac{1}{2},\dfrac{3}{4}\sqrt[3]{4}\right)$ 和 $(0,0)$ 为曲线的拐点.

3.3.3 曲线的渐近线

有些函数的定义域与值域都是有限区间,此时函数的图形局限于一定的范围之内,如圆、椭圆等.而有些函数的定义域或值域是无穷区间,此时函数的图形向无穷远处延伸,如双曲线、抛物线等.有些向无穷远处延伸的曲线,呈现出越来越接近某一直线的形态,这种直线就是曲线的渐近线.

定义 4 如果曲线上的一点沿着曲线趋于无穷远时,该点与某条直线的距离趋于 0,则称此直线为**曲线的渐近线**.

如果给定曲线的方程 $y=f(x)$,如何确定该曲线是否有渐近线呢?如果有渐近线又怎样求出呢?下面分三种情况讨论.

(1)水平渐近线

如果 $\lim\limits_{x\to\infty}f(x)=C$(或 $\lim\limits_{x\to-\infty}f(x)=C$,$\lim\limits_{x\to+\infty}f(x)=C$),则直线 $y=C$ 是曲线 $y=f(x)$ 的一条**水平渐近线**,如图 3-12 和图 3-13 所示.

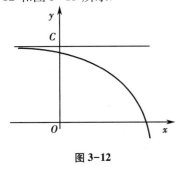

图 3-12

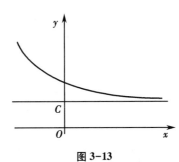

图 3-13

(2)垂直渐近线

如果 $\lim\limits_{x\to x_0}f(x)=\infty$(或 $\lim\limits_{x\to x_0^+}f(x)=\infty$,$\lim\limits_{x\to x_0^-}f(x)=\infty$),则直线 $x=x_0$ 是曲线 $y=f(x)$ 的一条**垂直渐近线**,如图 3-14 所示.

(3)斜渐近线

如果当 $x\to\infty$(或 $x\to+\infty$,$x\to-\infty$)时,曲线 $y=f(x)$ 上的点到直线 $y=ax+b$ 的距离趋近于零,则直线 $y=ax+b$ 称为曲线 $y=f(x)$ 的一条**斜渐近线**,如图 3-15 所示.

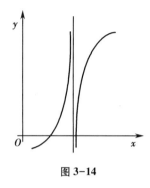

图 3-14

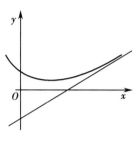

图 3-15

下面我们来求 $y=f(x)$ 的斜渐近线.

若直线 $y=ax+b$ 是曲线 $y=f(x)$ 的一条斜渐近线, 则由定义知

$$\lim_{x\to\pm\infty}[f(x)-(ax+b)]=0$$

根据极限的性质, 我们有 $\lim\limits_{x\to\pm\infty}[f(x)-ax]=b$.

由于当 $x\to\pm\infty$ 时, $f(x)-ax$ 的极限存在, 所以

$$\lim_{x\to\pm\infty}\frac{f(x)-ax}{x}=0$$

即

$$\lim_{x\to\pm\infty}\frac{f(x)}{x}=a$$

如果给定一个函数 $y=f(x)$, 它有渐近线, 那么把它代入上述的两个公式, 求出 a、b, 就可得到渐近线 $y=ax+b$.

例 13　求曲线 $y=\dfrac{(x-3)^2}{4(x-1)}$ 的渐近线.

解　函数的定义域为 $(-\infty,1)\cup(1,+\infty)$.

由于 $\lim\limits_{x\to1}\dfrac{(x-3)^2}{4(x-1)}=\infty$, 故 $x=1$ 是曲线的一条垂直渐近线.

由于

$$a=\lim_{x\to\infty}\frac{f(x)}{x}=\lim_{x\to\infty}\frac{(x-3)^2}{4x(x-1)}=\frac{1}{4}$$

$$b=\lim_{x\to\infty}[f(x)-ax]=\lim_{x\to\infty}\left[\frac{(x-3)^2}{4(x-1)}-\frac{x}{4}\right]=\lim_{x\to\infty}\frac{-5x+9}{4(x-1)}=-\frac{5}{4}$$

所以直线 $y=\dfrac{1}{4}x-\dfrac{5}{4}$ 是曲线的一条斜渐近线, 如图 3-16 所示.

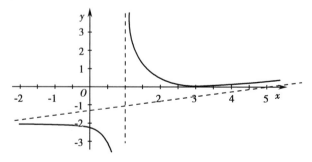

图 3-16

3.3.4 函数图形的描绘

对于给定的函数 $f(x)$,在初等数学中我们可以用描点法作出函数的图象,这种图象一般是粗糙的,在一些关键性点的附近,函数的变化状态不能确切地反映出来.现在我们可以利用函数的一、二阶导数及其某些性质,较准确地描述函数性态了.

一般地,描绘函数图象的步骤如下:

(1) 确定函数的定义域;

(2) 确定函数的对称性、周期性等一般性质;

(3) 计算一、二阶导数,并求方程 $f'(x)=0$ 和 $f''(x)=0$ 的根及不可导点;

(4) 确定函数的单调性、极值、凹凸与拐点(最好列出表格);

(5) 如果有渐近线,求出渐近线;

(6) 描出已求得的各点,必要时可补充一些点,如曲线与坐标轴的交点等,最后描绘函数图形.

例 14 作出函数 $y=x^3-6x^2+9x+5$ 的图形.

解 前面已讨论了本题的单调性、极值、凹凸性、拐点,现将讨论结果归纳列表如下:

表 3-5

x	$(-\infty,1)$	1	$(1,2)$	2	$(2,3)$	3	$(3,+\infty)$
y'	+	0	−	−	−	0	+
y''	−	−	−	0	+	+	+
y	凸增	极大值9	凸减	拐点(2,7)	凹减	极小值5	凹增

该题无对称性,无渐近线.根据极值、拐点、增减区间、凹凸区间,补充点 $(4,9)$ 及与 y 轴交点 $(0,5)$,作出如图 3-17 所示的图形.

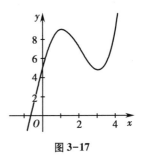

图 3-17

顺便再说明一点,我们讲初等数学的描点法绘图是粗糙的,不仅它对关键点的把握不足,也对曲线性态的描述不到位,甚至缺少理论依据.如描点法讲"用连续光滑曲线连接各点"其实是含混的.因为初等数学中并未解决曲线的连续性问题,同样也未对"光滑"作定性描述.下面我们简单讨论曲线光滑的判别问题.

可以想象,曲线光滑首先是建立在曲线连续的基础上的,我们只讨论什么样的连续曲线不光滑.在 3.3.1 的例 3 已给出了一个实例,$y=\sqrt[3]{x^2}$ 在点 $x=0$ 处曲线不光滑,特点是出现了一个"尖点",即曲线虽在邻域内处处有切线存在,但在该点处切线不存在或切线是垂直的.用高等数学描述,就是在该点不可导.由此我们可以清楚:在区间有连续的一阶导数或二阶导数存在的函数,其对应的曲线是光滑的.因此这时再用光滑曲线连接各关键点,才是真正合理的.

例 15 作出标准正态分布密度函数 $f(x)=\dfrac{1}{\sqrt{2\pi}}e^{-\frac{x^2}{2}}$ 的图形.

解 函数定义域为 $(-\infty,+\infty)$,$f(x)$ 是偶函数,其图形关于 y 轴对称.

求导得到

$$f'(x)=\frac{-x}{\sqrt{2\pi}}e^{-\frac{x^2}{2}},\quad f''(x)=\frac{x^2-1}{\sqrt{2\pi}}e^{-\frac{x^2}{2}}$$

令 $f'(x)=0$,得 $x=0$,令 $f''(x)=0$,得 $x=\pm1$,无不可导点.

因为 $\lim\limits_{x \to \infty} \dfrac{1}{\sqrt{2\pi}} e^{-\frac{x^2}{2}} = 0$，所以 $y=0$ 是曲线的水平渐近线.

由于 $y=f(x)$ 关于 y 轴对称，我们只需将右半部分 $[0,+\infty)$ 讨论的结果列表如下：

表 3-6

x	0	$(0,1)$	1	$(1,+\infty)$
$f'(x)$	0	$-$	$-$	$-$
$f''(x)$	$-$	$-$	0	$+$
$y=f(x)$	极大值 0.399	凸减	拐点 $(1,0.242)$	凹减

根据极值、拐点、增减区间、凹凸区间，做出如图 3-18 所示图形.这条草帽形曲线也称 Gauss 曲线，在概率统计中要用到它.

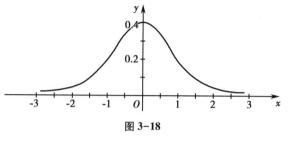

图 3-18

例 16 C-t 曲线的性态分析.如果口服药后，体内血药浓度的变化关系是

$$C = C(t) = A(e^{-k_e t} - e^{-k_\alpha t})$$

这里 A、k_e、k_α (k_e、$k_\alpha > 0$) 为参数，根据函数绘制图形.

解 （1）定义域为 $(0,+\infty)$；

（2）求 $C(t)$ 的一、二阶导数；

$$C'(t) = A(-k_e e^{-k_e t} + k_\alpha e^{-k_\alpha t})$$

$$C''(t) = A(k_e^2 e^{-k_e t} - k_\alpha^2 e^{-k_\alpha t})$$

（3）求 $C(t)$ 的一、二阶导数等于零的解；

由 $C'(t) = 0$，解得 $t = T_m = \dfrac{\ln \dfrac{k_\alpha}{k_e}}{k_\alpha - k_e}$

由 $C''(t) = 0$，解得 $t = T_0 = 2\dfrac{\ln \dfrac{k_\alpha}{k_e}}{k_\alpha - k_e} = 2T_m$

（4）因为 $\lim\limits_{t \to \infty} C(t) = 0$，所以 $C=0$ 是曲线的水平渐近线；

（5）列出药时曲线的性态特征表 3-7；

表 3-7

范围	$(0,T_m)$	T_m	(T_m,T_0)	T_0	$(T_0,+\infty)$
$C'(t)$	$+$	0	$-$	$-$	$-$
$C''(t)$	$-$	$-$	$-$	0	$+$
曲线性态	凸增	最大值	凸减	拐点	凹减

按表中列出的曲线性态特征，可绘出药时曲线图（图 3-19）.

根据曲线的性态特征分析体内血药过程的性质及其意义，可知：

（1）服药后，体内血药浓度的变化规律是：从 0 到 T_m 这段时间内体内药物浓度不断增高，T_m 以后逐渐减少.

（2）服药后到 T_m 时,体内药物浓度达到最大值 $C(T_m) = C_m$,通常称为峰浓度,T_m 称为达峰时.若 T_m 小 C_m 大,则反映该药物不仅被吸收快且吸收好,有速效之优点.

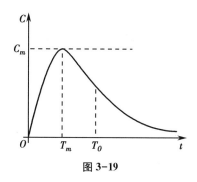

图 3-19

（3）服药后到 $t = T_0$ 这段时间内曲线是凸的,其后为凹的.这显示体内药物浓度在 T_0 前变化的速度在不断减小（即血药浓度在减速变化）,而在 T_0 后变化的速度在不断增加（血药浓度在加速变化）,在 $t = T_0$ 处血药浓度的变化速度达到最小值.由于在 T_0 后整个血药浓度在不断减少,所以,血药浓度在加速减少,因而说明药物体内过程的主要特征是药物的消除,故通常把 $t = T_0$ 后的这段时间的体内过程称为药物的消除相,$t = T_0$ 是药物消除相的标志和起点.

（4）当 $t \to \infty$ 时,$C(t) \to 0$,即渐近线是时间轴,表明药物最终全部从体内消除.

3.4 函数展为幂级数

3.4.1 用多项式近似表示函数

随着生产和科学技术的不断发展,反映客观现象的函数关系也日趋复杂,有些函数由于它的复杂性,不方便进行理论分析,也难于按照需要进行计算.甚至我们熟悉的对数函数和三角函数等也不能直接进行数值计算.这样很自然地就提出一个问题:能否构造一个比较简单的函数去代替原来的函数,以便在允许的精确度之下,使计算大为简化,或使计算得以进行.多项式是结构上最简单而运算上又较容易的一种函数,对它进行微分和积分运算都很方便,所以,如果能用一个多项式近似表示一个函数,将会给理论分析和计算带来很大方便.我们现在的问题是:对给定的函数 $f(x)$,如何寻找一个在指定点 x_0 附近与 $f(x)$ 很近似的多项式.不妨设此多项式的形式为

$$p_n(x) = a_0 + a_1(x - x_0) + a_2(x - x_0)^2 + \cdots + a_n(x - x_0)^n$$

下面我们来讨论如何确定这个多项式.

我们在第二章的讨论中知道,若函数 $f(x)$ 在点 x_0 可微,则对于 x_0 附近的任何点 x,有

$$f(x) \approx f(x_0) + f'(x_0)(x - x_0)$$

其误差是一个较 $\Delta x = x - x_0$ 为高阶的无穷小,这里 $p_1(x) = f(x_0) + f'(x_0)(x - x_0)$ 是一次多项式,在几何上 $y = f(x_0) + f'(x_0)(x - x_0)$ 正是曲线 $f(x)$ 在点 $(x_0, f(x_0))$ 处的切线,因此这是用直线近似代替曲线,通常称多项式 $p_1(x)$ 是函数 $f(x)$ 的一阶（线性）近似.显然一阶近似比较粗糙.

如果要提高近似程度,比如要使误差是一个较 $\Delta x = x - x_0$ 高二阶、三阶甚至更高阶的无穷小量,那么这个多项式又该如何构造呢？对此我们从几何上来作一个分析,在几何上,$y = p_n(x)$ 与 $y = f(x)$ 代表两条曲线,要使 $p_n(x)$ 在 x_0 附近与 $f(x)$ 很近似,首先要求这两条曲线交于点 $(x_0, f(x_0))$,即要求满足

$$p_n(x_0) = f(x_0)$$

要想这两条曲线在点 $(x_0, f(x_0))$ 附近靠得更近,显然应该进一步要求它们在点 $(x_0, f(x_0))$ 有公切线,即应同时满足

$$p_n(x_0) = f(x_0), \quad p_n'(x_0) = f'(x_0)$$

满足这两个条件的多项式 $p_n(x)$ 也可以有很多,它们与曲线 $y = f(x)$ 在点 $(x_0, f(x_0))$ 都有公切线,但与 $y = f(x)$ 的靠近程度可以很不一样.要想从中找出靠得更近的曲线,自然要找与曲线 $y = f(x)$

有同一弯曲方向且有相同弯曲程度的那一条曲线.我们知道符合这个要求的条件是 $p_n''(x_0) = f''(x_0)$,即要想曲线 $y = p_n(x)$ 与曲线 $y = f(x)$ 在点 $(x_0, f(x_0))$ 附近靠得更近,就要求 $p_n(x)$ 同时满足

$$p_n(x_0) = f(x_0), \quad p_n'(x_0) = f'(x_0), \quad p_n''(x_0) = f''(x_0)$$

由此可以推想,如果 $p_n(x)$ 与 $f(x)$ 在点 x_0 的三阶导数,以至更高阶的导数都有相等,即

$$p_n(x_0) = f(x_0), \quad p_n'(x_0) = f'(x_0), \quad \cdots, \quad p_n^{(n)}(x_0) = f^{(n)}(x_0)$$

那么在点 $(x_0, f(x_0))$ 附近曲线 $y = p_n(x)$ 与曲线 $y = f(x)$ 靠近程度就会更高.

按照这个要求,我们就可以构造出所需要的多项式.由

$$p_n(x) = a_0 + a_1(x - x_0) + a_2(x - x_0)^2 + \cdots + a_n(x - x_0)^n$$

得 $\qquad p_n(x_0) = a_0, \quad p_n'(x_0) = a_1, \quad p_n''(x_0) = 2!a_2, \quad \cdots, p_n^{(n)}(x_0) = n!a_n$

这样,上面所说 $p_n(x)$ 应该满足的条件就变成

$$a_0 = f(x_0), \quad a_1 = f'(x_0), \quad 2!a_2 = f''(x_0), \quad \cdots, n!a_n = f^{(n)}(x_0)$$

由此得出

$$a_0 = f(x_0), \quad a_1 = f'(x_0), \quad a_2 = \frac{f''(x_0)}{2!}, \quad \cdots, a_n = \frac{f^{(n)}(x_0)}{n!}$$

于是对给定的函数 $f(x)$ 所要寻求的多项式为

$$p_n(x) = f(x_0) + f'(x_0)(x - x_0) + \frac{f''(x_0)}{2!}(x - x_0)^2 + \cdots + \frac{f^{(n)}(x_0)}{n!}(x - x_0)^n$$

这时 $f(x) \approx f(x_0) + f'(x_0)(x - x_0) + \frac{f''(x_0)}{2!}(x - x_0)^2 + \cdots + \frac{f^{(n)}(x_0)}{n!}(x - x_0)^n$

其中 $(x - x_0)$ 充分小,称 $p_n(x)$ 为 $f(x)$ 的 n 阶近似.特别当 $x_0 = 0$, $|x|$ 充分小时,有

$$f(x) \approx f(0) + \frac{f'(0)}{1!}x + \frac{f''(0)}{2!}x^2 + \cdots + \frac{f^{(n)}(0)}{n!}x^n$$

例 1 求出 $y = \sin x$ 在 $x = 0$ 附近的近似式.

解 设 $f(x) = \sin x$,则

$$f'(x) = \cos x = \sin\left(x + \frac{\pi}{2}\right)$$

$$f''(x) = \cos\left(x + \frac{\pi}{2}\right) = \sin\left(x + 2 \cdot \frac{\pi}{2}\right)$$

$$\cdots\cdots$$

$$f^{(n)}(x) = \sin\left(x + n \cdot \frac{\pi}{2}\right)$$

把 $x = 0$ 依次代入上述各式,得

$$f(0) = 0, \quad f'(0) = 1, \quad f''(0) = 0, \quad f'''(0) = -1$$

$$f^{(4)}(0) = 0, \quad f^{(5)}(0) = 1, \quad f^{(6)}(0) = 0, \quad f^{(7)}(0) = -1$$

$$\cdots\cdots$$

所以 $\qquad \sin x \approx x - \frac{x^3}{3!} + \frac{x^5}{5!} - \frac{x^7}{7!} + \frac{x^9}{9!} - \cdots + (-1)^k \frac{x^{2k+1}}{(2k+1)!}$

显然 $\qquad p_1(x) = p_2(x) = x$

$$p_3(x) = p_4(x) = x - \frac{x^3}{3!} = x - \frac{x^3}{6}$$

$$p_5(x) = p_6(x) = x - \frac{x^3}{3!} + \frac{x^5}{5!} = x - \frac{x^3}{6} + \frac{x^5}{120}$$

……

下面是 $\sin x$ 的常用近似式：

$$\sin x \approx x$$

$$\sin x \approx x - \frac{x^3}{6}$$

$$\sin x \approx x - \frac{x^3}{6} + \frac{x^5}{120}$$

这三个近似式的精确度是依次提高的，它们与函数 $\sin x$ 的图形位置关系如图 3-20 所示，可以从图形上去理解它们之间的近似关系.

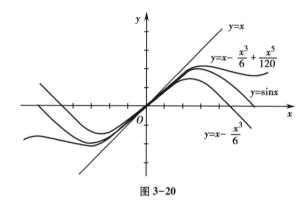

图 3-20

3.4.2 常用的几个函数的幂级数展开式

1. 幂级数

定义 设已给数列 $u_1, u_2, \cdots, u_n, \cdots$，则式子

$$u_1 + u_2 + \cdots + u_n + \cdots = \sum_{n=1}^{\infty} u_n$$

称为**无穷级数**，或简称**级数**.第 n 项 u_n 称为**通项**或**一般项**.

如果级数的每一项都是常数，这级数称为**常数项级数**或**数项级数**；如果级数的每一项都是函数，这级数叫作**函数项级数**.即为

$$u_1(x) + u_2(x) + u_3(x) + \cdots + u_n(x) + \cdots = \sum_{n=1}^{\infty} u_n(x)$$

特别地，函数项级数中每一项都是幂函数，则此函数项级数叫作**幂级数**.形如

$$a_0 + a_1 x + a_2 x^2 + \cdots + a_n x^n + \cdots = \sum_{n=0}^{\infty} a_n x^n$$

或

$$a_0 + a_1(x - x_0) + a_2(x - x_0)^2 + \cdots + a_n(x - x_0)^n + \cdots = \sum_{n=0}^{\infty} a_n(x - x_0)^n$$

2. $f(x)$ 的幂级数展开式

前面指出，在 $x = 0$ 的附近可以用多项式 $p_n(x)$ 来近似代替函数 $f(x)$，并且近似式

$$f(x) \approx f(0) + \frac{f'(0)}{1!}x + \frac{f''(0)}{2!}x^2 + \cdots + \frac{f^{(n)}(0)}{n!}x^n$$

中,n 越大,近似的精确度越高.当 n 无限增大时,$p_n(x)$ 就变成一个具有无限多项的"多项式",即为一个幂级数

$$f(0) + \frac{f'(0)}{1!}x + \frac{f''(0)}{2!}x^2 + \cdots + \frac{f^{(n)}(0)}{n!}x^n + \cdots = \sum_{n=0}^{\infty} \frac{f^{(n)}(0)}{n!}x^n$$

如果等式

$$f(x) = f(0) + \frac{f'(0)}{1!}x + \frac{f''(0)}{2!}x^2 + \cdots + \frac{f^{(n)}(0)}{n!}x^n + \cdots$$

成立,则称等式右端为**函数 $f(x)$ 在点 $x=0$ 处的幂级数展开式**.

例 2　将函数 $f(x) = \dfrac{1}{1-x}$ 展为幂级数.

解
$$f'(x) = \frac{1}{(1-x)^2}, \quad f''(x) = \frac{1 \cdot 2}{(1-x)^3} = \frac{2!}{(1-x)^3},$$

$$f'''(x) = \frac{3!}{(1-x)^4}, \quad \cdots, \quad f^{(n)}(x) = \frac{n!}{(1-x)^{n+1}}.$$

所以 $f(0) = 1, f'(0) = 1, f''(0) = 2!, f'''(0) = 3!, \cdots, f^{(n)}(0) = n!$

由此得

$$p_n(x) = 1 + x + x^2 + \cdots + x^n$$

在 $x=0$ 附近,用 $p_n(x)$ 近似代替 $f(x)$ 得,

$$\frac{1}{1-x} \approx 1 + x + x^2 + \cdots + x^n$$

现在我们来讨论 $f(x)$ 与 $p_n(x)$ 的差,它叫作**余项**.用 $R_n(x)$ 表示

$$R_n(x) = f(x) - p_n(x) = \frac{1}{1-x} - (1 + x + x^2 + \cdots + x^n)$$

$$= \frac{1}{1-x} - \frac{1-x^{n+1}}{1-x} = \frac{x^{n+1}}{1-x}$$

当 $|x| < 1$ 时,$\lim\limits_{n \to \infty} R_n(x) = \lim\limits_{n \to \infty} \dfrac{x^{n+1}}{1-x} = 0$

所以
$$\lim_{n \to \infty} [f(x) - p_n(x)] = \lim_{n \to \infty} \left[\frac{1}{1-x} - (1 + x + x^2 + \cdots + x^n) \right] = 0$$

即
$$\frac{1}{1-x} = \lim_{n \to \infty} (1 + x + x^2 + \cdots + x^n)$$

或
$$\frac{1}{1-x} = 1 + x + x^2 + \cdots + x^n + \cdots \quad (-1 < x < 1)$$

这表明当 $-1 < x < 1$ 时,函数 $\dfrac{1}{1-x}$ 可以展为幂级数.这时,我们说幂级数 $1 + x + x^2 + \cdots + x^n + \cdots$ 收敛于

$\dfrac{1}{1-x}$(或幂级数的和为 $\dfrac{1}{1-x}$),区间 $(-1, 1)$ 叫作收敛区间,它表示公式的适用范围.

3. 常用的几个函数的幂级数展开式

（1）正弦函数的展开式（x 以弧度表示）

$$\sin x = x - \frac{x^3}{3!} + \frac{x^5}{5!} - \frac{x^7}{7!} + \frac{x^9}{9!} - \cdots + (-1)^n \frac{x^{2n+1}}{(2n+1)!} + \cdots \quad (-\infty < x < +\infty)$$

（2）余弦函数的展开式（x 以弧度表示）

$$\cos x = 1 - \frac{x^2}{2!} + \frac{x^4}{4!} - \frac{x^6}{6!} + \frac{x^8}{8!} - \cdots + (-1)^n \frac{x^{2n}}{(2n)!} + \cdots \quad (-\infty < x < +\infty)$$

（3）指数函数 e^x 的展开式

$$e^x = 1 + x + \frac{x^2}{2!} + \frac{x^3}{3!} \cdots + \frac{x^n}{n!} + \cdots, \quad (-\infty < x < +\infty)$$

（4） $\ln(1+x)$ 的展开式

$$\ln(1+x) = x - \frac{x^2}{2} + \frac{x^3}{3} - \frac{x^4}{4} + \cdots + (-1)^{n+1} \frac{x^n}{n} + \cdots \quad (-1 < x \le 1)$$

（5） $(1+x)^a$ 的展开式（ a 是常数）

$$(1+x)^a = 1 + ax + \frac{a(a-1)}{2!}x^2 + \cdots + \frac{a(a-1)\cdots(a-n+1)}{n!}x^n + \cdots, \quad (-1 < x \le 1)$$

特别是当 a 为正整数 n 时，由于这时 $f^{(n)}(x) = n(n-1)\cdots 3 \cdot 2 \cdot 1 = n!$ 是一常数，所以第 $n+1$ 阶以后的导数为零，因此 $(1+x)^n$ 的展开式只有 $n+1$ 项. 变成一个 n 次多项式，即

$$(1+x)^n = 1 + nx + \frac{n(n-1)}{2!}x^2 + \cdots + \frac{n(n-1)(n-2)}{3!}x^3 + \cdots + x^n$$

这就是初等数学中大家熟知的二项式定理.

例3　计算 e 的近似值.

解　由 $e^x = 1 + x + \frac{x^2}{2!} + \frac{x^3}{3!} \cdots + \frac{x^n}{n!} + \cdots \quad (-\infty < x < +\infty)$

令 $x = 1$,得 $e = 1 + 1 + \frac{1}{2!} + \frac{1}{3!} + \cdots + \frac{1}{n!} + \cdots$

若取 $n = 6$,算得

$$\frac{1}{3!} = 0.1667, \quad \frac{1}{4!} = 0.0417$$

$$\frac{1}{5!} = 0.0083, \quad \frac{1}{6!} = 0.0014$$

所以

$$e = 2 + \frac{1}{2!} + \frac{1}{3!} + \frac{1}{4!} + \frac{1}{5!} + \frac{1}{6!} = 2.7181$$

例4　常用对数表的编制.

解　$\ln(1+x) = x - \frac{x^2}{2} + \frac{x^3}{3} - \frac{x^4}{4} + \cdots \quad (-1 < x \le 1)$

在上式中以 $-x$ 替代 x ,得

$$\ln(1-x) = -x - \frac{x^2}{2} - \frac{x^3}{3} - \frac{x^4}{4} \cdots$$

两式相减,得

$$\ln\frac{1+x}{1-x} = 2\left(x + \frac{x^3}{3} + \frac{x^5}{5} + \cdots\right)$$

令 $x = \frac{1}{2N+1}$,其中 N 是任意自然数,

因为

$$\frac{1+x}{1-x} = \frac{1 + \dfrac{1}{2N+1}}{1 - \dfrac{1}{2N+1}} = \frac{N+1}{N}$$

所以
$$\ln\frac{N+1}{N}=2\left[\frac{1}{2N+1}+\frac{1}{3\ (2N+1)^3}+\frac{1}{5\ (2N+1)^5}+\cdots\right]$$

或
$$\ln(N+1)=\ln N+2\left[\frac{1}{2N+1}+\frac{1}{3\ (2N+1)^3}+\frac{1}{5\ (2N+1)^5}+\cdots\right]$$

若取 $N=1,2,3,\cdots$,就可以得到 $\ln2,\ln3,\ln4,\cdots$ 值(注意 $\ln1=0$).即

$$\ln2=2\left[\frac{1}{3}+\frac{1}{3}\cdot\frac{1}{3^3}+\frac{1}{5}\cdot\frac{1}{3^5}+\cdots\right]\approx0.6931$$

$$\ln3=\ln2+2\left[\frac{1}{5}+\frac{1}{3}\cdot\frac{1}{5^3}+\frac{1}{5}\cdot\frac{1}{5^5}+\cdots\right]\approx1.0985$$

······

利用换底公式
$$\lg N=\frac{1}{\ln10}\cdot\ln N=0.4343\ln N$$

便求得
$$\lg2=0.4343\cdot\ln2=0.4343\times0.6931=0.3010$$
$$\lg3=0.4343\cdot\ln3=0.4343\times1.0985=0.4771$$

从而编制出常用对数表.

习 题 3

1. 验证拉格朗日中值定理对函数 $y=4x^3-5x^2+x-2$ 在区间 $[0,1]$ 上的正确性.

2. 在 $0<a<b$、$n>1$ 时,证明 $na^{n-1}(b-a)<b^n-a^n<nb^{n-1}(b-a)$.

3. 求下列极限.

① $\lim\limits_{x\to a}\dfrac{x^m-a^m}{x^n-a^n}$;

② $\lim\limits_{x\to0}\dfrac{e^{x^2}-1}{\cos x-1}$;

③ $\lim\limits_{x\to0}\dfrac{a^x-b^x}{x}$;

④ $\lim\limits_{y\to0}\dfrac{e^y+\sin y-1}{\ln(1+y)}$;

⑤ $\lim\limits_{x\to+\infty}\dfrac{x^n}{e^x}(n\in N^+)$;

⑥ $\lim\limits_{x\to+\infty}\dfrac{\ln x}{e^x}$.

4. 验证 $\lim\limits_{x\to\infty}\dfrac{x-\sin x}{x+\sin x}$ 存在,但不能用罗必塔法则计算.

5. 求下列极限.

① $\lim\limits_{x\to0}x\cot2x$;

② $\lim\limits_{x\to1}\left(\dfrac{x}{x-1}-\dfrac{1}{\ln x}\right)$;

③ $\lim\limits_{x\to\frac{\pi}{2}^-}(\cos x)^{\frac{\pi}{2}-x}$;

④ $\lim\limits_{x\to1}x^{\frac{1}{1-x}}$;

⑤ $\lim\limits_{x\to0}x^2e^{\frac{1}{x^2}}$;

⑥ $\lim\limits_{x\to0^+}x^{\sin x}$.

6. 求下列各函数的单调区间.

① $f(x)=x^3-3x+2$;

② $y=(x-1)(x+1)^3$;

③ $y=\dfrac{10}{4x^3-9x^2+6x}$;

④ $y=x-\ln(x+1)$.

7. 求下列各函数的极值.

① $y=2x^3-3x^2$；　　　　　　② $y=x+\dfrac{a^2}{x}$（$a>0$）；

③ $f(x)=(x-1)^3(2x+3)^2$；　　④ $y=x-\ln(x^2+1)$．

8. 求下列各函数的最值.

① $y=(x^2-1)^3+1$，$[-2,1]$；　　② $y=x^5-5x^4+5x^3+1$，$[-1,2]$；

③ $y=\sqrt{100-x^2}$，$[-6,8]$；　　④ $y=3^x$，$[-1,4]$．

9. 肌内或皮下注射后,血药浓度为 $y=\dfrac{A}{a_2-a_1}(\mathrm{e}^{-a_1t}-\mathrm{e}^{-a_2t})$,其中 $A>0,0<a_1<a_2$.求血药浓度的最大值.

10. 某厂有一个圆柱形油罐,直径 6m、高 2m,想用车高 1.5m、吊臂长 15m 的汽车把油罐吊到 6.5m 高的柱子上去安装.试问能不能吊上去?

11. 求曲线 $y=x^3-5x^2+3x-5$ 的凹凸区间和拐点.

12. 作下列函数的图象.

① $y=2x^3-3x^2$；　　　　　　② $y=x^4-2x^2-5$；

③ $y=x+x^{-1}$；　　　　　　　④ $y=\dfrac{x^2}{1+x}$．

13. 把下列函数展开为幂级数.

① $y=\mathrm{e}^{-x^2}$；　　　　　　　② $y=\sin(x+a)$．

14. 用幂级数展开式证明欧拉公式,即

$$\mathrm{e}^{ix}=\cos x+i\sin x.$$

4　不定积分

在数学运算上,有许多运算互为逆运算.这不仅是数学理论本身完整性的需要,更重要的是许多实际问题的解决提出了这种需要.正如有加法就有它的逆运算减法、有乘法就有它的逆运算除法一样,微分法也有它的逆运算——积分法.不定积分是积分学中的重要组成部分.

4.1　不定积分的概念与性质

4.1.1　原函数

如某物体的运动规律由方程

$$s=f(t)$$

给出,其中 t 是时间,s 是物体经过的路程,函数 $f(t)$ 对 t 的导数

$$v=f'(t)$$

就是物体运动在已知时刻 t 的瞬时速度.

但是在力学中经常遇到这样的问题,如果已知物体的运动速度 v(就是已知函数 $f'(t)$),求物体的运动规律(就是求函数 $f(t)$).

定义 1　设 $f(x)$ 是定义在某区间上的已知函数,如果存在一个函数 $F(x)$,对于该区间上每一点都满足

$$F'(x)=f(x) \quad 或 \quad \mathrm{d}F(x)=f(x)\mathrm{d}x$$

则称函数 $F(x)$ 是已知函数 $f(x)$ 在该区间上的一个**原函数**.

例如,运动规律

$$s=\frac{1}{2}gt^2 \quad (g \text{ 是常数})$$

是速度函数 $v=gt$ 的原函数.因为 $\left(\frac{1}{2}gt^2\right)'=gt$.

显然运动规律:$\frac{1}{2}gt^2+3$,$\frac{1}{2}gt^2-2$,或一般的 $\frac{1}{2}gt^2+C$(C 是任意常数),也都是 $v=gt$ 的原函数,因为它们的导数都是 gt.

又如

$$(-\cos x)'=\sin x$$

$$(-\cos x+3)'=\sin x$$

所以,函数$-\cos x$,$-\cos x+3$都是函数$\sin x$的原函数.

综上所述,如果在区间(a,b)上$f(x)$有原函数,则原函数不是唯一的.若$F(x)$是$f(x)$的一个原函数,即$F'(x)=f(x)$,因为$[F(x)+C]'=f(x)$(C是任意常数),所以$F(x)+C$也是$f(x)$的原函数.由C的任意性可知,如果$f(x)$有一个原函数$F(x)$,则它一定有无穷多个形如$F(x)+C$的原函数.

反过来,假设$\varPhi(x)$也是$f(x)$的一个原函数,那么$\varPhi'(x)=f(x)$.但已知$F'(x)=f(x)$,所以$\varPhi'(x)=F'(x)$,于是有

$$[\varPhi(x)-F(x)]'=\varPhi'(x)-F'(x)=f(x)-f(x)=0$$

由微分中值定理的推论知

$$\varPhi(x)-F(x)=C$$

即

$$\varPhi(x)=F(x)+C$$

因此,若$F(x)$是$f(x)$的一个原函数,则函数族$F(x)+C$包含了$f(x)$的所有原函数,也就是说,$f(x)$的原函数必是$F(x)+C$的形式,它们彼此之间只相差一个常数.

4.1.2 不定积分的概念

定义2 函数$f(x)$的原函数的全体$F(x)+C$称为$f(x)$的**不定积分**,记作

$$\int f(x)\mathrm{d}x$$

其中符号"$\int$"叫作**积分号**,它表示积分运算;$f(x)\mathrm{d}x$叫作**被积表达式**;$f(x)$叫作**被积函数**;x叫作**积分变量**.

据上面的定义可知,若$F(x)$是$f(x)$的一个原函数,则$f(x)$的不定积分$\int f(x)\mathrm{d}x$就是它的原函数的全体$F(x)+C$,即

$$\int f(x)\mathrm{d}x=F(x)+C$$

其中任意常数C叫作**积分常数**.因此,求不定积分时只需求出任意一个原函数,然后再加上任意常数C就行了.

求已知函数的原函数的方法称为**不定积分法**或简称**积分法**.由于求原函数(或不定积分)与求导数是两种互逆的运算,我们就说**积分法是微分法的逆运算**.

4.1.3 不定积分的几何意义

若$F(x)$是$f(x)$的一个原函数,$y=F(x)$的图形为曲线AB(图4-1),它称为函数$f(x)$的**积分曲线**.对于$y=\int f(x)\mathrm{d}x=F(x)+C$的图形,由于它们在点$(x_0,F(x_0))$处的切线斜率均为$F'(x_0)$,因而这些曲线在点$(x_0,F(x_0))$处的切线是相互平行的.所以

$$y=\int f(x)\mathrm{d}x=F(x)+C$$

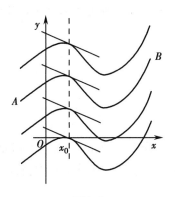

的图形,可由曲线AB沿y轴方向平行移动一段距离$|C|$而得到.当$C>0$时,曲线向上移动C个单位;当$C<0$时,曲线向下移动$|C|$个单位,从而得到无穷多条积分曲线,这些积分曲线称为$f(x)$的**积分**

图4-1

曲线族.

4.1.4 不定积分的简单性质

由不定积分的定义,我们很容易得到如下的一些性质.

性质 1 由定义知

$$\frac{d}{dx}\int f(x)dx = f(x) \quad 或 \quad d\int f(x)dx = f(x)dx$$

也就是说,一个函数先积分后微分,仍然等于这个函数.

性质 2 由定义可知

$$\int f'(x)dx = f(x) + C \quad 或 \quad \int df(x) = f(x) + C$$

这说明,一个函数先微分后积分,等于这个函数加上任意常数.

性质 1 和性质 2 充分表明了微分运算与积分运算是一对互逆运算.

性质 3 如果 $\int f(x)dx = F(x) + C$,u 为 x 的任何可微函数,则有

$$\int f(u)du = F(u) + C$$

此性质称为**积分形式的不变性**,它可由微分形式不变性推之.

性质 4 $\int [f(x) \pm g(x)]dx = \int f(x)dx \pm \int g(x)dx$

证 将上式右端求导得

$$\left[\int f(x)dx \pm \int g(x)dx\right]' = \left[\int f(x)dx\right]' \pm \left[\int g(x)dx\right]' = f(x) \pm g(x)$$

这表明 $\int f(x)dx \pm \int g(x)dx$ 是 $f(x) \pm g(x)$ 的原函数的全体.

于是

$$\int [f(x) \pm g(x)]dx = \int f(x)dx \pm \int g(x)dx$$

这个性质说明,函数代数和的不定积分等于它们不定积分的代数和,此式可以推广到有限多个.

性质 5 设 k 是常数,且 $k \neq 0$,则

$$\int kf(x)dx = k\int f(x)dx$$

证明类似性质 4,这个性质说明常数因子可从积分号内提出.

4.2 不定积分的基本公式

4.2.1 基本公式

我们已经知道,求不定积分是求导数的逆运算,因此把过去的求微分的基本公式逆过来,就得到相应的不定积分的基本公式.

(1) $\int 0dx = C$ 　　　　　　　　(2) $\int dx = x + C$

（3）$\int x^{\mu}\mathrm{d}x = \dfrac{1}{\mu + 1}x^{\mu+1} + C\ (\mu \neq -1)$ （4）$\int \dfrac{1}{x}\mathrm{d}x = \ln|x| + C$

（5）$\int \mathrm{e}^x\mathrm{d}x = \mathrm{e}^x + C$ （6）$\int a^x\mathrm{d}x = \dfrac{a^x}{\ln a} + C$

（7）$\int \cos x\mathrm{d}x = \sin x + C$ （8）$\int \sin x\mathrm{d}x = -\cos x + C$

（9）$\int \sec^2 x\mathrm{d}x = \tan x + C$ （10）$\int \csc^2 x\mathrm{d}x = -\cot x + C$

（11）$\int \dfrac{1}{\sqrt{1 - x^2}}\mathrm{d}x = \arcsin x + C$ （12）$\int \dfrac{1}{1 + x^2}\mathrm{d}x = \arctan x + C$

（13）$\int \sec x\tan x\mathrm{d}x = \sec x + C$ （14）$\int \csc x\cot x\mathrm{d}x = -\csc x + C$

需要说明的是公式（4）.在导数公式中自变量 $x \in (0,\infty)$，但在积分公式中 x 的定义域是 $x \neq 0$. 可以验证无论 $x>0$ 或 $x<0$，都有 $\int \dfrac{1}{x}\mathrm{d}x = \ln|x| + C$.

4.2.2 直接积分法

直接运用或经过适当恒等变换后运用基本积分公式和不定积分的性质进行积分的方法，称为**直接积分法**.

例1 求 $\int \sqrt[3]{x}(x^2 + 4)\mathrm{d}x$.

解 原式 $= \int (x^{\frac{7}{3}} + 4x^{\frac{1}{3}})\mathrm{d}x = \int x^{\frac{7}{3}}\mathrm{d}x + \int 4x^{\frac{1}{3}}\mathrm{d}x = \dfrac{3}{10}x^{\frac{10}{3}} + C_1 + 4 \times \dfrac{3}{4}x^{\frac{4}{3}} + C_2$

$\qquad = \dfrac{3}{10}x^{\frac{10}{3}} + 3x^{\frac{4}{3}} + C$

从本例的计算可见，凡分项积分后每个不定积分的结果都含有一个任意常数，但由于常数与常数之和仍是任意常数，因此只要总的写一个任意常数即可.

另外，检验积分结果正确与否，只要把结果求导，看导数是否等于被积函数.若相等，积分正确，否则不正确.例如对例1结果求导有：

$$\left(\dfrac{3}{10}x^{\frac{10}{3}} + 3x^{\frac{4}{3}} + C\right)' = x^{\frac{7}{3}} + 4x^{\frac{1}{3}} = \sqrt[3]{x}(x^2 + 4)$$

求导后正好等于被积函数，故积分正确.

例2 求 $\int \dfrac{(x - 1)^3}{x^2}\mathrm{d}x$.

解 原式 $= \int \dfrac{x^3 - 3x^2 + 3x - 1}{x^2}\mathrm{d}x = \int \left(x - 3 + \dfrac{3}{x} - \dfrac{1}{x^2}\right)\mathrm{d}x$

$\qquad = \int x\mathrm{d}x - 3\int \mathrm{d}x + 3\int \dfrac{1}{x}\mathrm{d}x - \int \dfrac{1}{x^2}\mathrm{d}x = \dfrac{1}{2}x^2 - 3x + 3\ln|x| + \dfrac{1}{x} + C$

例3 $\int \dfrac{x^4}{1 + x^2}\mathrm{d}x$.

解 原式 $= \int \dfrac{x^4 - 1 + 1}{1 + x^2}\mathrm{d}x = \int (x^2 - 1)\mathrm{d}x + \int \dfrac{1}{1 + x^2}\mathrm{d}x$

$$= \frac{1}{3}x^3 - x + \arctan x + C$$

例 4　求 $\int \dfrac{1 + 2x^2}{x^2(1 + x^2)}\mathrm{d}x$.

解　原式 $= \displaystyle\int \frac{1 + x^2 + x^2}{x^2(1 + x^2)}\mathrm{d}x = \int \frac{1}{x^2}\mathrm{d}x + \int \frac{1}{1 + x^2}\mathrm{d}x = -\frac{1}{x} + \arctan x + C$

例 5　求 $\int \dfrac{1}{\sin^2 x \cos^2 x}\mathrm{d}x$.

解　原式 $= \displaystyle\int \frac{\sin^2 + \cos^2 x}{\sin^2 x \cos^2 x}\mathrm{d}x = \int \sec^2 x\mathrm{d}x + \int \csc^2 x\mathrm{d}x = \tan x - \cot x + C$

例 6　求 $\int \sin^2 \dfrac{t}{2}\mathrm{d}t$.

解　原式 $= \displaystyle\int \frac{1}{2}(1 - \cos t)\mathrm{d}t = \frac{1}{2}\int \mathrm{d}t - \frac{1}{2}\int \cos t\mathrm{d}t = \frac{t}{2} - \frac{1}{2}\sin t + C$

例 7　求 $\int \left(\sqrt{4a^2 x} + e^{\frac{1}{2}x + 4} - \tan^2 x\right)\mathrm{d}x \ (a > 0)$.

解　原式 $= \displaystyle\int 2ax^{\frac{1}{2}}\mathrm{d}x + \int e^4 (\sqrt{e})^x \mathrm{d}x - \int (\sec^2 x - 1)\mathrm{d}x$

$$= 2a \cdot \frac{2}{3}x^{\frac{3}{2}} + e^4 \cdot \frac{(\sqrt{e})^x}{\ln(\sqrt{e})} - (\tan x - x) + C$$

$$= \frac{4a}{3}x\sqrt{x} + 2e^{\frac{1}{2}x + 4} - \tan x + x + C$$

4.3　两种积分法

　　利用不定积分的简单性质及基本公式,虽然能求出一些函数的不定积分,但毕竟是有限的,许多不定积分都不能用直接积分法解决,因此,我们需要进一步掌握其他积分法则,以便求出更多的初等函数的积分.

4.3.1　换元积分法

　　所谓**换元积分**就是将积分变量作适当的变换,使被积式化成与某一基本公式相同的形式,从而求得原函数.它是把复合函数求导法则反过来使用的一种积分法.

　　1. 第一类换元法(凑微分法)

　　首先考察两个例子:

例 1　求 $\int 2x\sin x^2\mathrm{d}x$.

解　原式 $= \displaystyle\int \sin x^2 (x^2)'\mathrm{d}x = \int \sin x^2 \mathrm{d}x^2 \xrightarrow{\text{令 } u = x^2} \int \sin u\mathrm{d}u = -\cos u + C$

$$\xrightarrow{\text{代回}} -\cos x^2 + C$$

例 2　求 $\int \dfrac{1}{x - 1}\mathrm{d}x$.

解 原式 $= \int \dfrac{1}{x-1}(x-1)'\mathrm{d}x = \int \dfrac{1}{x-1}\mathrm{d}(x-1) \xlongequal{\text{令}\ x-1=u} \int \dfrac{1}{u}\mathrm{d}u = \ln|u| + C$

$\xlongequal{\text{代回}} \ln|x-1| + C$

以上两例有一个共同的特点,被积函数可分离成 $g[\varphi(x)]\varphi'(x)$ 的形式,其中 $u=\varphi(x)$ 在某区间上可导,$g(u)$ 具有原函数 $G(u)$,则可以从 $\int g[\varphi(x)]\varphi'(x)\mathrm{d}x$ 的被积表达式中,凑 $\varphi'(x)\mathrm{d}x = \mathrm{d}\varphi(x)$ 变成新的微分,并令 $\varphi(x)=u$,然后对以积分变量为 u 的函数进行积分,即

$$\int f(x)\mathrm{d}x \xlongequal{\text{分离}} \int g[\varphi(x)]\varphi'(x)\mathrm{d}x \xlongequal{\text{凑成}} \int g[\varphi(x)]\mathrm{d}\varphi(x)$$

$$\xlongequal{\text{令}\ u=\varphi(x)} \int g(u)\mathrm{d}u \xlongequal{\text{求积分}} G(u) + C \xlongequal{\text{代回}\ u=\varphi(x)} G[\varphi(x)] + C$$

事实上,由复合函数的求导法则可得

$$\frac{\mathrm{d}\{G[\varphi(x)+C]\}}{\mathrm{d}x} = \frac{\mathrm{d}\{G[\varphi(x)]\}}{\mathrm{d}x} = \frac{\mathrm{d}G(u)}{\mathrm{d}u} \cdot \frac{\mathrm{d}u}{\mathrm{d}x}$$

$$= g(u) \cdot \frac{\mathrm{d}u}{\mathrm{d}x} = g[\varphi(x)]\varphi'(x) = f(x)$$

这就证明了上述公式.

例 3 求 $\int \sin 2x\mathrm{d}x$.

解 $\int \sin 2x\mathrm{d}x = \dfrac{1}{2}\int \sin 2x(2x)'\mathrm{d}x = \dfrac{1}{2}\int \sin 2x\mathrm{d}(2x)$

$\xlongequal{\text{令}\ u=2x} \dfrac{1}{2}\int \sin u\mathrm{d}u = -\dfrac{1}{2}\cos u + C = -\dfrac{1}{2}\cos 2x + C$

另一种解法

$\int \sin 2x\mathrm{d}x = \int 2\sin x\cos x\mathrm{d}x$

$= 2\int \sin x(\sin x)'\mathrm{d}x = 2\int \sin x\mathrm{d}(\sin x)$

$\xlongequal{\text{令}\ u=\sin x} 2\int u\mathrm{d}u = u^2 + C \xlongequal{\text{代回}} \sin^2 x + C$

使用了两种不同的换元,所得结果在形式上不一样.但实际上,$-\dfrac{1}{2}\cos 2x = -\dfrac{1}{2}(1-2\sin^2 x) = -\dfrac{1}{2}+\sin^2 x$,两结果之间只相差一个常数 $-\dfrac{1}{2}$.因此,只要结果正确,没有必要把它们化为相同的形式.

在运算比较熟练之后,不必把中间的代换过程 $u=\varphi(x)$ 明确地写出来.

例 4 求 $\int \tan x\mathrm{d}x$.

解 $\int \tan x\mathrm{d}x = \int \dfrac{\sin x}{\cos x}\mathrm{d}x = -\int \dfrac{(\cos x)'}{\cos x}\mathrm{d}x = -\int \dfrac{\mathrm{d}(\cos x)}{\cos x} = -\ln|\cos x| + C$

例 5 求 $\int \dfrac{\ln x}{x}\mathrm{d}x$.

解 原式 $= \int \ln x\mathrm{d}(\ln x) = \dfrac{1}{2}(\ln x)^2 + C$

例 6 求 $\int \dfrac{1}{x^2 + a^2} \mathrm{d}x.$

解 原式 $= \dfrac{1}{a^2} \displaystyle\int \dfrac{\mathrm{d}x}{1 + \left(\dfrac{x}{a}\right)^2} = \dfrac{1}{a} \displaystyle\int \dfrac{\mathrm{d}\left(\dfrac{x}{a}\right)}{1 + \left(\dfrac{x}{a}\right)^2} = \dfrac{1}{a}\arctan \dfrac{x}{a} + C$

例 7 求 $\int \dfrac{1}{x^2 - a^2} \mathrm{d}x.$

解 原式 $= \dfrac{1}{2a} \displaystyle\int \left(\dfrac{1}{x - a} - \dfrac{1}{x + a}\right) \mathrm{d}x = \dfrac{1}{2a}\left[\displaystyle\int \left(\dfrac{\mathrm{d}(x - a)}{x - a} - \displaystyle\int \dfrac{\mathrm{d}(x + a)}{x + a}\right]$

$\qquad = \dfrac{1}{2a}\ln\left|\dfrac{x - a}{x + a}\right| + C$

例 8 求 $\int \dfrac{\mathrm{d}x}{\sqrt{a^2 - x^2}} \ (a>0).$

解 原式 $= \displaystyle\int \dfrac{\mathrm{d}\left(\dfrac{x}{a}\right)}{\sqrt{1 - \left(\dfrac{x}{a}\right)^2}} = \arcsin \dfrac{x}{a} + C$

例 9 求 $\int \dfrac{1}{\sin x}\mathrm{d}x.$

解 原式 $= \displaystyle\int \dfrac{\mathrm{d}\left(\dfrac{x}{2}\right)}{\sin \dfrac{x}{2}\cos \dfrac{x}{2}} = \displaystyle\int \dfrac{\mathrm{d}\left(\dfrac{x}{2}\right)}{\tan \dfrac{x}{2}\cos^2 \dfrac{x}{2}} = \displaystyle\int \dfrac{1}{\tan \dfrac{x}{2}}\mathrm{d}\left(\tan \dfrac{x}{2}\right) = \ln\left|\tan \dfrac{x}{2}\right| + C$

答案的另一种形式:

$$原式 = \ln\left|\tan \dfrac{x}{2}\right| + C = \ln\left|\dfrac{\sin x}{1+\cos x}\right| + C = \ln|\csc x - \cot x| + C$$

例 10 求 $\int \sec x \mathrm{d}x.$

解法 1 $\displaystyle\int \sec x \mathrm{d}x = \int \dfrac{1}{\cos x}\mathrm{d}x = \int \dfrac{\cos x}{\cos^2 x}\mathrm{d}x$

$\qquad = \displaystyle\int \dfrac{\mathrm{d}(\sin x)}{1 - \sin^2 x} = -\displaystyle\int \dfrac{\mathrm{d}(\sin x)}{\sin^2 x - 1} = -\dfrac{1}{2}\ln\left|\dfrac{\sin x - 1}{\sin x + 1}\right| + C$

答案的另一种形式:

$$原式 = -\ln\left|\dfrac{\sin x - 1}{\sin x + 1}\right|^{\frac{1}{2}} + C = \ln\left|\dfrac{\sin x + 1}{\sin x - 1}\right|^{\frac{1}{2}} + C = \ln\left|\dfrac{(1+\sin x)^2}{1 - \sin^2 x}\right|^{\frac{1}{2}} + C$$

$$= \ln\left|\dfrac{1+\sin x}{\cos x}\right| = \ln|\sec x + \tan x| + C$$

解法 2 原式 $= \displaystyle\int \dfrac{\sec x(\sec x + \tan x)\mathrm{d}x}{\sec x + \tan x} = \displaystyle\int \dfrac{\sec^2 x + \sec x\tan x}{\sec x + \tan x}\mathrm{d}x$

$\qquad = \displaystyle\int \dfrac{\mathrm{d}(\sec x + \tan x)}{\sec x + \tan x} = \ln|\sec x + \tan x| + C$

例 11 求 $\displaystyle\int \frac{\mathrm{d}x}{x^2 + 6x + 10}$.

解 原式 $= \displaystyle\int \frac{\mathrm{d}(x + 3)}{(x + 3)^2 + 1} = \arctan(x + 3) + C$

例 12 求 $\displaystyle\int \frac{\mathrm{d}x}{\sqrt{2 + 6x - 9x^2}}$.

解 原式 $= \displaystyle\int \frac{\mathrm{d}x}{\sqrt{3 - (3x - 1)^2}} = \frac{1}{3}\int \frac{\mathrm{d}(3x - 1)}{\sqrt{(\sqrt{3})^2 - (3x - 1)^2}} = \frac{1}{3}\arcsin \frac{3x - 1}{\sqrt{3}} + C$

例 13 $\displaystyle\int \tan^3 x\,\mathrm{d}x$.

解 $\displaystyle\int \tan^3 x\,\mathrm{d}x = \int \tan x (\sec^2 x - 1)\,\mathrm{d}x = \int \tan x \cdot \sec^2 x\,\mathrm{d}x - \int \tan x\,\mathrm{d}x$

$\qquad = \displaystyle\int \tan x\,\mathrm{d}(\tan x) + \int \frac{\mathrm{d}(\cos x)}{\cos x} = \frac{1}{2}\tan^2 x + \ln|\cos x| + C$

例 14 求 $\displaystyle\int \sin^3 x \cos^5 x\,\mathrm{d}x$.

解 原式 $= -\displaystyle\int (1 - \cos^2 x)\cos^5 x\,\mathrm{d}(\cos x) = \int (\cos^7 x - \cos^5 x)\,\mathrm{d}(\cos x)$

$\qquad = \dfrac{1}{8}\cos^8 x - \dfrac{1}{6}\cos^6 x + C$

例 15 求 $\displaystyle\int \sin\alpha x \cdot \sin\beta x\,\mathrm{d}x$.

解 原式 $= -\dfrac{1}{2}\displaystyle\int [\cos(\alpha + \beta)x - \cos(\alpha - \beta)x]\,\mathrm{d}x$

$\qquad = -\dfrac{1}{2}\left[\dfrac{1}{\alpha + \beta}\sin(\alpha + \beta)x - \dfrac{1}{\alpha - \beta}\sin(\alpha - \beta)x\right] + C$

$\qquad = \dfrac{1}{2(\alpha - \beta)}\sin(\alpha - \beta)x - \dfrac{1}{2(\alpha + \beta)}\sin(\alpha + \beta) + C$

通过以上例题,我们可以看到第一换元法中关键的一步是把被积表达式 $f(x)\mathrm{d}x$ 分离成两部分的乘积:一部分是中间变量 $u = \varphi(x)$ 的函数,即 $g[\varphi(x)] = g(u)$;另一部分是中间变量 $u = \varphi(x)$ 的微分,即 $\varphi'(x)\mathrm{d}x = \mathrm{d}\varphi(x) = \mathrm{d}u$,就是所说的凑微分.

常见的凑微分法可归纳为如下类型:

(1) $\displaystyle\int f(ax + b)\,\mathrm{d}x = \frac{1}{a}\int f(ax + b)\,\mathrm{d}(ax + b) \quad (a \neq 0)$

(2) $\displaystyle\int x^{\mu-1} f(x^\mu)\,\mathrm{d}x = \frac{1}{\mu}\int f(x^\mu)\,\mathrm{d}(x^\mu) \quad (\mu \neq 0)$

(3) $\displaystyle\int \frac{f(\ln x)}{x}\,\mathrm{d}x = \int f(\ln x)\,\mathrm{d}(\ln x)$

(4) $\displaystyle\int f(\sin x)\cos x\,\mathrm{d}x = \int f(\sin x)\,\mathrm{d}(\sin x)$

(5) $\displaystyle\int e^x f(e^x)\,\mathrm{d}x = \int f(e^x)\,\mathrm{d}(e^x)$

(6) $\displaystyle\int \frac{f(\tan x)}{\cos^2 x}\,\mathrm{d}x = \int f(\tan x)\,\mathrm{d}(\tan x)$

$$（7）\int \frac{f(\arctan x)}{1+x^2}\mathrm{d}x = \int f(\arctan x)\mathrm{d}(\arctan x)$$

$$（8）\int \frac{f(\arcsin x)}{\sqrt{1-x^2}}\mathrm{d}x = \int f(\arcsin x)\mathrm{d}(\arcsin x)$$

2. 第二类换元法

在第一类换元法中,把 $\int f(x)\mathrm{d}x$ 中的 $f(x)$ 作变换 $\varphi(x)=u$,凑成 $g[\varphi(x)]\varphi'(x)$,然后从而转化为计算积分 $\int g(u)\mathrm{d}u$.第二类换元法则是从相反的方向处理问题:通过变换 $x=\psi(u)$,把积分 $\int f(x)\mathrm{d}x$ 转化为积分 $\int f[\psi(u)]\psi'(u)\mathrm{d}u$.若后者较容易计算,那么积分后,再把 $u=\psi^{-1}(x)$ 代回.此处,$\psi^{-1}(x)$ 是 $x=\psi(u)$ 的反函数,因此必须设 $\psi(u)$ 是单调、可导,且 $\psi(u)\neq0$.第二类换元法的过程如下:

$$\int f(x)\mathrm{d}x \xrightarrow{\text{令}\,x=\psi(u)} \int f[\psi(u)]\psi'(u)\mathrm{d}u \xrightarrow{\text{求积分}} F(u)+C \xrightarrow{\text{令}\,u=\psi^{-1}(x)} F[\psi^{-1}(x)]+C$$

例 16 求 $\int \frac{1}{1+\sqrt{x}}\mathrm{d}x$.

解 设 $\sqrt{x}=u$,则 $x=u^2$,$\mathrm{d}x=2u\mathrm{d}u$,于是

$$\int \frac{\mathrm{d}x}{1+\sqrt{x}} = \int \frac{2u\mathrm{d}u}{1+u} = 2\int \frac{1+u-1}{1+u}\mathrm{d}u = 2\left[\int \mathrm{d}u - \int \frac{\mathrm{d}u}{1+u}\right] = 2[u-\ln|1+u|]+C$$

$$= 2[\sqrt{x}-\ln(1+\sqrt{x})]+C$$

例 17 求 $\int \frac{x-1}{\sqrt[3]{3x+1}}\mathrm{d}x$.

解 设 $\sqrt[3]{3x+1}=u$,$u^3=3x+1$,则 $x=\dfrac{u^3-1}{3}$,$\mathrm{d}x=u^2\mathrm{d}u$,于是

$$原式 = \int \frac{\dfrac{u^3-1}{3}-1}{u}u^2\mathrm{d}u = \frac{1}{3}\int(u^4-4u)\mathrm{d}u$$

$$= \frac{1}{15}u^5 - \frac{2}{3}u^2 + C = \frac{1}{15}(3x+1)^{\frac{5}{3}} - \frac{2}{3}(3x+1)^{\frac{2}{3}} + C$$

例 18 求 $\int \frac{\mathrm{d}x}{\sqrt{x}(1+\sqrt[3]{x})}$.

解 令 $x=u^6$,则 $\mathrm{d}x=6u^5\mathrm{d}u$,$\sqrt{x}=u^3$,$\sqrt[3]{x}=u^2$,于是

$$原式 = \int \frac{6u^5\mathrm{d}u}{u^3(1+u^2)} = 6\int \frac{u^2}{1+u^2}\mathrm{d}u$$

$$= 6\int \frac{1+u^2-1}{1+u^2}\mathrm{d}u = 6u-6\arctan u+C = 6\sqrt[6]{x}-6\arctan(\sqrt[6]{x})+C$$

例 19 求 $\int \sqrt{a^2-x^2}\,\mathrm{d}x$ $(a>0)$.

解 为了去掉根号做三角代换,设 $x=a\sin u\left(-\dfrac{\pi}{2}\leqslant u\leqslant \dfrac{\pi}{2}\right)$,

则 $\sqrt{a^2-x^2}=a\cos u$,而 $\mathrm{d}x=a\cos u\mathrm{d}u$.于是

$$\int \sqrt{a^2 - x^2}\,\mathrm{d}x = a^2 \int \cos^2 u\,\mathrm{d}u = a^2 \int \frac{1 + \cos 2u}{2}\,\mathrm{d}u$$

$$= \frac{a^2}{2}\left[u + \frac{1}{2}\sin 2u \right] + C = \frac{a^2}{2}\left[u + \sin u\cos u \right] + C$$

为了将新变量 u 还原成 x, 可借助图 4-2 的直角三角形, 得

$$\sin u = \frac{x}{a}, \cos u = \frac{\sqrt{a^2 - x^2}}{a}$$

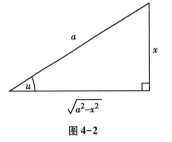

图 4-2

所以

$$\int \sqrt{a^2 - x^2}\,\mathrm{d}x = \frac{x}{2}\sqrt{a^2 - x^2} + \frac{a^2}{2}\arcsin \frac{x}{a} + C$$

这种方法叫三角代换法. 常用的变量代换有下面四种:

(1) 在 $\int R(x, \sqrt{a^2 - x^2})\,\mathrm{d}x$ 中, 可令 $x = a\sin u$ 或 $x = a\cos u$;

(2) 在 $\int R(x, \sqrt{a^2 + x^2})\,\mathrm{d}x$ 中, 可令 $x = a\tan u$ 或 $x = a\cot u$;

(3) 在 $\int R(x, \sqrt{x^2 - a^2})\,\mathrm{d}x$ 中, 可令 $x = a\sec u$ 或 $x = a\csc u$;

(4) 在 $\int R(x, \sqrt[n]{ax + b})\,\mathrm{d}x$ 中, 可令 $\sqrt[n]{ax + b} = u$.

例 20   求 $\int \dfrac{3x - 2}{x^2 - 2x + 10}\,\mathrm{d}x$.

解   原式 $= \displaystyle\int \frac{3x - 2}{(x - 1)^2 + 3^2}\,\mathrm{d}x$

设 $x - 1 = u, \mathrm{d}x = \mathrm{d}u$, 于是

原式 $= \displaystyle\int \frac{3u + 1}{u^2 + 3^2}\,\mathrm{d}u = \frac{3}{2}\int \frac{\mathrm{d}(u^2 + 3^2)}{u^2 + 3^2} + \int \frac{\mathrm{d}u}{u^2 + 3^2}$

$= \dfrac{3}{2}\ln|u^2 + 9| + \dfrac{1}{3}\arctan \dfrac{u}{3} + C$

$= \dfrac{3}{2}\ln|x^2 - 2x + 10| + \dfrac{1}{3}\arctan \dfrac{x - 1}{3} + C$

例 21   求 $\displaystyle\int \frac{\mathrm{d}x}{\sqrt{x^2 \pm a^2}}$ $(a > 0)$.

解   利用欧拉代换式 $\sqrt{x^2 \pm a^2} = u - x$

两边平方得 $\qquad\qquad\qquad \pm a^2 = u^2 - 2ux$

两边微分得 $\qquad\qquad\qquad 0 = 2u\mathrm{d}u - 2u\mathrm{d}x - 2x\mathrm{d}u$

或 $\qquad\qquad\qquad\qquad u\mathrm{d}x = (u - x)\mathrm{d}u$

即 $\dfrac{\mathrm{d}x}{u - x} = \dfrac{\mathrm{d}u}{u}$, 于是

原式 $= \displaystyle\int \frac{\mathrm{d}x}{u - x} = \int \frac{\mathrm{d}u}{u} = \ln|u| + C = \ln\left|x + \sqrt{x^2 \pm a^2}\right| + C$

本例也可用三角变换来解, 但较麻烦.

例 22   求 $\displaystyle\int \frac{\mathrm{d}x}{\sqrt{x^2 + 2x - 15}}$.

解   原式 $= \int \dfrac{\mathrm{d}x}{\sqrt{(x+1)^2 - 4^2}} = \int \dfrac{\mathrm{d}(x+1)}{\sqrt{(x+1)^2 - 4^2}} = \ln\left|x+1+\sqrt{(x+1)^2 - 4^2}\right| + C$

$$= \ln\left|x+1+\sqrt{x^2 + 2x - 15}\right| + C$$

例 23   求 $\displaystyle\int \dfrac{\mathrm{d}x}{x\sqrt{3x^2 - 2x - 1}}$.

解   作倒数代换. 设 $x = \dfrac{1}{u}, \mathrm{d}x = -\dfrac{1}{u^2}\mathrm{d}u$, 于是

$$原式 = \int \dfrac{1}{\dfrac{1}{u}\sqrt{\dfrac{3}{u^2} - \dfrac{2}{u} - 1}}\left(-\dfrac{\mathrm{d}u}{u^2}\right) = \int \dfrac{-\mathrm{d}u}{\sqrt{3 - 2u - u^2}}$$

$$= -\int \dfrac{1}{\sqrt{4 - (u+1)^2}}\mathrm{d}(u+1) = -\arcsin\dfrac{u+1}{2} + C$$

$$= -\arcsin\dfrac{x+1}{2x} + C$$

例 24   求 $\displaystyle\int \dfrac{\mathrm{d}x}{x\sqrt{4 - x^2}}$.

解法 1   设 $\sqrt{4 - x^2} = t$, 则 $x = \sqrt{4 - t^2}, \mathrm{d}x = \dfrac{-t}{\sqrt{4 - t^2}}\mathrm{d}t$, 于是

$$原式 = \int \dfrac{-t\mathrm{d}t}{\sqrt{4 - t^2}\cdot t\cdot\sqrt{4 - t^2}} = \int \dfrac{\mathrm{d}t}{t^2 - 4} = \dfrac{1}{4}\ln\left|\dfrac{t - 2}{t + 2}\right| + C$$

$$= \dfrac{1}{4}\ln\left|\dfrac{\sqrt{4 - x^2} - 2}{\sqrt{4 - x^2} + 2}\right| + C$$

解法 2   设 $x = 2\sin t\left(-\dfrac{\pi}{2} \leqslant t \leqslant \dfrac{\pi}{2}\right)$, 则 $\mathrm{d}x = 2\cos t\mathrm{d}t, \sqrt{4 - x^2} = 2\cos t$, 于是

$$原式 = \int \dfrac{2\cos t\mathrm{d}t}{2\sin t\cdot 2\cos t} = \dfrac{1}{2}\int \dfrac{\mathrm{d}t}{\sin t} = \dfrac{1}{2}\ln\left|\tan\dfrac{t}{2}\right| + C$$

$$= \dfrac{1}{2}\ln\left|\tan\left(\dfrac{1}{2}\arcsin\dfrac{x}{2}\right)\right| + C$$

解法 3   设 $x = \dfrac{1}{t}$, 则 $\mathrm{d}x = -\dfrac{1}{t^2}\mathrm{d}t$, 于是

$$原式 = \int \dfrac{-\dfrac{1}{t^2}\mathrm{d}t}{\dfrac{1}{t}\sqrt{4 - \left(\dfrac{1}{t}\right)^2}} = -\int \dfrac{\mathrm{d}t}{\sqrt{4t^2 - 1}} = -\dfrac{1}{2}\int \dfrac{\mathrm{d}t}{\sqrt{t^2 - \left(\dfrac{1}{2}\right)^2}}$$

$$= -\dfrac{1}{2}\ln\left|t + \sqrt{t^2 - \dfrac{1}{4}}\right| + C = -\dfrac{1}{2}\ln\left|\dfrac{1}{x} + \sqrt{\left(\dfrac{1}{x}\right)^2 - \dfrac{1}{4}}\right| + C$$

$$= -\dfrac{1}{2}\ln\left|\dfrac{2 + \sqrt{4 - x^2}}{2x}\right| + C$$

4.3.2 分部积分法

换元积分法能够解决很大一类积分问题,但仍有些积分用换元法还不能计算,如 $\int x\ln x\mathrm{d}x$、$\int xe^x\mathrm{d}x$、$\int e^x\sin x\mathrm{d}x$ 等,这种积分的被积函数是两种不同类型的函数的乘积.既然积分法是微分法的逆运算,我们就可以把函数乘积的微分公式转化为函数乘积的积分公式.

设函数 $u=u(x)$ 及 $v=v(x)$ 具有连续导数,则由函数乘积的微分公式得

$$\mathrm{d}(u\cdot v)=u\mathrm{d}v+v\mathrm{d}u$$

移项得

$$u\mathrm{d}v=\mathrm{d}(u\cdot v)-v\mathrm{d}u$$

两边积分得

$$\int u\mathrm{d}v=uv-\int v\mathrm{d}u$$

这个公式就叫作**分部积分公式**.运用此公式时,关键是把被积表达式 $f(x)\mathrm{d}x$ 分成 u 和 $\mathrm{d}v$ 两部分乘积的形式.

即

$$\int f(x)\mathrm{d}x=\int u(x)v'(x)\mathrm{d}x=\int u(x)\mathrm{d}v(x)$$

然后再使用公式

$$\int u\mathrm{d}v=uv-\int v\mathrm{d}u$$

单从形式上看,似乎看不出这个公式会给我们带来什么好处,然而当不定积分 $\int v\mathrm{d}u$ 比较容易求得时,通过该公式就易求得 $\int u\mathrm{d}v$,所以这起到了化难为易的作用.

例 25　求 $\int xe^x\mathrm{d}x$.

解　令 $u=x,\mathrm{d}v=e^x\mathrm{d}x=\mathrm{d}e^x,\mathrm{d}u=\mathrm{d}x,v=e^x$

$$\int xe^x\mathrm{d}x=\int x\mathrm{d}e^x=xe^x-\int e^x\mathrm{d}x=xe^x-e^x+C=(x-1)e^x+C$$

在选择 u,v 时,有两点值得注意:

(1) 选择 u 时,应使 u' 比 u 简单.

(2) 选择 $\mathrm{d}v$,使 v 比较容易求出,尤其要使 $\int v\mathrm{d}u$ 容易求出.

因此,一般当被积函数是多项式与指数函数的积或多项式与正(余)弦函数的乘积时,选择多项式为 u,这样经过求 $\mathrm{d}u$,可以降低多项式的次数.

例 26　求 $\int x^2\cos x\mathrm{d}x$.

解　原式 $=\int x^2\mathrm{d}\sin x=x^2\sin x-\int \sin x\mathrm{d}(x^2)$

$$=x^2\sin x-2\int x\sin x\mathrm{d}x$$

$$=x^2\sin x+2\int x\mathrm{d}(\cos x)$$

$$=x^2\sin x+2x\cos x-2\int \cos x\mathrm{d}x$$

$$= x^2\sin x + 2x\cos x - 2\sin x + C$$

$$= (x^2 - 2)\sin x + 2x\cos x + C$$

当被积函数是对数函数或反三角函数与其他函数的乘积时,一般可选对数函数或反三角函数为 u,经过求 $\mathrm{d}u$,将其转化为多项式函数的形式.

例 27 (1)求 $\int \ln x \mathrm{d}x$; (2)求 $\int x \cdot \arctan x \mathrm{d}x$.

解 (1) $\int \ln x \mathrm{d}x = x\ln x - \int x \mathrm{d}(\ln x)$

$$= x\ln x - \int \mathrm{d}x = x\ln x - x + C$$

(2) 原式 $= \dfrac{1}{2}\int \arctan x \mathrm{d}x^2 = \dfrac{1}{2}x^2\arctan x - \dfrac{1}{2}\int x^2 \mathrm{d}(\arctan x)$

$$= \frac{1}{2}x^2\arctan x - \frac{1}{2}\int \frac{x^2}{1+x^2}\mathrm{d}x = \frac{1}{2}x^2\arctan x - \frac{1}{2}(x - \arctan x) + C$$

$$= \frac{1}{2}(x^2 + 1)\arctan x - \frac{1}{2}x + C$$

当被积函数是指数函数与正(余)弦函数的乘积时,两者均可选为 u,可根据具体问题灵活选取.

例 28 求 $\int \mathrm{e}^x\sin x \mathrm{d}x$.

解 原式 $= \int \mathrm{e}^x \mathrm{d}(-\cos x) = -\mathrm{e}^x\cos x + \int \cos x \mathrm{d}\mathrm{e}^x$

$$= -\mathrm{e}^x\cos x + \int \mathrm{e}^x\cos x \mathrm{d}x = -\mathrm{e}^x\cos x + \int \mathrm{e}^x \mathrm{d}(\sin x)$$

$$= -\mathrm{e}^x\cos x + \mathrm{e}^x\sin x - \int \sin x \mathrm{d}\mathrm{e}^x$$

$$= \mathrm{e}^x(\sin x - \cos x) - \int \mathrm{e}^x\sin x \mathrm{d}x$$

上式右端第二项即为所求的积分 $\int \mathrm{e}^x\sin x \mathrm{d}x$,把它移到等式左边去,两端再除以 2,即得

$$\int \mathrm{e}^x\sin x \mathrm{d}x = \frac{1}{2}\mathrm{e}^x(\sin x - \cos x) + C$$

当然上式也可将被积表达式写成 $\sin x \mathrm{d}(\mathrm{e}^x)$,运用分部积分公式,结果是一样的.

在很多不定积分计算中,需把换元积分法与分部积分法结合起来使用,这就需要根据问题来选择好两种方法的运算顺序,如果选得不当,会给计算带来极大的麻烦,甚至算不出来.

例 29 求 $\int \sin^2\sqrt{u}\, \mathrm{d}u$.

解 先用换元法去掉根号

设 $\sqrt{u} = t, u = t^2, \mathrm{d}u = 2t\mathrm{d}t$

$$原式 = \int \sin^2 t \cdot 2t\mathrm{d}t = 2\int t\sin^2 t \mathrm{d}t = 2\int \frac{t(1 - \cos 2t)}{2}\mathrm{d}t = \int (t - t\cos 2t)\mathrm{d}t$$

$$= \frac{1}{2}t^2 - \int t\cos 2t \mathrm{d}t$$

再使用分部积分法.

$$原式 = \frac{1}{2}t^2 - \int t \mathrm{d}\left(\frac{1}{2}\sin 2t\right) = \frac{1}{2}t^2 - \frac{1}{2}t\sin 2t + \frac{1}{2}\int \sin 2t \mathrm{d}t$$

$$= \frac{1}{2}t^2 - \frac{1}{2}t\sin 2t - \frac{1}{4}\cos 2t + C = \frac{1}{2}u - \frac{1}{2}\sqrt{u}\sin 2\sqrt{u} - \frac{1}{4}\cos 2\sqrt{u} + C$$

例 30 求 $\int \sqrt{x^2 \pm a^2}\,\mathrm{d}x$.

解 原式 $= x\sqrt{x^2 \pm a^2} - \int x \mathrm{d}\sqrt{x^2 \pm a^2}$

$$= x\sqrt{x^2 \pm a^2} - \int \frac{x^2 \mathrm{d}x}{\sqrt{x^2 \pm a^2}}$$

$$= x\sqrt{x^2 \pm a^2} - \int \frac{x^2 \pm a^2 \mp a^2}{\sqrt{x^2 \pm a^2}}\mathrm{d}x$$

$$= x\sqrt{x^2 \pm a^2} - \int \sqrt{x^2 \pm a^2}\,\mathrm{d}x \pm a^2 \int \frac{\mathrm{d}x}{\sqrt{x^2 \pm a^2}}$$

移项后再两端除以 2,得

$$\int \sqrt{x^2 \pm a^2}\,\mathrm{d}x = \frac{1}{2}\left[x\sqrt{x^2 \pm a^2} \pm a^2 \int \frac{\mathrm{d}x}{\sqrt{x^2 \pm a^2}}\right]$$

$$= \frac{x}{2}\sqrt{x^2 \pm a^2} \pm \frac{a^2}{2}\ln\left|x + \sqrt{x^2 \pm a^2}\right| + C$$

例 31 求 $\int (x + 1)\sqrt{x^2 - 2x + 5}\,\mathrm{d}x$.

解 原式 $= \frac{1}{2}\int \sqrt{x^2 - 2x + 5}\,\mathrm{d}(x^2 - 2x + 5) + 2\int \sqrt{x^2 - 2x + 5}\,\mathrm{d}x$

$$= \frac{1}{3}\sqrt{(x^2 - 2x + 5)^3} + 2\int \sqrt{(x - 1)^2 + 2^2}\,\mathrm{d}x$$

$$= \frac{1}{3}\sqrt{x^2 - 2x + 5}(x^2 + x + 2) + 4\ln\left|x - 1 + \sqrt{x^2 - 2x + 5}\right| + C$$

上面积分例题中,有 8 个典型例题可作为积分常用公式,它们是

(1) $\int \dfrac{\mathrm{d}x}{x^2 - a^2} = \dfrac{1}{2a}\ln\left|\dfrac{x - a}{x + a}\right| + C$

(2) $\int \dfrac{\mathrm{d}x}{x^2 + a^2} = \dfrac{1}{a}\arctan\dfrac{x}{a} + C$

(3) $\int \dfrac{\mathrm{d}x}{\sqrt{a^2 - x^2}} = \arcsin\dfrac{x}{a} + C$

(4) $\int \sqrt{a^2 - x^2}\,\mathrm{d}x = \dfrac{x}{2}\sqrt{a^2 - x^2} + \dfrac{a^2}{2}\arcsin\dfrac{x}{a} + C$

(5) $\int \dfrac{\mathrm{d}x}{\sqrt{x^2 \pm a^2}} = \ln\left|x + \sqrt{x^2 \pm a^2}\right| + C$

(6) $\int \sqrt{x^2 \pm a^2}\,\mathrm{d}x = \dfrac{x}{2}\sqrt{x^2 \pm a^2} \pm \dfrac{a^2}{2}\ln\left|x + \sqrt{x^2 \pm a^2}\right| + C$

(7) $\int \dfrac{\mathrm{d}x}{\sin x} = \int \csc x \mathrm{d}x = \ln\left|\tan\dfrac{x}{2}\right| + C$

（8）$\int \dfrac{\mathrm{d}x}{\cos x} = \int \sec x \mathrm{d}x = \ln|\sec x + \tan x| + C$

由于积分运算是微分运算的逆运算，因此积分的计算比导数的计算来得灵活、复杂、技巧性强，需要多做练习才能掌握. 而且，也不是所有的初等函数的积分都可以求出来，如下列不定积分：

$$\int \sin x^2 \mathrm{d}x ; \quad \int \dfrac{\sin x}{x} \mathrm{d}x ; \quad \int \mathrm{e}^{-x^2} \mathrm{d}x ; \quad \int \dfrac{\mathrm{d}x}{\sqrt{1 + x^3}} ; \quad \int \sqrt{1 - R\sin^2 x} \mathrm{d}x ; \quad \int \dfrac{\mathrm{d}x}{\ln x}$$

虽然积分都是存在的，但却求不出来，其原因是原函数不能用初等函数表达. 由此看出，初等函数的导数仍是初等函数，但初等函数的不定积分却不一定是初等函数，可以超出初等函数的范围.

习 题 4

1. 验证 $y = 2\ln x$ 与 $y = \ln(3x^2)$ 是同一函数的原函数.

2. 用直接积分法求不定积分.

① $\int \sqrt[n]{x^m} \mathrm{d}x$，（$m$、$n$ 为正整数）；

② $\int \dfrac{5}{\sqrt{1 - x^2}} \mathrm{d}x$；

③ $\int \dfrac{x^3 - 3x^2 + 2x + 4}{x^2} \mathrm{d}x$；

④ $\int x(4x^3 - 4x - 1) \mathrm{d}x$；

⑤ $\int (x^{1/2} - x^{-1/2})^2 \mathrm{d}x$；

⑥ $\int \dfrac{\sqrt{x} - x^3 \mathrm{e}^x + 5x^2}{x^3} \mathrm{d}x$；

⑦ $\int \dfrac{x + 5}{\sqrt{x}} \mathrm{d}x$；

⑧ $\int (\cos x - a^x + \csc^2 x) \mathrm{d}x$；

⑨ $\int (\sqrt{x} + 1)(\sqrt{x^3} - 1) \mathrm{d}x$；

⑩ $\int \left(\sec^2 x + \dfrac{2}{1 + x^2} + \sin x\right) \mathrm{d}x$.

3. 用直接积分法求不定积分.

① $\int \cot^2 t \mathrm{d}t$；

② $\int \dfrac{1 + x + x^2}{x(1 + x^2)} \mathrm{d}x$；

③ $\int \dfrac{\sqrt{1 + x^2}}{\sqrt{1 - x^4}} \mathrm{d}x$；

④ $\int (2^x + 2 \cdot 3^x)^2 \mathrm{d}x$；

⑤ $\int \dfrac{\tan^3 x + \tan^2 x - \tan x - 1}{\tan x + 1} \mathrm{d}x$；

⑥ $\int \dfrac{x^3 + 1}{x + 1} \mathrm{d}x$；

⑦ $\int \dfrac{\cos 2x}{\cos x - \sin x} \mathrm{d}x$；

⑧ $\int \dfrac{\cos 2x}{\sin^2 x} \mathrm{d}x$.

4. 用凑微分法求不定积分.

① $\int \cos 2t \mathrm{d}t$；

② $\int (1 + x)^6 \mathrm{d}x$；

③ $\int \dfrac{1}{\sqrt{2x - 1}} \mathrm{d}x$；

④ $\int \dfrac{1}{1 - x} \mathrm{d}x$；

⑤ $\int x\sqrt{1 + x^2} \mathrm{d}x$；

⑥ $\int \dfrac{x \mathrm{d}x}{(2x^2 - 3)^{10}}$；

⑦ $\int (\ln x)^3 \dfrac{\mathrm{d}x}{x}$；

⑧ $\int x \mathrm{e}^{x^2} \mathrm{d}x$；

⑨ $\int e^{\theta} cose^{\theta} d\theta$;

⑩ $\int \dfrac{\sin x \, dx}{\cos^3 x}$;

⑪ $\int \dfrac{dx}{x^2 - 6x + 5}$;

⑫ $\int \dfrac{3x - 1}{x^2 + 9} dx$;

⑬ $\int \dfrac{dx}{\sqrt{6x - 9x^2}}$;

⑭ $\int \dfrac{3x^3 - 4x + 1}{x^2 - 2} dx$.

5. 用变量替换法求不定积分.

① $\int \dfrac{dx}{\sqrt{x}\,(1 + x)}$;

② $\int \dfrac{\sin\sqrt{x}\, dx}{\sqrt{x}}$;

③ $\int \dfrac{x\, dx}{3\sqrt{1 - x}}$;

④ $\int \dfrac{dx}{(1 - x^2)^{3/2}}$;

⑤ $\int \dfrac{x^2}{\sqrt{a^2 - x^2}} dx$;

⑥ $\int \dfrac{dx}{(x^2 + a^2)^{3/2}}$;

⑦ $\int \dfrac{\sqrt{x^2 - 9}}{x} dx$;

⑧ $\int \dfrac{x^4}{(1 - x^2)^{3/2}} dx$;

⑨ $\int \dfrac{x^3 \, dx}{(1 + x^2)^{3/2}}$;

⑩ $\int x^3 (1 + x^2)^{1/2} dx$.

6. 用分部积分法求下列不定积分.

① $\int \arccos x \, dx$;

② $\int \dfrac{x\, dx}{\cos^2 x}$;

③ $\int x \sin 2x \, dx$;

④ $\int x e^{-x} dx$;

⑤ $\int x^5 \ln x \, dx$;

⑥ $\int \ln^2 x \, dx$;

⑦ $\int x^2 \sin x \, dx$;

⑧ $\int \sin(\ln x) \, dx$.

7. 求下列不定积分.

① $\int \sin^5 x \, dx$;

② $\int \dfrac{e^x - e^{-x}}{e^x + e^{-x}} dx$;

③ $\int \dfrac{\sqrt{x^2 + 4}}{x} dx$;

④ $\int x \arcsin \dfrac{x}{2} dx$;

⑤ $\int \dfrac{dx}{\sqrt{1 - 2x - x^2}}$;

⑥ $\int \dfrac{x + 5}{x^2 - 2x - 1} dx$.

5 定积分及其应用

在实践中,常常需要计算这样一些量:由曲线围成图形的面积、不规则几何体的体积、物体在变力作用下移动所做的功、密度不均匀物体的质量等.本章将讨论积分学的第二类问题,就是求一种特定和式的极限问题,即定积分.首先从数学和物理的具体问题引出定积分的概念,再介绍定积分的性质、计算方法和一些实际应用.

5.1 定积分的概念

5.1.1 两个实际问题

例1 求曲边梯形的面积.

曲边梯形:是由直线 $x=a$、$x=b$、$y=0$ 及连续曲线 $y=f(x)$,$a \leqslant x \leqslant b$,(假定 $f(x)>0$)围成的图形,如图 5-1 所示.

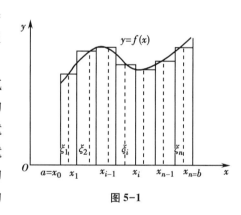

图 5-1

为求得曲边梯形的面积,可以先将曲边梯形分割成许多小曲边梯形,每个小曲边梯形的面积可以用相应的小矩形面积近似代替.把这些小矩形的面积累加起来,就得到曲边梯形面积的近似值.分割的越细,面积近似值就会越接近曲边梯形的面积值.类似于公元三世纪刘徽的"割圆术",当分割为无限时,面积的近似值将会无限的接近曲边梯形的面积.

具体的可归结为如下四步:

分割 用分点 $a=x_0<x_1<x_2<\cdots<x_{i-1}<x_i<\cdots<x_{n-1}<x_n=b$ 把区间 $[a,b]$ 分为 n 个小区 Δx_1、Δx_2、$\cdots$、Δx_n,并用它们表示各小区间的长度 $\Delta x_i=x_i-x_{i-1}(i=1,2,\cdots,n)$,过各小区间的端点,作 x 轴的垂线,把整个曲边梯形分为 n 个小的曲边梯形,小曲边梯形的面积用 ΔA_1、ΔA_2、$\cdots$、ΔA_n 表示.

近似代替 在小区间 $\Delta x_i(i=1,2,\cdots,n)$ 上任取一点 ξ_i,以 Δx_i 为底 $f(\xi_i)$ 为高的小矩形近似代替小曲边梯形,得到第 i 个小曲边梯形面积的近似值

$$\Delta A_i \approx f(\xi_i)\Delta x_i$$

求和 把整个曲边梯形的面积 A 用 n 个小矩形面积之和近似代替,得到

$$A \approx \sum_{i=1}^{n} f(\xi_i)\Delta x_i$$

取极限 记小区间中长度最大者为 $\lambda = \max\{\Delta x_i \mid i = 1, 2, \ldots, n\}$. 若 $\lambda \to 0$ 时和式的极限存在,则曲边梯形面积为

$$A = \lim_{\lambda \to 0} \sum_{i=1}^{n} f(\xi_i) \Delta x_i$$

例 2 求变速直线运动的路程.

解 设物体作变速直线运动,速度为 $v(t)$,物体从时刻 $t = a$ 到时刻 $t = b$ 的路程为 s.

用"分割、近似代替、求和、取极限"的方法计算.

分割 把时间闭区间 $[a, b]$ 任分为 n 个小的时间区间 Δt_1、Δt_2、$\cdots$、Δt_n,$\Delta t_i = t_i - t_{i-1}$ $(i = 1, 2, \cdots, n)$.物体在 n 个小的时间区间的相应路程为

$$\Delta s_1 、 \Delta s_2 、 \cdots 、 \Delta s_n$$

近似代替 在小时间区间 Δt_i $(i = 1, 2, \cdots, n)$ 内任取一点 ξ_i,并以匀速近似代替变速,得到

$$\Delta s_i \approx v(\xi_i) \Delta t_i$$

求和 整个时间区间上的路程用 n 个小区间路程之和计算,得到

$$s \approx \sum_{i=1}^{n} v(\xi_i) \Delta t_i$$

取极限 记小区间中长度最大者为 $\lambda = \max\{\Delta t_i \mid i = 1, 2, \ldots, n\}$.若 $\lambda \to 0$ 时和式的极限存在,则整个时间区间上的路程为

$$s = \lim_{\lambda \to 0} \sum_{i=1}^{n} v(\xi_i) \Delta t_i$$

5.1.2 定积分的概念

以上的实际问题,尽管它们在表面上、形式上来看是各不相关、各不相同的,但是在解决问题的思路上及数量关系上却有共同的本质.都归结成计算一个特定和式的极限.类似的实际问题还有许多,为此我们抽象出它们数量上的共性关系,引出定积分的定义.

定义 设函数 $f(x)$ 在区间 $[a, b]$ 上有界,把 $[a, b]$ 任分为小区间 Δx_1、Δx_2、$\cdots$、Δx_n,在小区间 $\Delta x_i (i = 1, 2, \cdots, n)$ 上任取点 x_i,记小区间中长度最大者为 $\lambda = \max\{\Delta x_i \mid i = 1, 2, \ldots, n\}$.若 $\lambda \to 0$ 时,和式极限 $\lim\limits_{\lambda \to 0} \sum\limits_{i=1}^{n} f(x_i) \Delta x_i$ 为常数且与区间 $[a, b]$ 的分法及点 x_i 取法无关,则称函数 $f(x)$ 在 $[a, b]$ **区间上可积**,此和式极限为 $f(x)$ 在 $[a, b]$ 上的**定积分**,记为

$$\int_a^b f(x) \, \mathrm{d}x = \lim_{\lambda \to 0} \sum_{i=1}^{n} f(x_i) \Delta x_i$$

其中 $f(x)$ 称为**被积函数**,$f(x) \mathrm{d}x$ 称为**被积表达式**,x 称为**积分变量**,区间 $[a, b]$ 称为**积分区间**,a、b 分别称为**积分下限**、**上限**.

定积分存在的必要条件是:若 $f(x)$ 在闭区间 $[a, b]$ 上可积,则 $f(x)$ 在 $[a, b]$ 上有界.

定积分存在的充分条件是:若 $f(x)$ 在闭区间 $[a, b]$ 上连续,则 $f(x)$ 在 $[a, b]$ 上可积.

由定义可知,定积分是一个确定常数,它只与被积函数、积分区间有关,与积分变量的记号无关,因而

$$\frac{\mathrm{d}}{\mathrm{d}x}\left[\int_a^b f(x) \, \mathrm{d}x\right] = 0, \quad \int_a^b f(t) \, \mathrm{d}t = \int_a^b f(x) \, \mathrm{d}x$$

由此定义还可知,定积分与小区间的分法及 x_i 的取法无关.因此常用等分的方法,并取小区间端点作 x_i.

由例 1 可知,当 $y \geqslant 0$ 时,定积分的几何意义是由 $y=f(x)$,$y=0$ 及 $x=a$,$x=b(a<b)$ 围成的曲边梯形的面积,即

$$A = \int_a^b f(x) \,\mathrm{d}x$$

当 $y \leqslant 0$ 时,定积分的值为面积的负数;

当 $f(x)$ 在 $[a,b]$ 上有正有负时,定积分的值是 x 轴上方与下方曲边梯形面积之差.

由例 2 可知,其物理意义是速度为 $v(t)$ 的物体在时间区间 $[a,b]$ 上的运动路程,即

$$s = \int_a^b v(t) \,\mathrm{d}t.$$

例 3 计算 $y=x^2$、$y=0$、$x=1$ 围成的曲边三角形的面积.

解 由于 $y=x^2$ 在 $[0,1]$ 上连续,故可积.这是一个曲边三角形,为方便计算可将其底边 $[0,1]$ 区间 n 等分,分点为 $x_i = \dfrac{i}{n}(i=1,\cdots,n-1)$,每个小区间的长度为 $\Delta x_i = \dfrac{1}{n}$,取小区间的右端点 $\xi_i = \dfrac{i}{n}$ $(i=1,\cdots,n)$ 的函数值为高,计算 n 个小矩形面积之和得

$$
\begin{aligned}
S_n &= \left(\frac{1}{n}\right)^2 \cdot \frac{1}{n} + \left(\frac{2}{n}\right)^2 \cdot \frac{1}{n} + \cdots + \left(\frac{n}{n}\right)^2 \cdot \frac{1}{n} \\
&= \frac{1}{n^3}(1^2 + 2^2 + 3^2 + \cdots + n^2) \\
&= \frac{1}{6n^3}n(n+1)(2n+1) \qquad \text{(用数学归纳法可以证明)}
\end{aligned}
$$

得到曲边三角形面积的近似值,取极限得出面积的精确值

$$
\begin{aligned}
\int_0^1 x^2 \,\mathrm{d}x &= \lim_{n\to\infty} S_n = \lim_{n\to\infty} \frac{1}{6n^3}n(n+1)(2n+1) \\
&= \lim_{n\to\infty} \frac{1}{6} \frac{n}{n}\left(1+\frac{1}{n}\right)\left(2+\frac{1}{n}\right) = \frac{1}{3}
\end{aligned}
$$

5.2 定积分的简单性质

为以后计算及应用方便起见,我们先对定积分做以下两点补充规定:

(1) $\displaystyle\int_a^a f(x) \,\mathrm{d}x = 0$

(2) $\displaystyle\int_b^a f(x) \,\mathrm{d}x = -\int_a^b f(x) \,\mathrm{d}x$

由上式可知,交换定积分的上限、下限,定积分的绝对值不变符号相反.

下面我们讨论定积分的性质.假设 $f(x)$、$g(x)$ 在区间 $[a,b]$ 上可积,k 为常数.利用定义可证明定积分的如下性质.

性质 1 常数因子 k 可提到积分号外.

$$\int_a^b kf(x) \,\mathrm{d}x = k\int_a^b f(x) \,\mathrm{d}x$$

证 $\displaystyle\int_a^b kf(x) \,\mathrm{d}x = \lim_{\lambda\to 0}\sum_{i=1}^n kf(x_i)\Delta x_i = k\lim_{\lambda\to 0}\sum_{i=1}^n f(x_i)\Delta x_i = k\int_a^b f(x) \,\mathrm{d}x$

性质 2 函数代数和的积分等于它们积分的代数和.

$$\int_a^b \left[f(x) \pm g(x) \right] \mathrm{d}x = \int_a^b f(x) \mathrm{d}x \pm \int_a^b g(x) \mathrm{d}x$$

证 $\displaystyle\int_a^b \left[f(x) \pm g(x) \right] \mathrm{d}x = \lim_{\lambda \to 0} \sum_{i=1}^n \left[f(x_i) \pm g(x_i) \right] \Delta x_i$

$$= \lim_{\lambda \to 0} \sum_{i=1}^n f(x_i) \Delta x_i \pm \lim_{\lambda \to 0} \sum_{i=1}^n g(x_i) \Delta x_i = \int_a^b f(x) \mathrm{d}x \pm \int_a^b g(x) \mathrm{d}x$$

性质 3 设 $a < c < b$，则

$$\int_a^b f(x) \mathrm{d}x = \int_a^c f(x) \mathrm{d}x + \int_c^b f(x) \mathrm{d}x$$

证 因为函数 $f(x)$ 在区间 $[a,b]$ 上可积，所以无论把 $[a,b]$ 怎样划分，积分和的极限总是不变的.所以 c 可以看成是划分区间上的一个分点，有

$$\sum_{[a,b]} f(x_i) \Delta x_i = \sum_{[a,c]} f(x_i) \Delta x_i + \sum_{[c,b]} f(x_i) \Delta x_i$$

在区间 $[a,b]$ 上 $\lambda \to 0$ 时，在区间 $[a,c]$ 和 $[c,b]$ 也有同样情况.故此

$$\int_a^b f(x) \mathrm{d}x = \int_a^c f(x) \mathrm{d}x + \int_c^b f(x) \mathrm{d}x$$

对性质 3，可积区间中任意位置的 a、b、c 三点，即使 c 在 $[a,b]$ 外，也有同样结论.

性质 4 $f(x) = k$，则

$$\int_a^b k \mathrm{d}x = k(b-a)$$

特别地，当 $k=1$ 时，$\displaystyle\int_a^b \mathrm{d}x = b-a$.

这个性质的证明请读者自己完成.

性质 5 若 $f(x) \leqslant g(x)$，则 $f(x)$ 的积分不大于 $g(x)$ 的积分，即

$$\int_a^b f(x) \mathrm{d}x \leqslant \int_a^b g(x) \mathrm{d}x$$

证 因为 $f(x) \leqslant g(x)$，所以 $f(x_i) \leqslant g(x_i)$. 又由于 $\Delta x_i > 0$，故

$$f(x_i) \Delta x_i \leqslant g(x_i) \Delta x_i \quad (i=1,2,\cdots,n)$$

从而有 $\displaystyle\sum_{i=1}^n f(x_i) \Delta x_i \leqslant \sum_{i=1}^n g(x_i) \Delta x_i, \lim_{\lambda \to 0} \sum_{i=1}^n f(x_i) \Delta x_i \leqslant \lim_{\lambda \to 0} \sum_{i=1}^n g(x_i) \Delta x_i$，即

$$\int_a^b f(x) \mathrm{d}x \leqslant \int_a^b g(x) \mathrm{d}x$$

性质 6 若函数 $f(x)$ 在区间 $[a,b]$ 上的最大值与最小值分别为 M、m，则

$$m(b-a) \leqslant \int_a^b f(x) \mathrm{d}x \leqslant M(b-a)$$

证 由 $m \leqslant f(x) \leqslant M$，从性质 5 可得

$$m(b-a) = \int_a^b m \mathrm{d}x \leqslant \int_a^b f(x) \mathrm{d}x \leqslant \int_a^b M \mathrm{d}x = M(b-a)$$

上式的几何意义：曲边梯形面积介于以 $(b-a)$ 为底、m 为高的矩形面积与以 $(b-a)$ 为底、M 为高的矩形面积之间.

性质 7（积分中值定理） 若 $f(x)$ 在 $[a,b]$ 上连续，则至少 $\exists \xi \in [a,b]$，使

$$\int_a^b f(x) \mathrm{d}x = f(\xi)(b-a)$$

证 $f(x)$ 在 $[a,b]$ 上连续，在 $[a,b]$ 上必有最大值 M、最小值 m，由性质 6 得到

$$m(b-a) \leqslant \int_a^b f(x)\,dx \leqslant M(b-a)$$

$$m \leqslant \frac{1}{b-a}\int_a^b f(x)\,dx \leqslant M$$

根据连续函数介值定理如图 5-2 所示,$\exists \xi \in [a,b]$,使得

$$f(\xi) = \frac{1}{b-a}\int_a^b f(x)\,dx$$

积分中值定理的几何意义:曲边梯形面积与以 $(b-a)$ 为底、$f(\xi)$ 为高的矩形的面积相等,且把这个矩形的高 $f(\xi)$ 称为**连续函数 $f(x)$ 在 $[a,b]$ 上的平均值 $\bar{y}$.** 即

$$\bar{y} = f(\xi) = \frac{1}{b-a}\int_a^b f(x)\,dx$$

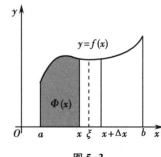

图 5-2

例 1 判断定积分 $\int_0^{\frac{\pi}{2}} \sin^6 x\,dx$ 与 $\int_0^{\frac{\pi}{2}} \sin^4 x\,dx$ 的大小.

解 在积分区间 $\left[0,\frac{\pi}{2}\right]$ 上,$0 \leqslant \sin x \leqslant 1$,从而有 $\sin^6 x \leqslant \sin^4 x$,由性质 4 得到

$$\int_0^{\frac{\pi}{2}} \sin^6 x\,dx \leqslant \int_0^{\frac{\pi}{2}} \sin^4 x\,dx$$

例 2 求证不等式 $6 \leqslant \int_1^4 (x^2+1)\,dx \leqslant 51$.

证 x^2+1 在 $[1,4]$ 上的最大值、最小值分别为 2、17,由性质 6 得到

$$6 = 2(4-1) \leqslant \int_1^4 (x^2+1)\,dx \leqslant 17(4-1) = 51$$

5.3 定积分的计算

根据定积分定义计算定积分显然很麻烦,有时也很困难.本节将揭示定积分与不定积分的关系,引出定积分的一般计算方法.

5.3.1 牛顿-莱布尼茨公式

由定积分的定义,它是一个确定的数,其值只与被积函数 $f(x)$、积分区间 $[a,b]$(积分上限、下限)有关,现固定被积函数与积分下限,则定积分就只与积分上限有关,令上限为 x,定积分就是积分上限 x 的函数,如图 5-3 所示.记为

$$\Phi(x) = \int_a^x f(t)\,dt \quad (a \leqslant x \leqslant b)$$

通常称为**积分上限函数**.

定理 1 若函数 $f(x)$ 在区间 $[a,b]$ 上连续,$x \in [a,b]$,则积分上限函数 $\Phi(x)$ 在 $[a,b]$ 上可导,且导数 $\Phi'(x) = f(x)$.

证 对 $\forall x \in [a,b]$,x 取改变量 Δx 时,函数 $\Phi(x)$ 在 $[x, x+\Delta x]$ 的改变量为

$$\Delta \Phi = \Phi(x+\Delta x) - \Phi(x) = \int_a^{x+\Delta x} f(t)\,dt - \int_a^x f(t)\,dt = \int_x^{x+\Delta x} f(t)\,dt$$

图 5-3

由积分中值定理得 $\displaystyle\int_{x}^{x+\Delta x}f(t)\,\mathrm{d}t=f(\xi)\Delta x,(x\leqslant\xi\leqslant x+\Delta x)$

从而有 $\displaystyle\lim_{\Delta x\to0}\frac{\Delta\Phi}{\Delta x}=\lim_{\xi\to x}f(\xi)=f(x)$

故

$$\Phi'(x)=f(x)$$

由定理 1 可知,只要 $f(x)$ 连续,$f(x)$ 的原函数总是存在的,积分上限函数 $\Phi(x)$ 就是 $f(x)$ 的一个原函数.因此,定理 1 也称为**原函数存在定理**.

定理 2 若 $F(x)$ 为连续函数 $f(x)$ 在 $[a,b]$ 上的任一个原函数,则

$$\int_{a}^{b}f(x)\,\mathrm{d}x=F(b)-F(a).$$

证 设 $F(x)$、$\Phi(x)$ 都是 $f(x)$ 的原函数,得 $\Phi(x)=F(x)+C$,从而有

$$\begin{cases}\Phi(a)=F(a)+C\\\Phi(b)=F(b)+C\end{cases}$$

后式减前式,注意到 $\Phi(a)=\displaystyle\int_{a}^{a}f(x)\,\mathrm{d}x=0,\Phi(b)=\displaystyle\int_{a}^{b}f(x)\,\mathrm{d}x$,解得

$$\int_{a}^{b}f(x)\,\mathrm{d}x=F(b)-F(a)$$

定理 2 表明:连续函数的定积分,等于其任一原函数在积分区间上的改变量(任一原函数上限处的函数值减去下限处的函数值).这个定理,揭示了定积分与不定积分之间的联系,把定积分计算由求和式极限简化成求原函数的函数值,称为**微积分基本定理**.

定理 2 的结论,也称为**牛顿(Newton)–莱布尼兹(Leibniz)公式**,简称**牛–莱公式**.结论中,原函数的改变量可记作 $F(b)-F(a)=\left[F(x)\right]_{a}^{b}=F(x)\big|_{a}^{b}$,于是牛–莱公式可以记为

$$\int_{a}^{b}f(x)\,\mathrm{d}x=\left[F(x)\right]_{a}^{b}=F(x)\big|_{a}^{b}=F(b)-F(a)$$

例 1 求 $\displaystyle\int_{0}^{1}x^2\,\mathrm{d}x$.

解 先视为不定积分求原函数,再把上限、下限代入原函数求改变量,得到

$$\int_{0}^{1}x^2\,\mathrm{d}x=\frac{1}{3}x^3\big|_{0}^{1}=\frac{1}{3}(1-0)=\frac{1}{3}$$

此题与 5.1.2 例 3 的结果是一样的,但使用牛–莱公式大大简化了定积分的计算.

例 2 求 $\displaystyle\int_{0}^{\pi}(e^{2x}-\sin3x)\,\mathrm{d}x$.

解 先视为不定积分进行凑微分,代入上限、下限时注意符号,得到

$$\int_{0}^{\pi}(e^{2x}-\sin3x)\,\mathrm{d}x=\frac{1}{2}\int_{0}^{\pi}e^{2x}\mathrm{d}(2x)-\frac{1}{3}\int_{0}^{\pi}\sin3x\mathrm{d}(3x)=\frac{1}{2}\left[e^{2x}\right]_{0}^{\pi}+\frac{1}{3}\left[\cos3x\right]_{0}^{\pi}$$

$$=\frac{1}{2}e^{2\pi}-\frac{7}{6}$$

例 3 检查运算 $\displaystyle\int_{-1}^{1}\frac{1}{x^2}\mathrm{d}x=-\frac{1}{x}\bigg|_{-1}^{1}=-2$ 是否正确.

解 不正确.被积函数在积分区间 $[-1,1]$ 上不连续,不能使用牛–莱公式.更进一步分析,被积函数在 $x=0$ 处无界,在区间 $[-1,1]$ 上不可积.

5.3.2 定积分的换元法和分部积分法

用微积分基本定理计算定积分,是定积分计算的基本方法.但是,也有很多时候求原函数比较复杂,进而计算定积分时书写上较为烦琐.为了解决这一问题,下面将给出定积分计算的换元法、分部积分法.

定理 3 若函数 $f(x)$ 在区间 $[a,b]$ 上连续,函数 $x=\varphi(t)$ 满足条件:

(1) $\varphi(\alpha)=a,\varphi(\beta)=b$;

(2) $x=\varphi(t)$ 在 $[\alpha,\beta]$ 上单值且具有连续导数,则有

$$\int_a^b f(x)\,\mathrm{d}x = \int_\alpha^\beta f[\varphi(t)]\varphi'(t)\,\mathrm{d}t$$

称为**定积分换元公式**.

证 设 $F(x)$ 是 $f(x)$ 的一个原函数,由微积分基本定理有

$$\int_a^b f(x)\,\mathrm{d}x = F(b)-F(a)$$

设 $x=\varphi(t)$,由复合函数求导法则可知 $F[\varphi(t)]$ 是 $f[\varphi(t)]\varphi'(t)$ 的原函数,从而又有

$$\int_\alpha^\beta f[\varphi(t)]\varphi'(t)\,\mathrm{d}t = F[\varphi(\beta)]-F[\varphi(\alpha)] = F(b)-F(a)$$

两式比较得到

$$\int_a^b f(x)\,\mathrm{d}x = \int_\alpha^\beta f[\varphi(t)]\varphi'(t)\,\mathrm{d}t$$

定理 3 的结论也可以写为

$$\int_a^b f(x)\,\mathrm{d}x = \int_\alpha^\beta f[\varphi(t)]\,\mathrm{d}[\varphi(t)]$$

这表明,被积函数为 $f(x)$ 的定积分,可令 $x=\varphi(t)$ 换元,把被积函数 $f(x)$ 换为 $f[\varphi(t)]$,微分 $\mathrm{d}x$ 换为 $\mathrm{d}[\varphi(t)]$,下、上限 a、b 换为新的 α、β.即在使用定积分的换元法时,不仅被积表达式要变化,积分上限、下限也要做相应变化.

例 4 求 $\int_0^a \sqrt{a^2-x^2}\,\mathrm{d}x$.

解 作三角变换,令 $x=a\sin t$ $\left(0 \leq t \leq \dfrac{\pi}{2}\right)$,在 $x=0$ 时 $t=0$,$x=a$ 时 $t=\dfrac{\pi}{2}$,得到

$$\int_0^a \sqrt{a^2-x^2}\,\mathrm{d}x = \int_0^{\frac{\pi}{2}} \sqrt{a^2-a^2\sin^2 t}\,\mathrm{d}(a\sin t) = a^2 \int_0^{\frac{\pi}{2}} \cos^2 t\,\mathrm{d}t$$

$$= a^2 \int_0^{\frac{\pi}{2}} \frac{1+\cos 2t}{2}\,\mathrm{d}t = a^2 \left[\frac{t}{2}+\frac{1}{4}\sin 2t\right]_0^{\frac{\pi}{2}} = \frac{\pi a^2}{4}$$

根据定积分的几何意义,$\sqrt{a^2-x^2}$ 在 $[0,a]$ 上的定积分,表示圆 $x^2+y^2=a^2$ 在第一象限的面积,其值当然为圆面积的四分之一.这个结论可以用来简化一些定积分的计算.

例 5 求 $\int_0^4 \dfrac{\mathrm{d}x}{1+\sqrt{x}}$.

解 作升幂变换,令 $t=\sqrt{x}$,则 $x=t^2$,在 $x=0$ 时 $t=0$,$x=4$ 时 $t=2$,得到

$$\int_0^4 \frac{\mathrm{d}x}{1+\sqrt{x}} = \int_0^2 \frac{\mathrm{d}(t^2)}{1+t} = 2\int_0^2 \frac{t\,\mathrm{d}t}{1+t}$$

$$= 2\int_0^2 \left(1-\frac{1}{1+t}\right)\mathrm{d}t = 2\left[t-\ln|1+t|\right]_0^2 = 4-2\ln 3$$

定理 4　若函数 $u(x)$、$v(x)$ 在区间 $[a,b]$ 上有连续导数,则有定积分的分部积分公式

$$\int_a^b u(x)\,\mathrm{d}v(x)=\left[\,u(x)v(x)\,\right]_a^b-\int_a^b v(x)\,\mathrm{d}u(x)$$

证　设 $u=u(x),v=v(x)$,由两个函数乘积的微分公式 $\mathrm{d}(uv)=v\mathrm{d}u+u\mathrm{d}v$,移项得到

$$u\mathrm{d}v=\mathrm{d}(uv)-v\mathrm{d}u$$

等式两边求 $[a,b]$ 上的定积分,得到

$$\int_a^b u\mathrm{d}v=\left[\,uv\,\right]_a^b-\int_a^b v\mathrm{d}u$$

例 6　计算定积分 $\int_0^\pi x^2\sin\dfrac{x}{2}\mathrm{d}x$.

解
$$\int_0^\pi x^2\sin\frac{x}{2}\mathrm{d}x=-2\int_0^\pi x^2\mathrm{d}\left(\cos\frac{x}{2}\right)=\left[-2x^2\cos\frac{x}{2}\right]_0^\pi+2\int_0^\pi \cos\frac{x}{2}\mathrm{d}(x^2)$$

$$=4\int_0^\pi x\cos\frac{x}{2}\mathrm{d}x=8\int_0^\pi x\mathrm{d}\left(\sin\frac{x}{2}\right)$$

$$=\left[8x\sin\frac{x}{2}\right]_0^\pi-8\int_0^\pi \sin\frac{x}{2}\mathrm{d}x$$

$$=8\pi+16\left[\cos\frac{x}{2}\right]_0^\pi=8\pi-16$$

例 7　药物从患者的汗液和尿液中排出,排泄速率为时间 t 的函数 $r(t)=t\mathrm{e}^{-kt}$,其中 k 是常数.求在时间间隔 $[0,T]$ 内排出药量 D.

解　在时间间隔 $[0,T]$ 内排出药量 D 为排泄速率的定积分,计算得到

$$D=\int_0^T r(t)\,\mathrm{d}t=\int_0^T t\mathrm{e}^{-kt}\mathrm{d}t=-\frac{1}{k}\left(t\mathrm{e}^{-kt}\Big|_0^T-\int_0^T \mathrm{e}^{-kt}\mathrm{d}t\right)=-\frac{T}{k}\mathrm{e}^{-kT}-\frac{1}{k^2}\mathrm{e}^{-kt}\Big|_0^T$$

$$=\frac{1}{k^2}-\mathrm{e}^{-kT}\left(\frac{T}{k}+\frac{1}{k^2}\right)$$

例 8　设 $f(x)$ 为 $[-a,a]$ 上连续的偶函数,求证 $\int_{-a}^a f(x)\,\mathrm{d}x=2\int_0^a f(x)\,\mathrm{d}x$.

证明　令 $x=-t$,则

$$\int_{-a}^0 f(x)\,\mathrm{d}x=\int_a^0 f(-t)\,\mathrm{d}(-t)=-\int_a^0 f(t)\,\mathrm{d}t=\int_0^a f(t)\,\mathrm{d}t=\int_0^a f(x)\,\mathrm{d}x$$

$$\int_{-a}^a f(x)\,\mathrm{d}x=\int_{-a}^0 f(x)\,\mathrm{d}x+\int_0^a f(x)\,\mathrm{d}x=2\int_0^a f(x)\,\mathrm{d}x$$

类似可证,如果 $f(x)$ 是连续的奇函数,则 $\int_{-a}^a f(x)\,\mathrm{d}x=0$.

例 9　求 $\int_{-1}^1 x\arcsin x\mathrm{d}x$.

解
$$\int_{-1}^1 x\arcsin x\mathrm{d}x=2\int_0^1 x\arcsin x\mathrm{d}x=\int_0^1 \arcsin x\mathrm{d}(x^2)$$

$$=\left[x^2\arcsin x\right]_0^1-\int_0^1 x^2\mathrm{d}(\arcsin x)$$

$$=\frac{\pi}{2}-\int_0^1 \frac{x^2}{\sqrt{1-x^2}}\mathrm{d}x=\frac{\pi}{2}-\int_0^{\frac{\pi}{2}}\frac{\sin^2 t}{\sqrt{1-\sin^2 t}}\mathrm{d}(\sin t)=\frac{\pi}{2}-\int_0^{\frac{\pi}{2}}\sin^2 t\mathrm{d}t$$

$$=\frac{\pi}{2}-\int_0^{\frac{\pi}{2}}\frac{1-\cos 2t}{2}\mathrm{d}t=\frac{\pi}{2}-\left[\frac{t}{2}-\frac{\sin 2t}{4}\right]_0^{\frac{\pi}{2}}=\frac{\pi}{2}-\frac{\pi}{4}=\frac{\pi}{4}$$

5.4 定积分的应用

微积分基本定理

$$\int_a^b f(x)\,dx = F(x)\big|_a^b = \int_a^b d[F(x)]$$

表明连续函数 $f(x)$ 的定积分,其本质是原函数微分的定积分,可简述为"微分的积累".

在实际问题中,若直接建立函数的定积分很困难,则可以先找出原函数的微分,再进行积累.这种方法,通常称为**微元法**,是用微积分建立数学模型的一个强有力工具.

微元法基本步骤可分为两步,即

(1) 在区间 $[a,b]$ 中的任一小区间 $[x,x+dx]$ 上,以均匀变化近似代替非均匀变化,列出所求量 A 的微元,即

$$dA = f(x)\,dx$$

(2) 在区间 $[a,b]$ 上对 $dA = f(x)\,dx$ 积分,则所求量为

$$A = \int_a^b f(x)\,dx$$

5.4.1 平面图形的面积

1. 直角坐标系中平面图形的面积

两条连续曲线 $y=g(x)$、$y=h(x)$($g(x)\leqslant h(x)$)及两条直线 $x=a$、$x=b$($a<b$)围成的平面图形,称为 x-**型区域**.

x-型区域如图 5-4 所示.可用不等式表示为

$$a\leqslant x\leqslant b,\quad g(x)\leqslant y\leqslant h(x)$$

定理 1 x-型区域 $a\leqslant x\leqslant b,g(x)\leqslant y\leqslant h(x)$ 的面积为

$$A = \int_a^b [h(x)-g(x)]\,dx$$

证 取微元 $[x,x+dx]\subset[a,b]$,微元上的小 x-型区域视为矩形,面积为

$$dA = [h(x)-g(x)]\,dx$$

故整个 x-型区域面积为

$$A = \int_a^b [h(x)-g(x)]\,dx$$

类似地,两条连续曲线 $x=i(y)$、$x=j(y)$($i(y)\leqslant j(y)$)及两条直线 $y=c$、$y=d$($c<d$)围成的平面图形,称为 y-**型区域**,如图 5-5 所示.

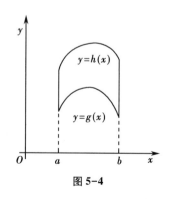

图 5-4

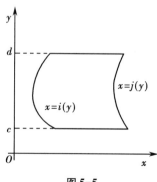

图 5-5

y-型区域可以用不等式表示为

$$c \leqslant y \leqslant d, \quad i(y) \leqslant x \leqslant j(y)$$

y-型区域的面积为

$$A = \int_c^d \left[j(y) - i(y) \right] \mathrm{d}y$$

例1 计算 $y = x^2 + 1$ 与 $y = 3 - x$ 围成的图形面积.

解 由图 5-6 可知,$y = x^2 + 1$ 与 $y = 3 - x$ 围成 x-型区域,即

$$-2 \leqslant x \leqslant 1, \quad x^2 + 1 \leqslant y \leqslant 3 - x$$

故围成的图形面积为

$$A = \int_{-2}^1 \left[(3 - x) - (x^2 + 1) \right] \mathrm{d}x = \int_{-2}^1 (2 - x - x^2) \mathrm{d}x = \left[2x - \frac{1}{2}x^2 - \frac{1}{3}x^3 \right]_{-2}^1 = \frac{9}{2}$$

例2 求 $y = 3 + 2x - x^2$、$y = 0$、$x = 1$、$x = 4$ 围成的图形面积.

解 由图 5-7 可知,围成图形可分为两个 x-型区域 $D_1 + D_2$,即

$$D_1 : 1 \leqslant x \leqslant 3, 0 \leqslant y \leqslant 3 + 2x - x^2,$$

$$D_2 : 3 \leqslant x \leqslant 4, 3 + 2x - x^2 \leqslant y \leqslant 0,$$

$$A = \int_1^3 (3 + 2x - x^2) \mathrm{d}x + \int_3^4 \left[0 - (3 + 2x - x^2) \right] \mathrm{d}x$$

$$= \left[3x + x^2 - \frac{1}{3}x^3 \right]_1^3 - \left[3x + x^2 - \frac{1}{3}x^3 \right]_3^4 = \frac{23}{3}$$

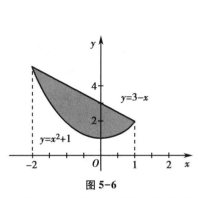

图 5-6

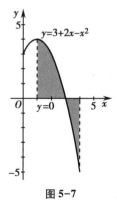

图 5-7

本例也可视为两个 y-型区域围成的图形,请读者按 y-型区域再计算一下.

例3 求椭圆 $\dfrac{x^2}{a^2} + \dfrac{y^2}{b^2} = 1$ 的面积.

解 由对称性,考虑第一象限部分,这是如图 5-8 所示 x-型区域,即

$$0 \leqslant x \leqslant a, \quad 0 \leqslant y \leqslant \frac{b}{a}\sqrt{a^2 - x^2}$$

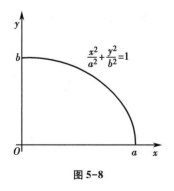

图 5-8

$$A = 4\int_0^a \frac{b}{a}\sqrt{a^2 - x^2}\,\mathrm{d}x = \frac{4b}{a}\int_0^{\frac{\pi}{2}} \sqrt{a^2 - a^2\sin^2 t}\,\mathrm{d}(a\sin t)$$

$$= 4ab\int_0^{\frac{\pi}{2}} \frac{1 + \cos 2t}{2}\mathrm{d}t = ab\left[2t + \sin 2t \right]_0^{\frac{\pi}{2}} = \pi ab$$

当 $a = b$ 时,$A = \pi a^2$ 为圆的面积.

2. 极坐标系中平面图形的面积

定理 2 在极坐标系中,曲线 $r=r(\theta)$ 与直线 $\theta=\alpha$、$\theta=\beta$ 围成的曲边扇形(图 5-9,称 θ-型区域),区域不等式为 $\alpha\leqslant\theta\leqslant\beta,0\leqslant r\leqslant r(\theta)$,则曲边扇形的面积为

$$A=\frac{1}{2}\int_\alpha^\beta r^2(\theta)\mathrm{d}\theta$$

证 取微元 $[\theta,\theta+\mathrm{d}\theta]\subset[\alpha,\beta]$,微元上的小曲边扇形视为扇形,面积为

$$\mathrm{d}A=\pi r^2\cdot\frac{\mathrm{d}\theta}{2\pi}=\frac{1}{2}r^2\mathrm{d}\theta$$

整个曲边扇形面积为区间 $[\alpha,\beta]$ 上的定积分,即

$$A=\frac{1}{2}\int_\alpha^\beta r^2(\theta)\mathrm{d}\theta$$

例 4 计算阿基米德(Archimedes)螺线 $r=a\theta(0\leqslant\theta\leqslant2\pi)$ 与极轴($\theta=0$)围成图形的面积.

解 围成图形如图 5-10 所示,区域不等式为

$$0\leqslant\theta\leqslant2\pi,0\leqslant r\leqslant a\theta$$

则围成的面积为

$$A=\frac{1}{2}\int_0^{2\pi}a^2\theta^2\mathrm{d}\theta=\frac{1}{6}a^2\theta^3\Big|_0^{2\pi}=\frac{4}{3}a^2\pi^3$$

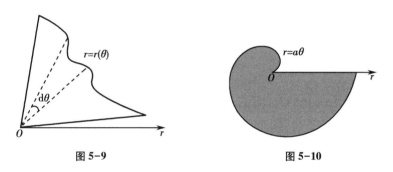

图 5-9   图 5-10

5.4.2 旋转体的体积

定理 3 曲边梯形 $a\leqslant x\leqslant b,0\leqslant y\leqslant f(x)$ 绕 x 轴旋转,生成旋转体的体积为

$$V_x=\pi\int_a^b f^2(x)\mathrm{d}x$$

证 生成的旋转体如图 5-11 所示,取微元 $[x,x+\mathrm{d}x]\subset[a,b]$,微元上的小旋转体视为圆柱体,体积为

$$\mathrm{d}V=\pi f^2(x)\mathrm{d}x$$

整个旋转体体积为

$$V_x=\pi\int_a^b f^2(x)\mathrm{d}x$$

类似的,x-型区域 $a\leqslant x\leqslant b,g(x)\leqslant y\leqslant h(x)$ 绕 x 轴旋转,生成的旋转体体积为

$$V_x=\pi\int_a^b[h^2(x)-g^2(x)]\mathrm{d}x$$

y-型区域 $c\leqslant y\leqslant d,i(y)\leqslant x\leqslant j(y)$ 绕 y 轴旋转,生成的旋转体体积为

$$V_y=\pi\int_c^d[j^2(y)-i^2(y)]\mathrm{d}y$$

例5 计算椭圆 $\dfrac{x^2}{a^2}+\dfrac{y^2}{b^2}=1$ 绕 x 轴旋转所得椭球体的体积.

解 整个椭圆或上半椭圆绕 x 轴旋转所得椭球体相同,上半椭圆如图5-12所示.

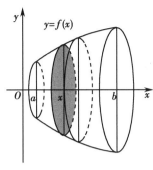

图5-11   图5-12

这是 x-型区域 $-a\leqslant x\leqslant a,0\leqslant y\leqslant b\sqrt{1-x^2/a^2}$,绕 x 轴旋转,所得体积计算为:

$$V_x=\pi\int_{-a}^{a}b^2\left(1-\frac{x^2}{a^2}\right)\mathrm{d}x=2\pi b^2\left[x-\frac{x^3}{3a^2}\right]_0^a=\frac{4}{3}\pi ab^2$$

绕 y 轴旋转所得椭球体的体积为 $\dfrac{4}{3}\pi a^2 b$,两者的体积一般情况下是不一样的.

当 $a=b$ 时,无论绕 x 轴还是绕 y 轴旋转,都生成相同的球体,体积为 $V=\dfrac{4}{3}\pi a^3$.

例6 反应罐半椭球形封头是下半椭圆绕 y 轴旋转生成,求反应罐半椭球形封头部分的药液的体积.

解 设液面高度为 $h(0<h\leqslant b)$,下半椭圆如图5-13所示,这是 y-型区域 $-b\leqslant y\leqslant -b+h$,$-a\sqrt{1-\dfrac{y^2}{b^2}}\leqslant x\leqslant a\sqrt{1-\dfrac{y^2}{b^2}}$,封头部分的药液的体积可视为这区域绕 y 轴旋转生成,计算得到

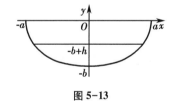

图5-13

$$V_y(h)=\pi\int_{-b}^{-b+h}a^2\left(1-\frac{y^2}{b^2}\right)\mathrm{d}y=\pi a^2\left[y-\frac{y^3}{3b^2}\right]_{-b}^{-b+h}=\frac{\pi a^2 h^2}{3b^2}(3b-h)$$

例7 设有曲线 $y=\sqrt{x-1}$,过原点作其切线,求由此曲线、切线及 ox 轴围成的平面图形绕 ox 轴旋转一周所得到的旋转体体积。

解 设切点为 $(x_0,\sqrt{x_0-1})$,已知曲线的斜率为 $\dfrac{1}{2\sqrt{x_0-1}}$,于是切线方程为

$$y-\sqrt{x_0-1}=\frac{1}{2\sqrt{x_0-1}}(x-x_0)$$

因其过原点,以 $(0,0)$ 代入可有过原点的切线方程,即 $y=\dfrac{1}{2}x$ 而切点为 $(2,1)$.

由曲线 $y=\sqrt{x-1}\,(1\leqslant x\leqslant 2)$ 绕 ox 轴旋转一周所得到的旋转体体积

$$V_1=\pi\int_1^2\left(\sqrt{x-1}\right)^2\mathrm{d}x=\frac{\pi}{2}$$

由切线 $y = \dfrac{x}{2}(0 \leqslant x \leqslant 2)$ 绕 ox 轴旋转一周所得到的旋转体体积

$$V_2 = \pi \int_0^2 \left(\frac{x}{2}\right)^2 dx = \frac{2\pi}{3}$$

因此,所求旋转体体积为

$$V = V_2 - V_1 = \frac{2\pi}{3} - \frac{\pi}{2} = \frac{\pi}{6}$$

5.4.3 变力作功

若恒力 F 使物体沿力的方向产生位移 s,则这个力作的功为 $W = Fs$.

若变力 $F(x)$ 使物体沿 x 轴从 $x = a$ 移动到 $x = b$,则可取微元 $[x, x+dx] \subset [a, b]$,微元上视变力 $F(x)$ 为恒力,功微元为 $dW = F(x)dx$,变力在 $[a, b]$ 作功为 $W = \int_a^b F(x)dx$.

例 8 把一根弹簧从原来长度拉长 s,计算拉力作的功.

解 设弹簧一端固定,另一端未变形时位置为坐标原点建立坐标系,如图 5-14 所示.由虎克(Hook)定律:在弹性限度内,拉力与弹簧伸长的长度成正比,即 $f = kx$,其中 k 为弹性系数.

取微元 $[x, x+dx] \subset [0, s]$,微元上拉力视为不变,作的功为 $dW = fdx = kxdx$,故拉力在 $[0, s]$ 作的功为

$$W = \int_0^s kxdx = \frac{1}{2}kx^2 \Big|_0^s = \frac{1}{2}ks^2$$

例 9 等温过程中,求气缸中压缩气体膨胀推动活塞从 s_1 到 s_2 作的功.

解 以气缸底部为坐标原点建立坐标系,如图 5-15 所示.设气缸横截面面积为 A,气体推动活塞的压强为 p,活塞位于 x 处时,压强与气体体积之积为定值,即

$$pV = pAx = k$$

取微元 $[x, x+dx] \subset [s_1, s_2]$,微元上气体压力视为不变,即 $f = pA$,微元上气体压力作功为 $dW = pAdx$,故气体膨胀推动活塞从 s_1 到 s_2 作的功为

$$W = \int_{s_1}^{s_2} pAdx = \int_{s_1}^{s_2} \frac{k}{x}dx = k\ln|x| \Big|_{s_1}^{s_2} = k\ln\frac{s_2}{s_1}$$

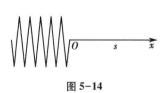

图 5-14

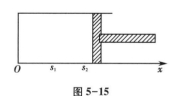

图 5-15

5.4.4 液体压力

若液体的比重为 ρ,则液体表面下深度 h 处液体的压强为 $p = \rho gh$.

例 10 在水坝中有一个高为 2m 的等腰三角形闸门,底边长 3m,平行于水面,且距水面 4m,求闸门所受的压力.

解 以等腰三角形的高为 x 轴、水面为 y 轴,建立如图 5-16 所示直角坐标系.

取微元 $[x, x+dx] \subset [4, 6]$,在微元上视压强为不变,所受压力为

$$dF = p2ydx = 2\rho gxydx$$

由两点式,建立等腰三角形的腰(第一象限)的直线方程,得到

$$y-0 = \frac{3/2-0}{4-6}(x-6),\text{即}\ y = \frac{3}{4}(6-x),$$

等腰三角形闸门所受的压力为

$$F = \frac{3}{2}\rho g\int_4^6 x(6-x)dx = \frac{3}{2}\rho g\left[3x^2 - \frac{1}{3}x^3\right]_4^6 = 14\rho g = 14g(N)$$

例 11 矩形薄板的长为 2m、宽为 1m,与水面成 30°角斜沉于水下,距水面最近的长边平行于水面位于深 1m 处,求薄板每面所受的压力.

解 竖直向下为 x 轴、水面为 y 轴,建立如图 5-17 所示的直角坐标系.距水面最近的长边 x 坐标为 1,另一长边 x 坐标为 $1+\sin30° = \frac{3}{2}$,取微元 $[x, x+dx] \subset \left[1, \frac{3}{2}\right]$,微元上压强视为不变,所受压力为

$$dF = p \cdot 2\frac{dx}{\sin 30°} = 4\rho gxdx,$$

故薄板每面所受的压力为

$$F = 4\rho g\int_1^{\frac{3}{2}} xdx = 2\rho g\left[x^2\right]_1^{\frac{3}{2}} = \frac{5}{2}\rho g = 2.5g(N)$$

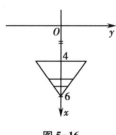

图 5-16

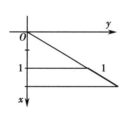

图 5-17

5.4.5 定积分在医学上的应用

例 12 先让患者禁食,以降低体内血糖浓度,然后通过注射给患者大量的糖,再测出血液中胰岛素的浓度.假定由实验测得患者的血液中胰岛素的浓度(单位/毫升)为

$$C(t) = \begin{cases} t(10-t) & (0 \le t \le 5) \\ 25e^{-k(t-5)} & (t>5) \end{cases}$$

其中 $k = \frac{\ln2}{20}$,时间 t 的单位是分钟,求血液中胰岛素在一小时内的平均浓度 $\overline{C}(t)$.

解 $\overline{C}(t) = \frac{1}{60-0}\int_0^{60} C(t)dt = \frac{1}{60}\left[\int_0^5 C(t)dt + \int_5^{60} C(t)dt\right]$

$$= \frac{1}{60}\left[\int_0^5 t(10-t)dt + \int_5^{60} 25e^{-k(t-5)}dt\right] = \frac{25}{18} + \frac{25}{3\ln2} - \frac{25\sqrt[4]{2}}{24\ln2} \approx 11.624(\text{单位/毫升})$$

例 13 心输出量是每分钟心脏输出的血量,在生理学实验中常用染料稀释法测定.把一定量的染料注入静脉,染料将随血液循环通过心脏达到肺部,再返回心脏而进入动脉系统.假定注入5mg染料后,在外周动脉连续 30 秒检测血液中染料的浓度 $C(t)$,建立为时间 t 的函数

$$C(t) = \begin{cases} 0 & (0 \leqslant t \leqslant 3 \text{ 或 } 18 < t \leqslant 30) \\ (t^3 - 40t^2 + 453t - 1026)10^{-2} & (3 < t \leqslant 18) \end{cases}$$

注入染料的量 M 与在 30 秒之内测到的平均浓度 $\overline{C}(t)$ 的比值是半分钟里心脏输出的血量,试求每分钟的心输出量 Q.

解 $\quad \overline{C}(t) = \dfrac{1}{30-0} \int_0^{30} C(t)\,\mathrm{d}t = \dfrac{1}{30} \int_3^{18} (t^3 - 40t^2 + 453t - 1026)10^{-2}\,\mathrm{d}t$

$$= \dfrac{10^{-2}}{30} \left[\left(\dfrac{t^4}{4} - \dfrac{40t^3}{3} + \dfrac{453t^2}{2} - 1026t \right) \right]_3^{18} = \dfrac{51}{32}$$

故 $\quad Q = \dfrac{2M}{\overline{C}(t)} = \dfrac{2 \times 5 \times 32}{51} = \dfrac{320}{51} \approx 6.275\,(\mathrm{L/min})$.

例 14 设有半径为 R,长为 L 的一段刚性血管,两端的血压分别为 p_1 和 p_2($p_1 > p_2$).已知在血管的横截面上离血管中心 r 处的血流速度符合泊萧叶(Poiseuille)公式

$$V(t) = \dfrac{p_1 - p_2}{4\eta L}(R^2 - r^2)$$

其中 η 为血液黏滞系数.试求在单位时间流过该横截面的血流量 Q.

解 取微元 $[r, r+\mathrm{d}r] \subset [0, R]$,半径为 r、$r+\mathrm{d}r$ 圆环微元的面积为

$$\pi(r+\mathrm{d}r)^2 - \pi r^2 = 2\pi r\mathrm{d}r + \pi(\mathrm{d}r)^2$$

单位时间流过圆环微元的血流量为 $V(r) \cdot 2\pi r\mathrm{d}r$,$[0, R]$ 上积分计算横截面的血流量得到

$$Q = \int_0^R V(r)2\pi r\mathrm{d}r = \int_0^R \dfrac{p_1 - p_2}{4\eta L}(R^2 - r^2)2\pi r\mathrm{d}r$$

$$= \dfrac{\pi(p_1 - p_2)}{2\eta L} \int_0^R (R^2 r - r^3)\mathrm{d}r = \dfrac{\pi(p_1 - p_2)R^4}{8\eta L}$$

5.5 定积分的近似计算

在实际工作中,有些被积函数不是由解析式给出的;还有些被积函数虽由解析式能给出,但原函数不能用初等函数表达.这些定积分,可以通过近似计算来满足实际问题的需要.常用的定积分近似计算方法,有幂级数法、矩形法、梯形法、抛物线法四种.

幂级数法,是把被积函数展开为幂级数,再对展开式逐项积分得出定积分的近似值.

矩形法、梯形法、抛物线法,都是把定积分 $\int_a^b f(x)\,\mathrm{d}x$ 视为曲边梯形的面积.首先,把积分区间等分为若干个小区间;然后,把分割产生的小曲边梯形,分别用矩形、梯形、抛物线构成的小曲边梯形代替,计算出面积作为定积分的近似值.

矩形法:将 $[a, b]$ 分成 n 等分,分点 $a = x_0 < x_1 < \cdots < x_n = b$,相应的纵坐标为 $y_0, y_1, \cdots, y_n$,小区间长度为 $\Delta x = \dfrac{b-a}{n}$.若在每个小区间上用小矩形近似替代小曲边梯形,以左端点的函数值作为小矩形的高,计算公式为

$$\int_a^b f(x)\,\mathrm{d}x \approx y_0 \Delta x + y_1 \Delta x + \cdots + y_{n-1} \Delta x = (y_0 + y_1 + \cdots + y_{n-1})\dfrac{b-a}{n}$$

若取小区间的右端点函数值作为小矩形的高,则得到矩形法的又一个公式

$$\int_a^b f(x)\,\mathrm{d}x \approx y_1\Delta x + y_2\Delta x + \cdots + y_n\Delta x = (y_1+y_2+\cdots+y_n)\frac{b-a}{n}$$

梯形法:分法同矩形法,在每个小区间上用如图 5-18 所示小梯形近似替代小曲边梯形,计算得到

$$\int_a^b f(x)\,\mathrm{d}x \approx \frac{1}{2}(y_0+y_1)\Delta x + \frac{1}{2}(y_1+y_2)\Delta x + \cdots + \frac{1}{2}(y_{n-1}+y_n)\Delta x$$

$$= \frac{b-a}{n}\left(\frac{1}{2}y_0+y_1+y_2+\cdots+y_{n-1}+\frac{1}{2}y_n\right)$$

抛物线法:也称辛普生(Simpson)法,是把积分区间 $[a,b]$ 等分为 $2n$ 个小区间,分点为 $a=x_0<x_1<\cdots<x_{2n}=b$,相应纵坐标为 $y_0,y_1,\cdots,y_{2n}$,每两个小区间的长度 $\Delta x=(b-a)/n$.在每个小区间上,用如图 5-19 示抛物线为边近似替代小曲边梯形的曲边.

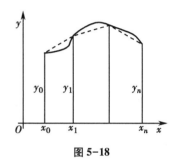

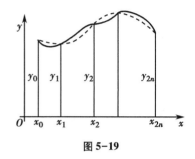

图 5-18   图 5-19

设过曲线上 (x_0,y_0)、(x_1,y_1)、(x_2,y_2) 三点的抛物线为 $y=px^2+qx+r$,则有

$$y_i=px_i^2+qx_i+r \quad (i=0,1,2)$$

由于 $x_0+x_2=2x_1$,前两个小区间上,抛物线下方的面积为

$$\int_{x_0}^{x_2}(px^2+qx+r)\,\mathrm{d}x = \left[\frac{p}{3}x^3+\frac{q}{2}x^2+rx\right]_{x_0}^{x_2}$$

$$= \frac{1}{6}(x_2-x_0)\left[2p(x_2^2+x_2x_0+x_0^2)+3q(x_2+x_0)+6r\right]$$

$$= \frac{1}{6}(x_2-x_0)\left[(px_2^2+qx_2+r)+(px_0^2+qx_0+r)\right.$$

$$\left.+p(x_2+x_0)^2+2q(x_2+x_0)+4r\right]$$

$$= \frac{1}{6}(x_2-x_0)(y_2+y_0+4px_1^2+4qx_1+4r)$$

从而,前两个小区间上的定积分可近似计算为

$$\int_{x_0}^{x_2}f(x)\,\mathrm{d}x \approx \frac{b-a}{6n}(y_0+4y_1+y_2)$$

同理,每两个小区间上的定积分可近似计算为

$$\int_{x_2}^{x_4}f(x)\,\mathrm{d}x \approx \frac{b-a}{6n}(y_2+4y_3+y_4)$$

$$\cdots\cdots$$

$$\int_{x_{2n-2}}^{x_{2n}}f(x)\,\mathrm{d}x \approx \frac{b-a}{6n}(y_{2n-2}+4y_{2n-1}+y_{2n})$$

故 $[a,b]$ 上定积分可用抛物线法近似计算为

$$\int_a^b f(x)\,\mathrm{d}x \approx \frac{b-a}{6n}\left[\,(y_0+4y_1+y_2)+(y_2+4y_3+y_4)+\cdots+(y_{2n-2}+4y_{2n-1}+y_{2n})\,\right]$$

$$= \frac{b-a}{6n}\left[\,(y_0+y_{2n})+4(y_1+y_3+\cdots+y_{2n-1})+2(y_2+y_4+\cdots+y_{2n-2})\,\right]$$

例1 求 $\int_0^1 \mathrm{e}^{-\frac{x^2}{2}}\mathrm{d}x$ 的近似值.

解 原函数不能用初等函数表达,使用 e^x 的幂级数展开式,进行逐项积分得到

$$\int_0^1 \mathrm{e}^{-\frac{x^2}{2}}\mathrm{d}x = \int_0^1 \left[1+\left(-\frac{x^2}{2}\right)+\frac{1}{2!}\left(-\frac{x^2}{2}\right)^2+\frac{1}{3!}\left(-\frac{x^2}{2}\right)^3+\cdots\right]\mathrm{d}x$$

$$= \left[x-\frac{1}{2\times3}x^3+\frac{1}{2!\times4\times5}x^5-\frac{1}{3!\times8\times7}x^7+\cdots\right]_0^1$$

$$= 1-\frac{1}{6}+\frac{1}{40}-\frac{1}{336}+\cdots$$

若取前 4 项,则得到定积分的近似值

$$\int_0^1 \mathrm{e}^{-\frac{x^2}{2}}\mathrm{d}x \approx 1-\frac{1}{6}+\frac{1}{40}-\frac{1}{336}\approx 0.8554(\text{精确值}\ 0.85562447\cdots)$$

例2 一名健康男子口服 3g 氨基甲酸氯酚醚,测得血药浓度 C 和时间 t 的数据如表 5-1 所示,用梯形法计算 $C\text{-}t$ 曲线下面积 AUC(area under of curve)的近似值.

表 5-1 口服氨基甲酸氯酚醚的血药浓度 C 和时间 t 数据

$t(\mathrm{h})$	0	1	2	3	4	5	6	7	8	9	10
$C(\mathrm{mg/L})$	0	10.2	19.3	21.4	17.7	16.4	13.8	11.6	9.8	8.3	7.4

解 被积函数不是由解析式给出,但时间间隔是等分的,可用矩形法,计算得到

$$AUC = \int_0^{10} C(t)\,\mathrm{d}t \approx (0+10.2+19.3+\cdots+7.4)\times\frac{10-0}{10}=135.9$$

时间间隔是等分的,也可用梯形法,计算得到

$$AUC = \int_0^{10} C(t)\,\mathrm{d}t \approx \frac{0}{2}+10.2+19.3+\cdots+8.3+\frac{7.4}{2}=132.2$$

时间间隔是 $2n=10$ 等分的,还可以使用抛物线法,计算得到

$$AUC = \int_0^{10} C(t)\,\mathrm{d}t \approx \frac{10}{30}\left[(0+7.4)+4(10.2+21.4+\cdots+8.3)+2(19.3+\cdots+9.8)\right]$$

$$= 133.2$$

5.6 反常积分和 Γ 函数

函数可积的必要条件是函数在闭区间上连续,由闭区间上连续函数的性质可知该函数必有界.这里闭区间指积分区间为有限闭区间,有界指被积函数在积分区间上有界.但是,很多实际问题会遇到积分区间无限或者被积函数在积分区间上无界的情况.把定积分概念推广到积分区间无限及被积函数在积分区间上无界时,分别得到**无穷积分**及**瑕积分**,统称为**反常积分**.

5.6.1 反常积分

1. 无穷积分——连续函数在无限区间上的积分

定义 1 设 $f(x)$ 在区间 $[a,+\infty)$ 上连续,规定 $f(x)$ 在区间 $[a,+\infty)$ 上的无穷积分为

$$\int_a^{+\infty} f(x)\,\mathrm{d}x = \lim_{b\to+\infty} \int_a^b f(x)\,\mathrm{d}x$$

设 $f(x)$ 在区间 $(-\infty,b]$ 上连续,规定 $f(x)$ 在区间 $(-\infty,b]$ 上的无穷积分为

$$\int_{-\infty}^b f(x)\,\mathrm{d}x = \lim_{a\to-\infty} \int_a^b f(x)\,\mathrm{d}x$$

当极限存在时称**无穷积分收敛**,极限不存在时称**无穷积分发散**.

若 $f(x)$ 在区间 $(-\infty,+\infty)$ 上连续,则规定 $f(x)$ 在区间 $(-\infty,+\infty)$ 上的无穷积分为

$$\int_{-\infty}^{+\infty} f(x)\,\mathrm{d}x = \lim_{a\to-\infty} \int_a^c f(x)\,\mathrm{d}x + \lim_{b\to+\infty} \int_c^b f(x)\,\mathrm{d}x$$

且 $f(x)$ 在 $(-\infty,c]$、$[c,+\infty)$ 的两个无穷积分都收敛时,才称函数 $f(x)$ 在 $(-\infty,+\infty)$ 的无穷积分是收敛的.

定积分的几何意义、牛顿-莱布尼兹公式、微元法等,都可以推广到无穷积分中使用.如果 $F(x)$ 是 $f(x)$ 的一个原函数,无穷积分的牛-莱公式为

$$\int_a^{+\infty} f(x)\,\mathrm{d}x = F(x)\Big|_a^{+\infty} = F(+\infty) - F(a)$$

$$\int_{-\infty}^b f(x)\,\mathrm{d}x = F(x)\Big|_{-\infty}^b = F(b) - F(-\infty)$$

$$\int_{-\infty}^{+\infty} f(x)\,\mathrm{d}x = F(x)\Big|_{-\infty}^{+\infty} = F(+\infty) - F(-\infty)$$

其中,$F(+\infty) = \lim\limits_{x\to+\infty} F(x)$,$F(-\infty) = \lim\limits_{x\to-\infty} F(x)$.

例 1 求 $\int_1^{+\infty} \dfrac{\mathrm{d}x}{x}$.

解 由无穷积分的牛-莱公式,计算得到

$$\int_1^{+\infty} \frac{\mathrm{d}x}{x} = [\ln x]_1^{+\infty} = \ln(+\infty) - \ln 1 = \lim_{x\to+\infty} \ln(x) = +\infty \text{ 无穷积分发}$$

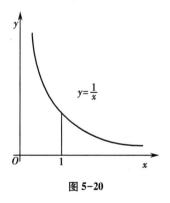

图 5-20

散,表示 $[1,+\infty)$ 区间上曲线 $y = \dfrac{1}{x}$ 下面积不是有限值,如图 5-20 所示.

例 2 求 $\int_{-\infty}^{+\infty} \dfrac{\mathrm{d}x}{1+x^2}$.

解 由对称区间上偶函数积分及无穷积分牛-莱公式,计算得到

$$\int_{-\infty}^{+\infty} \frac{\mathrm{d}x}{1+x^2} = 2\int_0^{+\infty} \frac{\mathrm{d}x}{1+x^2} = 2\left[\arctan x\right]_0^{+\infty}$$

$$= 2\arctan(+\infty) = 2\lim_{x\to+\infty} \arctan x = 2 \cdot \frac{\pi}{2} = \pi$$

无穷积分收敛,表示 $(-\infty,+\infty)$ 区间上 $y = \dfrac{1}{1+x^2}$ 曲线下面积为 π,如图 5-21 所示.

例 3 静脉注射某药后,血药浓度 $C = C_0 \mathrm{e}^{-kt}$(C_0 是 $t=0$ 时血药浓度,k 为正常数),求 C-t 曲线

下的总面积 AUC.

解 AUC 是被积函数在 $[0,+\infty)$ 上的无穷积分,计算得到

$$AUC = \int_0^{+\infty} C_0 e^{-kt} dt = \int_0^{+\infty} \frac{C_0}{-k} e^{-kt} d(-kt) = \frac{C_0}{-k} e^{-kt} \Big|_0^{+\infty}$$

$$= \frac{C_0}{-k} [e^{-k(+\infty)} - 1] = \frac{C_0}{k} - \frac{C_0}{k} \lim_{t \to +\infty} e^{-kt} = \frac{C_0}{k}$$

无穷积分收敛,表示 $[0,+\infty)$ 区间上 C-t 曲线下面积为定值,如图 5-22 所示.

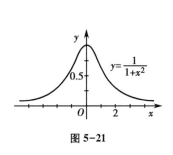
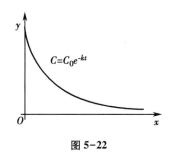

图 5-21   图 5-22

2. 瑕积分—无界函数的积分

定义 2 若 $f(x)$ 在 $[a,b)$ 上连续, $\lim\limits_{x \to b^-} f(x) = \infty$,则称 b 为**瑕点**,规定 $[a,b)$ 上瑕积分为

$$\int_a^b f(x) dx = \lim_{t \to b^-} \int_a^t f(x) dx$$

若函数 $f(x)$ 在 $(a,b]$ 上连续, $\lim\limits_{x \to a^+} f(x) = \infty$,则称 a 为瑕点,规定 $(a,b]$ 上瑕积分为

$$\int_a^b f(x) dx = \lim_{t \to a^+} \int_t^b f(x) dx$$

当极限存在时称**瑕积分收敛**,极限不存在时称**瑕积分发散**.

若 $f(x)$ 在 $[a,c) \cup (c,b]$ 连续, $\lim\limits_{x \to c} f(x) = \infty$,则称 c 为瑕点,规定 $[a,c) \cup (c,b]$ 上瑕积分为

$$\int_a^b f(x) dx = \int_a^c f(x) dx + \int_c^b f(x) dx$$

且 $f(x)$ 在 $[a,c)$ 、 $(c,b]$ 的两个瑕积分都收敛时,才称 $f(x)$ 在 $[a,c) \cup (c,b]$ 的瑕积分收敛.

由于瑕积分容易与定积分相混淆,一般不写成无穷积分的牛顿-莱布尼兹公式形式.几何意义、微元法等,可以推广到瑕积分中使用.

例 4 求 $\int_0^R \dfrac{dx}{\sqrt{R^2-x^2}}$.

解 $x=R$ 为瑕点,计算得到

$$\int_0^R \frac{dx}{\sqrt{R^2-x^2}} = \lim_{t \to R^-} \int_0^t \frac{d(x/R)}{\sqrt{1-\left(\frac{x}{R}\right)^2}} = \lim_{t \to R^-} \left[\arcsin \frac{x}{R}\right]_0^t = \lim_{t \to R^-} \left[\arcsin \frac{t}{R} - 0\right] = \frac{\pi}{2}.$$

瑕积分收敛,表示 $[0,R)$ 区间上曲线 $y = \dfrac{1}{\sqrt{R^2-x^2}}$ 下面积为 $\dfrac{\pi}{2}$,如图 5-23 所示.

例 5 求 $\int_{-1}^1 \dfrac{dx}{x^2}$.

解 $x=0$ 为瑕点,计算得到

$$\int_0^1 \frac{\mathrm{d}x}{x^2} = \lim_{t \to 0^+} \int_t^1 x^{-2}\mathrm{d}x = \lim_{t \to 0^+}\left[-\frac{1}{x}\right]_t^1 = \lim_{t \to 0^+}\left(\frac{1}{t}-1\right) = +\infty$$

$\int_0^1 \dfrac{\mathrm{d}x}{x^2}$ 发散，故原瑕积分 $\int_{-1}^1 \dfrac{\mathrm{d}x}{x^2}$ 发散.

瑕积分发散，表示 $[-1,1]$ 区间上曲线 $y = \dfrac{1}{x^2}$ 下面积不是有限值，如图 5-24 所示.

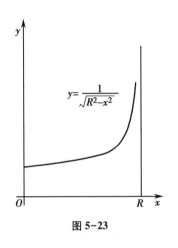

图 5-23

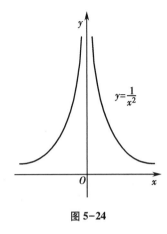

图 5-24

3. 反常积分的应用

由万有引力定律，两个相距 r，质量为 m_1、m_2 的质点，引力为

$$F = k\frac{m_1 m_2}{r^2}$$

例6　从地面垂直向上发射火箭，初速度为多少时，火箭方能超出地球的引力范围.

解　设地球半径为 R，质量为 M，火箭质量为 m.取地心为坐标原点、竖直向上建立坐标系，如图 5-25 所示.则火箭离于地面距离为 x 时，它受到的地球引力为

$$f(x) = \frac{kMm}{(R+x)^2}, \quad f(0) = mg, \quad kMm = R^2mg,$$

因此有
$$f(x) = \frac{R^2 Mm}{(R+x)^2},$$

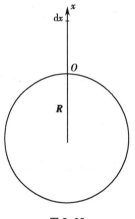

图 5-25

于是火箭由地面达到高度为 h 所作功 W_h 为

$$W_h = \int_0^h f(x)\mathrm{d}x = \int_0^h \frac{R^2 mg}{(R+x)^2}\mathrm{d}x = R^2 mg\left(\frac{1}{R} - \frac{1}{R+h}\right)$$

火箭要飞离地球，即 $h \to \infty$ 时，所作的功 W 为

$$W = \int_0^{+\infty} f(x)\mathrm{d}x = Rmg$$

发射火箭克服地球引力做的功要由初速度 v_0 具有的动能转化而来，即

$$\frac{mv_0^2}{2} \geqslant Rmg, v_0^2 \geqslant \sqrt{2Rg}$$

取 $g = 9.8\mathrm{m/s^2}, R = 6.37 \times 10^6 (\mathrm{m})$，则

$$v_0 \geqslant \sqrt{2gR} = \sqrt{2 \times 9.8 \times 6\,370\,000} \approx 11.2 \,(\text{km/s})$$

5.6.2 Γ 函数

定义 3 由反常积分 $\Gamma(s) = \int_0^{+\infty} \mathrm{e}^{-x} x^{s-1} \mathrm{d}x$ （$s>0$）确定的函数称为 **Γ 函数**.

Γ 函数有如下的常用性质：

性质 1 $\Gamma(1) = 1$.

证 由定义知

$$\Gamma(1) = \int_0^{+\infty} \mathrm{e}^{-x} \mathrm{d}x = -\mathrm{e}^{-x} \big|_0^{+\infty} = 1.$$

性质 2 $\Gamma(s+1) = s\Gamma(s)$.

证 由分部积分法得到

$$\Gamma(s+1) = -\int_0^{+\infty} x^s \mathrm{d}(\mathrm{e}^{-x}) = \left(-x^s \mathrm{e}^{-x} \big|_0^{+\infty} + s \int_0^{+\infty} \mathrm{e}^{-x} x^{s-1} \mathrm{d}x \right) = s\Gamma(s)$$

特别当 $s \in N$ 时有：$\Gamma(n+1) = n\Gamma(n) = n(n-1)(n-2)\cdots \times 3 \times 2 \times 1 = n!$

对任意的 $r>1$，总有 $r = a+n$，n 为正整数，$0 < a \leqslant 1$，逐次应用性质 2，计算得到

$$\Gamma(r) = \Gamma(a+n) = (a+n-1)(a+n-2)\cdots(a+1)a\Gamma(a).$$

因此，$\Gamma(s)$ 总可以化为 $0 < a \leqslant 1$ 的 $\Gamma(a)$ 计算. 对 Γ 函数作变量替换，可以把很多积分表示为 Γ 函数，从而可以查 Γ 函数表计算出积分的数值.

性质 3 $\Gamma(0.5) = \sqrt{\pi}$（证明略）.

性质 4 $\Gamma(\alpha)\Gamma(1-\alpha) = \dfrac{\pi}{\sin\pi\alpha}$（证明略）.

例 7 用 Γ 函数表示概率积分 $\int_0^{+\infty} \mathrm{e}^{-x^2} \mathrm{d}x$.

解 作变量替换 $x = u^2$，计算得到

$$\Gamma(s) = \int_0^{+\infty} \mathrm{e}^{-u^2} u^{2(s-1)} \mathrm{d}(u^2) = 2 \int_0^{+\infty} \mathrm{e}^{-u^2} u^{2s-1} \mathrm{d}u$$

取 $s = 0.5$，得到 $\Gamma(0.5) = 2 \int_0^{+\infty} \mathrm{e}^{-u^2} \mathrm{d}u$

故得 $\int_0^{+\infty} \mathrm{e}^{-x^2} \mathrm{d}x = \dfrac{1}{2}\Gamma(0.5) = \dfrac{\sqrt{\pi}}{2}$

我们将在多元函数积分学中，仍可证明 $\int_0^{+\infty} \mathrm{e}^{-x^2} \mathrm{d}x = \dfrac{1}{2}\sqrt{\pi}$.

习 题 5

1. 放射性物体的分解速度 v 是时间 t 的函数 $v = v(t)$，用定积分表示放射性物体从时间 T_0 到 T_1 的分解质量 m.

2. 计算由 $y = x^2/2$ 与 $x = 0$、$x = 3$、$y = 0$ 围成的曲边梯形的面积.

3. 一物体作直线运动，速度为 $v = 2t$，求第 10 秒经过的路程.

4. 判断定积分的大小.

①$\int_0^1 x\mathrm{d}x$，$\int_0^1 x^2\mathrm{d}x$；

②$\int_{-2}^{-1} 3^{-x}\mathrm{d}x$，$\int_0^1 3^x\mathrm{d}x$.

5. 求下列函数在区间上的平均值.

①$f(x)=2x^2+3x+3$ 在区间$[1,4]$上；

②$f(x)=2/\sqrt[3]{x^2}$ 在区间$[1,8]$上.

6. 计算下列定积分.

①$\int_0^1 (3x^2-x+1)\mathrm{d}x$；

②$\int_1^2 (x+x^{-1})^2\mathrm{d}x$；

③$\int_0^{\pi/2} \sin x\cos^2 x\mathrm{d}x$；

④$\int_0^{1/2} \dfrac{2+x}{x^2+4x-4}\mathrm{d}x$.

7. 计算下列定积分.

①$\int_0^{\mathrm{e}-1} \ln(x+1)\mathrm{d}x$；

②$\int_{-1}^1 \dfrac{x\mathrm{d}x}{\sqrt{5-4x}}$；

③$\int_0^1 \dfrac{x^{3/2}\mathrm{d}x}{1+x}$；

④$\int_0^{\pi} x^3\sin x\mathrm{d}x$；

⑤$\int_0^1 x^2\arctan x\mathrm{d}x$；

⑥$\int_0^1 \dfrac{\mathrm{d}x}{1+\mathrm{e}^x}$；

⑦$\int_0^a x^2\sqrt{a^2-x^2}\mathrm{d}x$；

⑧$\int_0^1 \dfrac{\mathrm{d}x}{\sqrt{x+1}+\sqrt{(x+1)^3}}$.

8. 计算直角坐标系中下列平面图形的面积.

① $y=x^2-4x+5$、$x=3$、$x=5$、$y=0$ 围成；

② $y=\ln x$、$x=0$、$y=\ln a$、$y=\ln b(0<a<b)$ 围成；

③ $y=\mathrm{e}^x$、$y=\mathrm{e}^{-x}$、$x=1$ 围成；

④ $y=x^2$、$y=x$、$y=2x$ 围成；

⑤ $y^2=(4-x)^3$、$x=0$ 围成；

⑥ $y=x^2/2$、$x^2+y^2=8$ 围成两部分图形的各自面积.

9. 计算极坐标系中下列平面图形的面积.

① 心形线 $r=a(1+\cos\theta)$ 围成；　　② 三叶线 $r=a\sin 3\theta$ 围成.

10. 计算下列旋转体体积.

① $xy=a$、$x=a$、$x=2a$、$y=0$ 围成的图形绕 x 轴旋转；

② $x^2+(y-5)^2=16$ 围成的图形绕 x 轴旋转；

③ 设 D_1 是由抛物线 $y=2x^2$ 和直线 $x=a,x=2,y=0$ 围成的区域；D_2 是由 $y=2x^2$ 和 $x=a,y=0$ 围成的区域。试求由 D_1 绕 x 轴旋转所成旋转体体积 V_1 和 D_2 绕 y 轴旋转所成旋转体体积 V_2；

④ $y^2=4ax$ 及 $x=x_0(x_0>0)$ 所围成图形绕 x 轴旋转.

11. 计算变力作功.

① 一物体由静止开始作直线运动,加速度为 $2t$,阻力与速度的平方成正比,比例系数 $k>0$,求物体从 $s=0$ 到 $s=c$ 克服阻力所作的功；

② 一圆台形贮水池,高 3m,上、下底半径分别为 1m、2m,求吸尽一池水所作的功；

③ 半径为 r 的球沉入水中,球的上部与水面相切,球的密度与水相同,现将球从水中取出,需做多少功?

12. 计算液体压力.

① 半径为 $a(\mathrm{m})$ 的半圆形闸门,直径与水面相齐,求水对闸门的压力；

② 椭圆形薄板垂直插入水中一半,短轴与水面相齐,求水对薄板每面的压力.

13. 在放疗时,镭针长 $a(\mathrm{cm})$,均匀含有 $m(\mathrm{mg})$ 镭,求作用在其延长线上距针近端 $c(\mathrm{cm})$ 处的作用强度(作用强度与镭量成正比、距离的平方成反比).

14. 已知某化学反应的速度为 $v=ak\mathrm{e}^{-kt}(a、k$ 为常数),求反应在时间区间 $[0,t]$ 内的平均速度.

15. 用幂级数计算 $\displaystyle\int_1^2 \frac{\sin x}{x}\mathrm{d}x$ 的近似值,取 $n=3$.

16. 自动记录仪记录每半小时氢气流量如表 5-2 所示,用梯形法、抛物线法求 8 小时的总量.

表 5-2　每半小时氢气流量

$t(\mathbf{h})$	0	0.5	1.0	1.5	2.0	2.5	3.0	3.5	4.0	4.5	5.0	5.5	6.0	6.5	7.0	7.5	8.0
$V(\mathbf{L/h})$	25.0	24.5	24.1	24.0	25.0	26.0	25.5	25.8	24.2	23.8	24.5	25.5	25.0	24.6	24.0	23.5	23.0

17. 某烧伤病人需要植皮,根据测定,皮的大小和数据如图 5-26 所示(单位为 cm),求皮的面积.

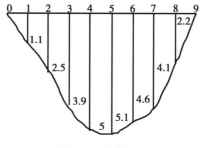

图 5-26　皮的面积

18. 计算下列反常积分.

① $\displaystyle\int_{-\infty}^1 \mathrm{e}^x\mathrm{d}x$;

② $\displaystyle\int_e^{+\infty} \frac{\mathrm{d}x}{x\,(\ln x)^2}$;

③ $\displaystyle\int_{-\infty}^{+\infty} \frac{\mathrm{d}x}{x^2+2x+2}$;

④ $\displaystyle\int_0^{+\infty} \mathrm{e}^{-x}\sin x\mathrm{d}x$;

⑤ $\displaystyle\int_0^1 \frac{\mathrm{d}x}{\sqrt{1-x^2}}$;

⑥ $\displaystyle\int_0^2 \frac{\mathrm{d}x}{x^2-4x+3}$.

19. 用 Γ 函数表示曲线 $f(x)=\dfrac{1}{\sqrt{2\pi}}\mathrm{e}^{-\frac{x^2}{2}}$ 下的面积.

6 微分方程

扫一扫,查阅本章数字资源,含PPT、音视频、图片等

在大量的实际问题中,描述其运动规律的函数往往不能直接得到,而是要通过它的导数或微分所满足的某些关系式来求出,这就是微分方程所要讨论的问题.

6.1 微分方程的基本概念

6.1.1 引出微分方程的两个实例

下面我们通过两个具体例子介绍有关微分方程的基本概念.

例1(几何问题) 已知曲线通过 $(1,3)$,且在任意点 (x,y) 处的切线斜率为 $4x$,求此曲线方程.

解 设所求曲线方程为 $y=f(x)$.由导数的几何意义知未知函数 $y=f(x)$ 应满足关系式

$$\frac{\mathrm{d}y}{\mathrm{d}x}=4x$$

将上式两边对 x 积分,得到表达式

$$y=2x^2+C$$

其中 C 为任意常数.

此外,未知函数还应满足条件 $x=1$ 时, $y=3$. 把条件式代入,得

$$3=2\times1^2+C$$

由此定出 $C=1$,把 $C=1$ 代入表达式,即得所求曲线方程

$$y=2x^2+1$$

例2(物理问题) 质量为 m 的物体,受重力作用从静止开始自由下落,若不计运动中受到的阻力,求物体下落距离 s 与时间 t 的函数关系.

解 根据牛顿第二定律, s 与 t 应满足关系式

$$m\frac{\mathrm{d}^2s}{\mathrm{d}t^2}=mg \text{ 即 } \frac{\mathrm{d}^2s}{\mathrm{d}t^2}=g$$

将上式改写为

$$\mathrm{d}\left(\frac{\mathrm{d}s}{\mathrm{d}t}\right)=g\mathrm{d}t$$

两边积分,得

$$\frac{\mathrm{d}s}{\mathrm{d}t}=gt+C_1$$

改写为 $ds=(gt+C_1)\mathrm{d}t$,并两边积分,得

$$s=\frac{1}{2}gt^2+C_1t+C_2$$

其中 C_1 和 C_2 为任意常数.

由题意知,$t=0$ 时,$\dfrac{\mathrm{d}s}{\mathrm{d}t}=0,s=0$

将条件代入后,可得 $C_1=0,C_2=0$,于是有

$$s=\frac{1}{2}gt^2$$

上述两个例子中有一个共同的特点,即由实际问题抽象出的关系式中都含有未知函数的导数.

6.1.2 常微分方程

定义 1 含有未知函数的导数或微分的等式,叫作**微分方程**.

微分方程中,未知函数是一元函数的,叫作**常微分方程**,如例 1 和例 2 所给出的方程;未知函数是多元函数的,叫作**偏微分方程**.例如,$x\dfrac{\partial z}{\partial x}+y\dfrac{\partial z}{\partial y}=0$.

本章只讨论常微分方程,以下不另说明的,简称为微分方程或方程的都指常微分方程.

未知函数导数的最高阶数,称为**微分方程的阶**.例 1 给出的是一阶微分方程,例 2 为二阶微分方程.又如,方程

$$y'''+4xy''-5xy'=\sin x$$

是三阶微分方程.

一般地,n 阶微分方程的形式是

$$F(x,y,y',\cdots,y^{(n)})=0$$

在此方程中,$y^{(n)}$ 是必须出现的,而 $x,y,y',\cdots,y^{(n-1)}$ 变量则可以不全出现.例如四阶微分方程 $y^{(4)}+\sin x=0$ 中,除 $y^{(4)}$ 和 x 外,其他变量都没有出现.

6.1.3 常微分方程的解

定义 2 使微分方程成为恒等式的函数,称为**微分方程的解**.

如果 n 阶微分方程的解中含有 n 个独立的任意常数,则此解叫作微分方程的**通解**.所谓独立,是指这些常数中任意一个不能经线性变换而表达成另一个常数.

由于通解中含有任意常数,所以它不能完全确定地反映某一客观事物的规律性.要完全确定,就必须确定通解中的任意常数.不含任意常数的解称微分方程的**特解**.用来确定通解中任意常数的条件,称为**初始条件**.

在例 1 中的 $y=2x^2+C$ 是方程 $\dfrac{\mathrm{d}y}{\mathrm{d}x}=4x$ 的通解,$y=2x^2+1$ 是初值条件 $y(1)=3$ 确定的特解.

微分方程的通解在几何上表示以任意常数为参数的一族曲线,称为**积分曲线族**.特解则是曲线族中满足初始条件的一条积分曲线.

附加了初始条件的微分方程,称为**初值问题**.如例 1 的 $\dfrac{\mathrm{d}y}{\mathrm{d}x}=4x$ 和 $x=1$ 时,$y=3$,例 2 的 $\dfrac{\mathrm{d}^2s}{\mathrm{d}t^2}=g$ 和 $t=0$ 时,$\dfrac{\mathrm{d}s}{\mathrm{d}t}=0,s=0$,都构成初值问题.解方程求出满足初始条件的特解的过程叫作**解初值问题**

或柯西(Cauchy)问题.

6.2 常见微分方程的解法

6.2.1 可分离变量的微分方程

定义 1 可化为 $\dfrac{\mathrm{d}y}{\mathrm{d}x}=f(x)g(y)$ 形式的一阶微分方程,称为**可分离变量的微分方程**.其中 $f(x)$ 和 $g(y)$ 都是已知的连续函数.

这种方程的求解步骤为:

(1) 分离变量,就是把方程改写为

$$\frac{\mathrm{d}y}{g(y)}=f(x)\mathrm{d}x$$

的形式,使微分方程一边只含 y 的函数和 $\mathrm{d}y$,另一边只含 x 的函数和 $\mathrm{d}x$.

(2) 两边进行积分

$$\int\frac{\mathrm{d}y}{g(y)}=\int f(x)\mathrm{d}x$$

$$G(y)=F(x)+C$$

这样就得到变量 x 和 y 的关系式,其中含有一个任意常数,它就是微分方程的通解.

当 $g(y)=0$ 有实根 $y=y_0$ 时,容易验证 $y=y_0$ 是可分离变量微分方程的一个特解.这种不是由初始条件确定的特解,称为**奇解**.通解与奇解的全体构成微分方程的**全部解**.

例 1 求微分方程 $\dfrac{\mathrm{d}y}{\mathrm{d}x}=\dfrac{x+xy^2}{y+yx^2}$ 的通解.

解 分离变量得

$$\frac{y\mathrm{d}y}{1+y^2}=\frac{x\mathrm{d}x}{1+x^2}$$

两边积分得

$$\int\frac{\mathrm{d}(1+y^2)}{1+y^2}=\int\frac{\mathrm{d}(1+x^2)}{1+x^2}$$

$$\ln(1+y^2)=\ln(1+x^2)+\ln C$$

故通解为

$$1+y^2=C(1+x^2)$$

在积分出对数时,由于有任意常数,真数的绝对值可以省去,且任意常数记为 $\ln C$ 便于化简.

例 2 求 $\sqrt{1-y^2}=3x^2yy'$ 满足初始条件 $y(1)=0$ 的特解.

解 分离变量、积分得

$$\frac{y\mathrm{d}y}{\sqrt{1-y^2}}=\frac{\mathrm{d}x}{3x^2}$$

$$\frac{1}{2}\int(1-y^2)^{-\frac{1}{2}}\mathrm{d}(1-y^2)=-\frac{1}{3}\int x^{-2}\mathrm{d}x$$

得到通解

$$\sqrt{1-y^2}=\frac{1}{3x}+C$$

代入初始条件 $y(1)=0$ 得 $\qquad \sqrt{1-0^2}=\frac{1}{3}+C, \quad C=\frac{2}{3}$

故特解为

$$\sqrt{1-y^2}=\frac{1}{3x}+\frac{2}{3}$$

奇解 $y=\pm1$ 不满足初始条件 $y(1)=0$,不予考虑.

例3 药物的固体制剂,如片剂、丸剂、胶囊等,只有先溶解才能被吸收.

设 C 为 t 时刻溶液中药物的浓度,C_S 为扩散层中药物的浓度,S 为药物固体制剂的表面积.由实验可知,药物固体制剂的溶解速率与表面积 S 及浓度差 C_S-C 的乘积成正比,比例系数 $k>0$ 称为溶解速率常数.在 k、S、C_S 视为常数时,求固体药物溶解规律.

解 根据已知条件建立微分方程初值问题,即

$$\frac{dC}{dt}=kS(C_S-C), \quad C(0)=0$$

将微分方程分离变量,积分得

$$\int\frac{d(C_s-C)}{C_s-C}=-kS\int dt$$

$$\ln(C_S-C)=-kSt+\ln A$$

通解为 $C_S-C=Ae^{-kSt}$,初值问题的解为 $C=C_S(1-e^{-kSt})$.

6.2.2 齐次方程

定义2 如果一阶微分方程,可化为 $y'=f\left(\dfrac{y}{x}\right)$,则称这方程为**齐次微分方程**.

齐次微分方程中,x、y 的各次幂对应相齐.只要引进新的未知函数 $u=\dfrac{y}{x}$,就可化为可分离变量的微分方程

$$u+x\frac{du}{dx}=f(u)$$

分离变量后两边积分,得

$$\int\frac{du}{f(u)-u}=\int\frac{dx}{x}$$

求出积分后,再用 $\dfrac{y}{x}$ 代替 u,便可得所给微分方程的通解.

例4 在 $x>0$ 时,求微分方程 $\dfrac{dy}{dx}=\dfrac{y+\sqrt{x^2+y^2}}{x}$ 的通解.

解 微分方程可以变为齐次微分方程的标准形式,即

$$\frac{dy}{dx}=\frac{y}{x}+\sqrt{1+\left(\frac{y}{x}\right)^2}$$

令 $y=ux$,则齐次方程化为可分离变量微分方程,即

$$x\frac{du}{dx}+u=u+\sqrt{1+u^2}$$

分离变量、积分得

$$\int \frac{\mathrm{d}u}{\sqrt{1+u^2}} = \int \frac{\mathrm{d}x}{x}$$

$$\ln(u+\sqrt{1+u^2}) = \ln x + \ln C$$

用 $y=ux$ 回代,得到通解为

$$y+\sqrt{x^2+y^2} = Cx^2$$

6.2.3 一阶线性微分方程

定义 3 可化为 $y'+P(x)y=Q(x)$ 形式的微分方程,称为**一阶线性微分方程**.

所谓线性,是指它的未知函数 y 及其导数都是一次的.若 $Q(x) \equiv 0$,则称为**一阶齐次线性微分方程**(这里的"齐次"与定义 2 的齐次含义是不同的).若 $Q(x)$ 不恒等于零,则称为**一阶非齐次线性微分方程**.

一阶齐次线性微分方程 $y'+P(x)y=0$,是可分离变量的微分方程.分离变量后两边积分得

$$\int \frac{\mathrm{d}y}{y} = -\int P(x)\mathrm{d}x$$

$$\ln y = -\int P(x)\mathrm{d}x + \ln C$$

从而,可得一阶齐次线性微分方程的通解为

$$y = C\mathrm{e}^{-\int P(x)\mathrm{d}x}$$

下面我们进一步讨论非齐次方程的解法.

由于齐次方程的解中含有 e 的指数函数形式,且 $P(x)$ 的积分还可能积出 x 的非线性函数项,也就是说 y 会是一个具有乘积形式的复合函数.不失一般性,我们把齐次线性微分方程通解中的常数 C 换为函数 $C(x)$,即

$$y = C(x)\mathrm{e}^{-\int P(x)\mathrm{d}x}$$

假设它是一阶非齐次线性微分方程 $y'+P(x)y=Q(x)$ 的解,代入微分方程得

$$\frac{\mathrm{d}}{\mathrm{d}x}\left[C(x)\mathrm{e}^{-\int P(x)\mathrm{d}x}\right] + P(x)C(x)\mathrm{e}^{-\int P(x)\mathrm{d}x} = Q(x)$$

$$\left\{C'(x)\mathrm{e}^{-\int P(x)\mathrm{d}x} + C(x) \cdot \mathrm{e}^{-\int P(x)\mathrm{d}x}\left[-P(x)\right]\right\} + P(x)C(x)\mathrm{e}^{-\int P(x)\mathrm{d}x} = Q(x)$$

$$C'(x)\mathrm{e}^{-\int P(x)\mathrm{d}x} = Q(x)$$

$$C(x) = \int Q(x)\mathrm{e}^{\int P(x)\mathrm{d}x}\mathrm{d}x + C$$

这样,就确定了 $y'+P(x)y=Q(x)$ 的解为

$$y = \mathrm{e}^{-\int P(x)\mathrm{d}x}\left[\int Q(x)\mathrm{e}^{\int P(x)\mathrm{d}x}\mathrm{d}x + C\right]$$

由于它含一个任意常数,因此它就是一阶非齐次线性微分方程 $y'+P(x)y=Q(x)$ 的通解.这个通解可以改写为两项之和,即

$$y = C\mathrm{e}^{-\int P(x)\mathrm{d}x} + \mathrm{e}^{-\int P(x)\mathrm{d}x}\int Q(x)\mathrm{e}^{\int P(x)\mathrm{d}x}\mathrm{d}x$$

第一项是对应齐次线性微分方程 $y'+P(x)y=0$ 的通解,第二项可以验证是非齐次线性微分方程 $y'+P(x)y=Q(x)$ 的一个特解.这表明,对应齐次线性微分方程的通解与非齐次线性微分方程的

一个特解相加,就是这个非齐次线性微分方程的通解.

把对应齐次线性微分方程通解中的常数 C 换成函数 $C(x)$,用来解非齐次线性微分方程的方法,称为**常数变易法**.注意常数变易后,原微分方程一定会变为

$$C'(x)\mathrm{e}^{-\int P(x)\mathrm{d}x} = Q(x)$$

例 5　求 $\dfrac{\mathrm{d}y}{\mathrm{d}x}+3y=\mathrm{e}^{2x}$ 通解.

解　对应齐次线性微分方程为 $\dfrac{\mathrm{d}y}{\mathrm{d}x}+3y=0$,分离变量、积分得 $y=C\mathrm{e}^{-3x}$.常数变易,令 $y=C(x)\mathrm{e}^{-3x}$,代入原微分方程得

$$C'(x)\mathrm{e}^{-3x}=\mathrm{e}^{2x}$$

$$C(x)=\int\mathrm{e}^{5x}\mathrm{d}x=\frac{1}{5}\mathrm{e}^{5x}+C$$

所以原微分方程的通解为

$$y=\mathrm{e}^{-3x}\left(\frac{1}{5}\mathrm{e}^{5x}+C\right)$$

例 6　求 $y'+y\cos x=\cos x$ 满足初始条件 $y(0)=1$ 的特解.

解　对应齐次线性微分方程为 $y'+y\cos x=0$,分离变量并积分得 $y=C\mathrm{e}^{-\sin x}$.

常数变易,令 $y=C(x)\mathrm{e}^{-\sin x}$,代入原微分方程得

$$C'(x)\mathrm{e}^{-\sin x}=\cos x$$

$$C(x)=\int\mathrm{e}^{\sin x}\cos x\mathrm{d}x=\int\mathrm{e}^{\sin x}\mathrm{d}(\sin x)=\mathrm{e}^{\sin x}+C$$

原微分方程通解为 $\qquad y=1+C\mathrm{e}^{-\sin x}$.

代入初始条件 $y(0)=1$,有 $\qquad 1=1+C\mathrm{e}^{0}, C=0,$

所以原微分方程的特解为 $\qquad y=1$

例 7　容器中有盐水 400L,其中含盐 25kg,现以每分钟 16L 的速率向容器中注入每升含有 1.5kg 的盐水,同时以 每分钟 8L 的速率从容器中排出盐水,如图 6-1 所示.由于不断搅拌,容器中的溶液始终保持浓度均匀,求经过 t 分钟后容器中的含盐量.

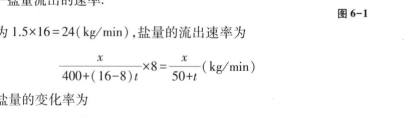

图 6-1

解　设 t 分钟后,容器中盐量为 $x(\mathrm{kg})$.容器中盐量的变化率

$\dfrac{\mathrm{d}x}{\mathrm{d}t}=$ 盐量的注入速率 $-$ 盐量流出的速率.

盐量的注入速率为 $1.5\times16=24(\mathrm{kg/min})$,盐量的流出速率为

$$\frac{x}{400+(16-8)t}\times8=\frac{x}{50+t}(\mathrm{kg/min})$$

从而得容器中含盐量的变化率为

$$\frac{\mathrm{d}x}{\mathrm{d}t}=24-\frac{x}{50+t},\quad x(0)=25$$

这是一阶非齐次线性方程,其对应齐次方程的通解为

$$x=\frac{C}{50+t}$$

常数变易,将 x 代入原微分方程得

$$\frac{C'(t)}{50+t}=24$$

求得原微分方程通解为

$$x=\frac{1200t+12t^2+C}{50+t}$$

代入初始条件 $x(0)=25$, 求得原微分方程特解为

$$x=\frac{1200t+12t^2+1250}{50+t}$$

6.2.4　贝努利方程

定义4　方程 $\dfrac{dy}{dx}+P(x)y=Q(x)y^n(n\neq 0,1)$ 叫作**贝努利(Bernoulli)方程**. 当 $n=0$ 或 $n=1$ 时, 它是线性微分方程. 当 $n\neq 0,n\neq 1$ 时, 它不是线性的, 但可以通过变量代换, 把它化为线性方程. 令 $z=y^{1-n}$, 则

$$\frac{dz}{dx}=(1-n)y^{-n}\frac{dy}{dx}$$

将上式代入贝努利方程, 得

$$\frac{y^n}{1-n}\frac{dz}{dx}+P(x)zy^n=Q(x)y^n$$

整理得

$$\frac{dz}{dx}+(1-n)P(x)z=(1-n)Q(x)$$

这样就把贝努利方程化为线性方程了, 求出这方程的通解后, 以 $z=y^{1-n}$ 回代, 便可得贝努利方程的通解.

例8　求 $y'+y=y^2e^{-x}$ 在 $y(0)=-2$ 时的特解.

解　这是 $n=2$ 的贝努利方程, 令 $z=y^{-1}$, 则微分方程化为

$$\frac{dz}{dx}-z=-e^{-x}$$

对应齐次线性微分方程分离变量, 积分得 $z=Ce^x$.

常数变易, 令 $z=C(x)e^x$, 代入原微分方程得

$$C'(x)e^x=-e^{-x}$$

$$C(x)=-\int e^{-2x}dx=\frac{1}{2}e^{-2x}+C$$

原微分方程通解为

$$\frac{1}{y}=\frac{1}{2}e^{-x}+Ce^x$$

代入初始条件 $y(0)=-2$, 解得 $C=-1$,

原微分方程特解为

$$y(e^{-x}-2e^x)=2$$

6.2.5　可降阶的二阶微分方程

前面, 我们介绍了几种常见的一阶微分方程的解法, 现在, 我们来研究二阶和二阶以上的微分

方程的求解.二阶和二阶以上的微分方程,称为**高阶微分方程**.有些高阶微分方程,可以通过变量代换化为较低阶的方程来求解.这里主要讨论可降阶的二阶微分方程的求解方法.二阶微分方程的一般形式为 $F(x,y,y',y'')=0$ 或 $y''=f(x,y,y')$.

1. $y''=f(x)$ 型的微分方程

微分方程 $y''=f(x)$ 的右端仅含有 x.此时,只要把 y' 作为新的未知函数,写成

$$\frac{\mathrm{d}y'}{\mathrm{d}x}=f(x)$$

两边积分,就转化为一阶微分方程

$$y'=\int f(x)\,\mathrm{d}x+C_1$$

然后,解此一阶微分方程,即可获得原微分方程的解.

一般地,$y^{(n)}=f(x)$,只要把 $y^{(n-1)}$ 作为新的未知函数,写成

$$\frac{\mathrm{d}y^{(n-1)}}{\mathrm{d}x}=f(x)$$

两边积分后,得

$$y^{(n-1)}=\int f(x)\,\mathrm{d}x+C_1$$

将上式改写为

$$\frac{\mathrm{d}y^{(n-2)}}{\mathrm{d}x}=\int f(x)\,\mathrm{d}x+C_1$$

再两边积分,可得 $\qquad y^{(n-2)}=\int\left[\int f(x)\,\mathrm{d}x+C_1\right]\mathrm{d}x+C_2$

依此类推,可求得高阶微分方程 $y^{(n)}=f(x)$ 的解.

例 9　求微分方程 $y''=\mathrm{e}^x+2x$ 的通解.

解　将原方程改写成 $\qquad\dfrac{\mathrm{d}y'}{\mathrm{d}x}=\mathrm{e}^x+2x$

两边积分得 $\qquad y'=\mathrm{e}^x+x^2+C_1$

再两边积分,便可得通解 $\qquad y=\mathrm{e}^x+\dfrac{x^3}{3}+C_1x+C_2$

2. $y''=f(x,y')$ 型微分方程

方程 $y''=f(x,y')$ 不明显含有未知函数 y.如果我们设 $y'=p(x)=p$,则 $y''=p'(x)$.代入微分方程,化为一阶微分方程

$$p'=f(x,p)$$

通常可用分离变量法或常数变易法求出这个一阶微分方程的通解为

$$p=g(x,C_1)$$

从而,求出原微分方程的通解

$$y=\int g(x,C_1)\,\mathrm{d}x+C_2$$

例 10　求 $xy''+y'=0$ 的通解.

解　令 $y'=p(x)$,则微分方程化为

$$xp'+p=0$$

分离变量,积分得 $\ln p=-\ln x+\ln C_1$,即

$$p = \frac{C_1}{x}$$

原微分方程通解为

$$y = \int \frac{C_1}{x} \mathrm{d}x = C_1 \ln|x| + C_2$$

例 11 求 $y'' = \frac{2xy'}{x^2+1}$ 在 $y(0) = 1, y'(0) = 3$ 的特解.

解 令 $y' = p(x)$,则微分方程化为

$$p' = \frac{2xp}{x^2+1}$$

分离变量,积分得 $p = C_1(x^2+1)$,即

$$y' = C_1(x^2+1)$$

代入初始条件 $y'(0) = 3$,求得 $C_1 = 3$,积分得

$$y = \int 3(x^2+1)\mathrm{d}x = x^3 + 3x + C_2,$$

代入初始条件 $y(0) = 1$,求得 $C_2 = 1$,故所求特解为

$$y = x^3 + 3x + 1$$

3. $y'' = f(y, y')$ 型微分方程

方程 $y'' = f(y, y')$ 中,不明显地含有自变量 x. 我们设 $y' = p(y) = p$,利用复合函数的求导法则,可得

$$y'' = \frac{\mathrm{d}p}{\mathrm{d}y} \frac{\mathrm{d}y}{\mathrm{d}x} = p \frac{\mathrm{d}p}{\mathrm{d}y}$$

于是原微分方程可化为

$$p \frac{\mathrm{d}p}{\mathrm{d}y} = f(y, p)$$

这是一个关于 y 和 p 的一阶微分方程,设它的通解为

$$p = g(y, C_1)$$

分离变量,求得原微分方程通解为

$$\int \frac{\mathrm{d}y}{g(y, C_1)} = x + C_2$$

例 12 求 $y'' = 2yy'$ 在 $y(0) = 1, y'(0) = 2$ 的特解.

解 令 $y' = p(y)$,则微分方程化为

$$p \frac{\mathrm{d}p}{\mathrm{d}y} = 2yp$$

分离变量并积分得

$$p = y^2 + C_1$$
$$y' = y^2 + C_1$$

代入初始条件由 $y(0) = 1$、$y'(0) = 2$,求得 $C_1 = 1$,即

$$y' = y^2 + 1$$

再分离变量并积分,求得原微分方程通解为

$$\arctan y = x + C_2$$

代入初始条件由 $y(0) = 1$,求得 $C_2 = \arctan 1$,故所求特解为

$$y = \tan\left(x + \frac{\pi}{4}\right)$$

例 13 求 $y'' + y^{-3} = 0$ 通解.

解 令 $y' = p(y)$, 则微分方程化为

$$p \frac{\mathrm{d}p}{\mathrm{d}y} + \frac{1}{y^3} = 0$$

分离变量并积分得

$$p^2 = y^{-2} + C_1$$

$$p = \pm\sqrt{y^{-2} + C_1}$$

再分离变量并积分得

$$\pm\frac{1}{2}\int (1 + C_1 y^2)^{-\frac{1}{2}} \mathrm{d}(1 + C_1 y^2) = C_1 \int \mathrm{d}x$$

$$\pm\sqrt{1 + C_1 y^2} = C_1 x + C_2$$

故原微分方程通解为

$$1 + C_1 y^2 = (C_1 x + C_2)^2$$

6.2.6 二阶常系数线性微分方程

1. 二阶线性微分方程解的结构

定义 5 可以化为 $y'' + P(x)y' + Q(x)y = f(x)$ 的微分方程, 称为**二阶线性微分方程**. 当方程右端 $f(x) = 0$ 时, 称为**二阶齐次线性微分方程**; 否则称为**二阶非齐次线性微分方程**.

下面的一些定理解决了二阶线性微分方程解的结构问题.

定理 1 若 y_1、y_2 是二阶齐次线性微分方程 $y'' + P(x)y' + Q(x)y = 0$ 的两个解, 那么

$$y = C_1 y_1 + C_2 y_2$$

也是该方程的解, 其中 C_1、C_2 为任意常数.

证 因为 $y_i (i = 1, 2)$ 是二阶齐次线性微分方程的解, 即

$$y_i'' + P(x)y_i' + Q(x)y_i = 0 \quad (i = 1, 2)$$

从而

$$(C_1 y_1 + C_2 y_2)'' + P(x)(C_1 y_1 + C_2 y_2)' + Q(x)(C_1 y_1 + C_2 y_2)$$
$$= C_1 [y_1'' + P(x)y_1' + Q(x)y_1] + C_2 [y_2'' + P(x)y_2' + Q(x)y_2] = 0$$

这就证明了 y_1、y_2 的线性组合 $y = C_1 y_1 + C_2 y_2$ 是该二阶齐次线性微分方程的解.

齐次方程的这个性质表明它的解符合叠加原理. 叠加起来的解 $y = C_1 y_1 + C_2 y_2$ 虽然有两个任意常数, 但它不一定是通解. 例如 $y_1 = k y_2$ 时,

$$y = C_1 y_1 + C_2 y_2 = C_1 k y_2 + C_2 y_2 = (C_1 k + C_2)y_2 = C y_2$$

这时, 解 $y = C_1 y_1 + C_2 y_2$ 实际上只有一个任意常数, 因此, 它不是原方程的通解.

定义 6 设 $y_1(x)$、$y_2(x)$ 是定义在区间 I 上的两个函数, 若存在不全为零的常数 k_1、k_2, 使一切 $x \in I$ 都有 $k_1 y_1 + k_2 y_2 = 0$, 则称 y_1、y_2 在区间 I 上**线性相关**, 否则称为**线性无关**.

有了线性无关的概念以后, 我们有如下关于二阶齐次线性微分方程的通解结构的定理.

定理 2 若 y_1、y_2 是二阶齐次线性微分方程 $y'' + P(x)y' + Q(x)y = 0$ 的两个线性无关的特解, 那么

$$y = C_1 y_1 + C_2 y_2$$

是它的通解.

例 14 已知 $y_1 = x$, $y_2 = \mathrm{e}^x$ 是微分方程 $(x-1)y'' - xy' + y = 0$ 的两个特解, 验证其通解是

$$y = C_1 x + C_2 e^x$$

解　该微分方程是二阶齐次线性微分方程,由题知由于 y_1 和 y_2 是方程的两个特解,而

$$\frac{y_1}{y_2} = \frac{x}{e^x} \neq 常数$$

即它们是线性无关的,因此它们的线性组合构成的解是微分方程通解.

下面讨论二阶非齐次方程 $y'' + P(x)y' + Q(x)y = f(x)$ 的解的构成.

在研究一阶线性非齐次方程 $y' + P(x)y = Q(x)$ 时,发现它的通解由两部分组成:一部分是对应的齐次方程的通解,另一部分是非齐次方程本身的特解.实际上,不仅一阶非齐次线性微分方程的通解具有这样的构成,而且二阶及更高阶的非齐次线性微分方程的通解都有这样的构成.

定理 3　设 $y^*(x)$ 是二阶非齐次线性方程 $y'' + P(x)y' + Q(x)y = f(x)$ 的一个特解,$Y(x)$ 是对应的齐次方程 $y'' + P(x)y' + Q(x)y = 0$ 的通解,那么

$$y = Y(x) + y^*(x)$$

是二阶非齐次线性方程 $y'' + P(x)y' + Q(x)y = f(x)$ 的通解.

证　由于 $y^*(x)$ 是二阶非齐次线性方程 $y'' + P(x)y' + Q(x)y = f(x)$ 的一个特解,$Y(x)$ 是对应齐次方程的通解,所以

$$y^{*\prime\prime} + P(x)y^{*\prime} + Q(x)y^* = f(x), \quad Y'' + P(x)Y' + Q(x)Y = 0$$

把 $y = Y(x) + y^*(x)$ 代入二阶非齐次方程 $y'' + P(x)y' + Q(x)y = f(x)$ 的左端

$$(Y'' + y^{*\prime\prime}) + P(x)(Y' + y^{*\prime}) + Q(x)(Y + y^*)$$
$$= [Y'' + P(x)Y' + Q(x)Y] + [y^{*\prime\prime} + P(x)y^{*\prime} + Q(x)y^*] = f(x)$$

由于齐次方程的通解 $Y(x)$ 中含有两个独立的任意常数,所以 $y = Y(x) + y^*(x)$ 也含有两个任意常数,从而它就是二阶非齐次线性方程 $y'' + P(x)y' + Q(x)y = f(x)$ 的通解.

2. 二阶常系数齐次线性微分方程

定义 7　可化为 $y'' + py' + qy = 0$(p、q 为常数)形式的方程,称为**二阶常系数齐次线性微分方程**.

由定理 2 知,如能求出两个线性无关的特解,则它们的线性组合就是方程的通解.

当 r 为常数时,指数函数 $y = e^{rx}$ 和它的各阶导数都只差一个常数因子,由于它有这样的特点,因此用 $y = e^{rx}$ 来尝试,看能否选取适当的 r,使 $y = e^{rx}$ 成为微分方程的解.

将 $y = e^{rx}$ 及其导数 $y' = re^{rx}$,$y'' = r^2 e^{rx}$ 代入微分方程,得

$$r^2 e^{rx} + pr e^{rx} + q e^{rx} = 0$$

因为 $e^{rx} \neq 0$,故有代数方程

$$r^2 + pr + q = 0$$

由此可见,只要 r 满足上述代数方程,函数 $y = e^{rx}$ 就是微分方程的解.我们把这个代数方程叫作**微分方程的特征方程**.特征方程是一个二次代数方程,其中 r^2、r 的系数及常数项恰好依次是微分方程中 y''、y' 及 y 的系数.特征方程的根称为**微分方程的特征根**,可以用公式

$$r_{1,2} = \frac{-p \pm \sqrt{p^2 - 4q}}{2}$$

求出.对于它们的三种不同取值情形,二阶常系数齐次微分方程有不同的通解公式:

(1) 特征根为不等二实根 r_1、r_2 时,$y_1 = e^{r_1 x}$,$y_2 = e^{r_2 x}$ 为微分方程的两个特解,且 $\dfrac{y_1}{y_2} = e^{(r_1 - r_2)x} \neq 常$数,这时,微分方程的通解为

$$y = C_1 e^{r_1 x} + C_2 e^{r_2 x}$$

（2）特征根为二个相等的实根 $r_1 = r_2 = \dfrac{-p}{2}$ 时，只得到微分方程的一个特解 $y_1 = \mathrm{e}^{rx}$．为了得到微分方程通解，还需求出一个与 $y_1 = \mathrm{e}^{rx}$ 线性无关的特解 y_2，即要求 $\dfrac{y_2}{y_1} \neq$ 常数.

最简单的猜测是 $y_2 = x\mathrm{e}^{rx}$，把 y_2'、y_2'' 代入方程，可验证它也是方程的一个特解．于是，微分方程的通解为

$$y = C_1\mathrm{e}^{rx} + C_2 x\mathrm{e}^{rx} = \mathrm{e}^{rx}(C_1 + C_2 x)$$

（3）特征根为一对共轭复根 $\alpha \pm \beta i$ 时，$y_1 = \mathrm{e}^{(\alpha+\beta i)x}$，$y_2 = \mathrm{e}^{(\alpha-\beta i)x}$ 为微分方程的两个线性无关的特解，可以写出复数形式的通解为

$$y = C_1\mathrm{e}^{(\alpha+\beta i)x} + C_2\mathrm{e}^{(\alpha-\beta i)x} = \mathrm{e}^{\alpha x}(C_1\mathrm{e}^{\beta i x} + C_2\mathrm{e}^{-\beta i x})$$

利用欧拉公式 $\mathrm{e}^{i\theta} = \cos\theta + i\sin\theta$，可构造两个由 y_1、y_2 的线性组合而成的实数形式的解.

$$\bar{y_1} = \frac{y_1 + y_2}{2} = \frac{\mathrm{e}^{\alpha x}(\cos\beta x + i\sin\beta x) + \mathrm{e}^{\alpha x}(\cos\beta x - i\sin\beta x)}{2} = \mathrm{e}^{\alpha x}\cos\beta x$$

$$\bar{y_2} = \frac{y_1 - y_2}{2i} = \frac{\mathrm{e}^{\alpha x}(\cos\beta x + i\sin\beta x) - \mathrm{e}^{\alpha x}(\cos\beta x - i\sin\beta x)}{2i} = \mathrm{e}^{\alpha x}\sin\beta x$$

显然这两个解也是线性无关的，因此微分方程的通解又可表达为

$$y = C_1\mathrm{e}^{\alpha x}\cos\beta x + C_2\mathrm{e}^{\alpha x}\sin\beta x = \mathrm{e}^{\alpha x}(C_1\cos\beta x + C_2\sin\beta x)$$

综上所述，求二阶常系数齐次线性方程 $y'' + py' + qy = 0$ 的通解的步骤如下：

（1）写出微分方程的特征方程

$$r^2 + pr + q = 0$$

（2）求出特征方程的两个根 r_1、r_2；

（3）根据特征方程的两个根的不同情形，按下列方式写出微分方程的通解：

特征方程 $r^2 + pr + q = 0$ 的两个根 r_1、r_2	微分方程 $y'' + py' + qy = 0$ 的通解
两个不相等的实数根 r_1、r_2	$y = C_1\mathrm{e}^{r_1 x} + C_2\mathrm{e}^{r_2 x}$
两个相等的实数根 $r_1 = r_2 = r$	$y = \mathrm{e}^{rx}(C_1 + C_2 x)$
两个共轭复根 $r_{1,2} = \alpha \pm \beta i$	$y = \mathrm{e}^{\alpha x}(C_1\cos\beta x + C_2\sin\beta x)$

例 15 求 $y'' - 6y' + 13y = 0$ 的通解.

解 特征方程 $r^2 - 6r + 13 = 0$，特征根为共轭复根 $3 \pm 2i$，微分方程通解为

$$y = \mathrm{e}^{3x}(C_1\cos 2x + C_2\sin 2x)$$

例 16 求 $y'' - 6y' + 9y = 0$ 在 $y'(0) = 1$、$y(0) = 0$ 的特解.

解 特征方程 $r^2 - 6r + 9 = 0$，特征根为二等根 $r = 3$，微分方程通解为

$$y = \mathrm{e}^{3x}(C_1 + C_2 x)$$

从而 $\qquad y' = 3\mathrm{e}^{3x}(C_1 + C_2 x) + \mathrm{e}^{3x}C_2 = \mathrm{e}^{3x}(3C_1 + C_2 + 3C_2 x)$，

把初始条件 $y'(0) = 1$、$y(0) = 0$ 代入，求得 $C_1 = 0$、$C_2 = 1$，

故所求特解为

$$y = x\mathrm{e}^{3x}$$

例 17 设弹簧上端固定，下端挂质量为 m 的物体．把物体从平衡位置拉至 h 处，以初速 v_0 放开，使物体上下振动．求弹簧振动规律.

解 以物体平衡位置为坐标原点建立竖直向下的 x 轴,如图 6-2 所示,

设弹簧振动到时间 t,物体运动到 x 处,使物体回到平衡位置的弹性力为 $F=-kx$,$k>0$ 称弹性系数;由实验知,当速度不太大时运动阻力与速度成正比 $f=-Cx'(t)$,比例系数 $C>0$ 称阻尼系数.

由牛顿第二定律,建立模型:

$$m\frac{\mathrm{d}^2x}{\mathrm{d}t^2}=-kx-C\frac{\mathrm{d}x}{\mathrm{d}t},x(0)=h,x'(0)=v_0$$

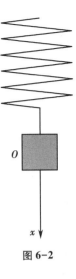

图 6-2

由于没有考虑其他外力,这个微分方程称为弹簧的自由振动微分方程,$C=0$ 时称为无阻尼自由振动,$C\neq0$ 时称为有阻尼自由振动.

在无阻尼自由振动时,微分方程为

$$mx''+kx=0$$

由特征方程 $mr^2+k=0$,求得微分方程通解为

$$x=C_1\cos\sqrt{\frac{k}{m}}t+C_2\sin\sqrt{\frac{k}{m}}t$$

$$x'=-C_1\sqrt{\frac{k}{m}}\sin\sqrt{\frac{k}{m}}t+C_2\sqrt{\frac{k}{m}}\cos\sqrt{\frac{k}{m}}t,$$

代入初始条件 $x(0)=h$、$x'(0)=v_0$,求得

$$C_1=h,C_2=\sqrt{\frac{m}{k}}v_0$$

微分方程特解为

$$x=h\cos\sqrt{\frac{k}{m}}t+v_0\sqrt{\frac{m}{k}}\sin\sqrt{\frac{k}{m}}t$$

记 $\omega=\sqrt{\dfrac{k}{m}}$,$A=\sqrt{h^2+\dfrac{v_0^2}{\omega^2}}$,$\sin\varphi=\dfrac{h}{A}$,$\cos\varphi=\dfrac{v_0}{A}$.

无阻尼自由振动规律可以表示为 $x=A\sin(\varphi+\omega t)$,这种振动称为简谐振动.

6.2.7 二阶常系数非齐次线性微分方程

定义 8 二阶常系数非齐次线性微分方程的一般形式为

$$y''+py'+qy=f(x)$$

其中 p、q 为常数.

由定理 3 知,它的通解是由其自身的一个特解 y^* 和对应的齐次方程

$$y''+py'+qy=0$$

的通解的和构成的.

对应的齐次方程的通解已能求出,只需再求出微分方程的一个特解即可.二阶常系数非齐次线性微分方程的特解与它的非齐次项 $f(x)$ 有关.我们只介绍几种常见形式下求特解 y^* 的方法.这种方法叫作**待定系数法**,其特点是不用积分就可求出 y^*.

1. $f(x)=\mathrm{e}^{\alpha x}P_m(x)$ 型

这里 α 是常数,$P_m(x)$ 是 m 次多项式.因为 $f(x)$ 是多项式 $P_m(x)$ 与指数函数 $\mathrm{e}^{\alpha x}$ 的乘积,其导数仍然是同一类型的函数,所以我们猜测微分方程的特解 y^* 也是某个多项式 $Q(x)$ 与 $\mathrm{e}^{\alpha x}$ 的乘积,即

$y^* = Q(x) e^{\alpha x}$. 因此, 问题归结为能否选取适当的多项式 $Q(x)$, 使 $y^* = Q(x) e^{\alpha x}$ 满足微分方程. 为此, 将

$$y^* = Q(x) e^{\alpha x}$$

$$y^{*\prime} = e^{\alpha x} \left[\alpha Q(x) + Q'(x) \right]$$

$$y^{*\prime\prime} = e^{\alpha x} \left[\alpha^2 Q(x) + 2\alpha Q'(x) + Q''(x) \right]$$

代入微分方程并消去 $e^{\alpha x}$, 得

$$Q''(x) + (2\alpha + p) Q'(x) + (\alpha^2 + p\alpha + q) Q(x) = P_m(x)$$

（1）如果 α 不是齐次微分方程的特征方程的根, 即 $\alpha^2 + p\alpha + q \neq 0$, 由于 $P_m(x)$ 是一个 m 次多项式, 要使等式的两端恒等, $Q(x)$ 也必须是一个 m 次多项式, 设此多项式为

$$Q_m(x) = b_0 x^m + b_1 x^{m-1} + \cdots + b_{m-1} x + b_m$$

将 $Q_m(x)$ 代入等式, 比较等式两端 x 同次幂的系数, 就得到以 $b_0, b_1, \cdots, b_m$ 为未知数的联立方程组, 从而可以定出系数 $b_0, b_1, \cdots, b_m$, 于是得到所求的特解 $y^* = e^{\alpha x} Q_m(x)$.

（2）如果 α 是特征方程的单根, 即 $\alpha^2 + p\alpha + q = 0$, 但 $2\alpha + p \neq 0$, 要使等式的两端恒等, 特解中的多项式必须是 $m+1$ 次的, 此时可设特解为 $y^* = x e^{\alpha x} Q_m(x)$, 再用（1）中的方法可确定系数 $b_0, b_1, \cdots, b_m$.

（3）同理, 如果 α 是特征方程的重根, 即 $\alpha^2 + p\alpha + q = 0$ 且 $2\alpha + p = 0$, 可设特解为 $y^* = x^2 e^{\alpha x} Q_m(x)$.

综上所述, 如果非齐次项 $f(x) = e^{\alpha x} P_m(x)$, 则二阶常系数非齐次方程具有形如

$$y^* = x^k e^{\alpha x} Q_m(x)$$

的特解, 其中 $Q_m(x)$ 与 $P_m(x)$ 同是 m 次多项式, 而 k 则按 α 不是特征方程的根、是特征方程的单根或是特征方程的重根依次取 0、1 或 2.

例 18 求微分方程 $y'' + 4y' + 4y = 8x^2 + 4$ 的通解.

解 该方程对应的齐次方程的特征方程为 $r^2 + 4r + 4 = 0$, 特征根 $r_1 = r_2 = -2$, 因而齐次方程的通解为

$$Y(x) = e^{-2x} (C_1 + C_2 x)$$

非齐次项 $f(x) = e^0 (8x^2 + 4)$, 即 $\alpha = 0, m = 2$, α 不是特征方程的根, k 取 0, 于是设想微分方程的特解为

$$y^* = b_0 x^2 + b_1 x + b_2$$

将它代入微分方程, 得

$$2b_0 + 4(2b_0 x + b_1) + 4(b_0 x^2 + b_1 x + b_2) = 8x^2 + 4$$

比较两端同次幂系数, 解出 $b_0 = 2, b_1 = -4, b_2 = 4$, 代回原方程得特解 $y^* = 2x^2 - 4x + 4$, 于是所给方程的通解为

$$y = Y(x) + y^* = e^{-2x} (C_1 + C_2 x) + 2x^2 - 4x + 4$$

例 19 求微分方程 $y'' - 5y' + 6y = x e^{2x}$ 的通解.

解 对应的齐次方程的特征方程为 $r^2 - 5r + 6 = 0$, 特征根 $r_1 = 2, r_2 = 3$, 因而齐次方程的通解为

$$Y(x) = C_1 e^{2x} + C_2 e^{3x}$$

非齐次项 $f(x) = x e^{2x}$, 属于 $e^{\alpha x} P_m(x)$ 型, $m = 1, \alpha = 2$ 是特征方程的单根, 微分方程的特解应设为

$$y^* = x e^{2x} (b_0 x + b_1)$$

将它和它的一阶导数、二阶导数代入所给方程, 并化简得

$$-2b_0 x + 2b_0 - b_1 = x$$

比较两端同次幂的系数,得

$$\begin{cases} -2b_0 = 1 \\ 2b_0 - b_1 = 0 \end{cases}$$

解此代数方程组,得 $b_0 = -\dfrac{1}{2}, b_1 = -1$,因而得特解 $y^* = -x\left(\dfrac{1}{2}x+1\right)\mathrm{e}^{2x}$,于是所给方程的通解为

$$y = Y(x) + y^* = C_1\mathrm{e}^{2x} + C_2\mathrm{e}^{3x} - x\left(\frac{1}{2}x+1\right)\mathrm{e}^{2x}$$

$$= \left(C_1 - x - \frac{1}{2}x^2\right)\mathrm{e}^{2x} + C_2\mathrm{e}^{3x}$$

2. $f(x) = \mathrm{e}^{\alpha x}\left[P_l(x)\cos\beta x + P_n(x)\sin\beta x\right]$ 型

这时的特解可设为

$$y^* = x^k\mathrm{e}^{\alpha x}\left[Q_m(x)\cos\beta x + R_m(x)\sin\beta x\right]$$

其中 $P_l(x)$ 和 $P_n(x)$ 分别是 l 和 n 次多项式,$Q_m(x)$ 和 $R_m(x)$ 为 m 次多项式,$m = \max\{l, n\}$;而 k 按 $\alpha + \beta i$ 不是特征方程的根、或是特征方程的单根依次取 0 或 1.其证明此处从略.

例20 求微分方程 $y'' - 2y' + 5y = 10\sin x$ 的通解.

解 其对应的齐次微分方程的特征方程为

$$r^2 - 2r + 5 = 0$$

特征根 $r_{1,2} = 1 \pm 2i$,得齐次方程的通解为

$$Y(x) = \mathrm{e}^x(C_1\cos 2x + C_2\sin 2x)$$

非齐次项 $f(x) = 10\sin x$,属于 $f(x) = \mathrm{e}^{\alpha x}\left[P_l(x)\cos\beta x + P_n(x)\sin\beta x\right]$ 型,$\alpha = 0, \beta = 1, m = 0, \alpha + \beta i = 0 + i = i$ 不是特征方程的根,因而所给方程的特解可设为

$$y^* = b_1\cos x + b_2\sin x$$

将上式和它的一阶导、二阶导数代入所给微分方程,可得

$$(4b_1 - 2b_2)\cos x + (2b_1 + 4b_2)\sin x = 10\sin x$$

比较两端系数,得方程组

$$\begin{cases} 4b_1 - 2b_2 = 0 \\ 2b_1 + 4b_2 = 10 \end{cases}$$

求得 $b_1 = 1, b_2 = 2$. 从而所给微分方程的特解为

$$y^* = \cos x + 2\sin x$$

所给定的微分方程的通解为

$$y = Y(x) + y^* = \mathrm{e}^x(C_1\cos 2x + C_2\sin 2x) + \cos x + 2\sin x$$

6.3 拉普拉斯变换

拉普拉斯变换(Laplace transform)是一种积分变换,它能将微积分运算转化为代数运算.因此,将拉普拉斯变换应用于微分方程,可简化求解过程.拉普拉斯变换在工程技术和医药科学研究中有着广泛的应用.

6.3.1 拉普拉斯变换及逆变换

定义 若函数 $f(t)$ 在 $[0, +\infty)$ 有定义,下面积分

$$F(s) = \int_0^{+\infty} \mathrm{e}^{-st} f(t) \,\mathrm{d}t$$

在 s 的某区间上存在,则称函数 $F(s)$ 为函数 $f(t)$ 的**拉普拉斯(Laplace)变换**或**象函数**,简称**拉氏变换**,记为 $F(s)=L\{f(t)\}$;称式中符号**"L"为拉氏变换算子**,称函数 $f(t)$ 为函数 $F(s)$ 的**拉氏逆变换**或**象原函数**,记为 $f(t)=L^{-1}\{F(s)\}$.

在拉氏变换的一般理论中,参变量 s 假定为复数.我们在这里只限于 s 为实数的情形,因为它对许多实际应用问题已经够用了.

例 1 求函数 $f(t)=\mathrm{e}^{at}$ 的拉氏变换(a 为实数).

解 $\qquad L\{f(t)\} = L\{\mathrm{e}^{at}\} = \int_0^{+\infty} \mathrm{e}^{-st}\mathrm{e}^{at}\mathrm{d}t = \int_0^{+\infty} \mathrm{e}^{-(s-a)t}\mathrm{d}t = \dfrac{1}{s-a} \qquad (s>a)$

在实际应用中,拉氏变换或拉氏逆变换通常查如表 6-1 所示的变换表进行.

表 6-1　拉普拉斯变换表

序号	象原函数 $f(t)$	象函数 $F(s)$	序号	象原函数 $f(t)$	象函数 $F(s)$
1	1	$\dfrac{1}{s}$　$(s>0)$	11	$t\mathrm{e}^{at}\sin bt$	$\dfrac{2b(s-a)}{[(s-a)^2+b^2]^2}$　$(s>a)$
2	$t^n(n\in N)$	$\dfrac{n!}{s^{n+1}}$　$(s>0)$	12	$t\mathrm{e}^{at}\cos bt$	$\dfrac{(s-a)^2-b^2}{[(s-a)^2+b^2]^2}$　$(s>a)$
3	e^{at}	$\dfrac{1}{s-a}$　$(s>a)$	13	$\sin^2 t$	$\dfrac{1}{2}\left(\dfrac{1}{s}-\dfrac{s}{s^2+4}\right)$　$(s>0)$
4	$t^n\mathrm{e}^{at}(n\in N)$	$\dfrac{n!}{(s-a)^{n+1}}$　$(s>a)$	14	$\cos^2 t$	$\dfrac{1}{2}\left(\dfrac{1}{s}+\dfrac{s}{s^2+4}\right)$　$(s>0)$
5	$\sin at$	$\dfrac{a}{s^2+a^2}$　$(s>0)$	15	$\sin at\sin bt$	$\dfrac{2abs}{[s^2+(a+b)^2][s^2+(a-b)^2]}$　$(s>0)$
6	$\cos at$	$\dfrac{s}{s^2+a^2}$　$(s>0)$	16	$\mathrm{e}^{at}-\mathrm{e}^{bt}$	$\dfrac{a-b}{(s-a)(s-b)}$　$(s>a,s>b)$
7	$t\sin at$	$\dfrac{2as}{(s^2+a^2)^2}$　$(s>0)$	17	$\dfrac{1-\mathrm{e}^{-at}}{a}$	$\dfrac{1}{s(s+a)}$　$(s>-a)$
8	$t\cos at$	$\dfrac{s^2-a^2}{(s^2+a^2)^2}$　$(s>0)$	18	$(1-at)\mathrm{e}^{-at}$	$\dfrac{s}{s+a}$　$(s>-a)$
9	$\mathrm{e}^{at}\sin bt$	$\dfrac{b}{(s-a)^2+b^2}$　$(s>a)$	19	$\dfrac{1-\cos at}{a^2}$	$\dfrac{1}{s(s^2+a^2)}$　$(s>0)$
10	$\mathrm{e}^{at}\cos bt$	$\dfrac{s-a}{(s-a)^2+b^2}$　$(s>a)$	20	$\dfrac{at-\sin at}{a^3}$	$\dfrac{1}{s^2(s^2+a^2)}$　$(s>0)$

例 2 $f(t)=t^4$,求 $L\{f(t)\}$.

解 在表 6-1,由 $f(t)$ 查 $F(s)$ 及 s 的范围为

$$L\{f(t)\} = L\{t^4\} = \dfrac{4!}{s^5} \quad (s>0)$$

例 3 $F(s)=\dfrac{s}{s^2+1}\ (s>0)$,求 $L^{-1}\{F(s)\}$.

解 在表 6-1,由 $F(s)$ 查 $f(t)$ 得

$$L^{-1}\{F(s)\} = L^{-1}\left\{\dfrac{s}{s^2+1}\right\} = \cos t$$

6.3.2 拉氏变换及逆变换性质

拉氏变换及逆变换有下列常用性质.

性质1(线性性质) 若 $L\{f_1(t)\}=F_1(s)$，$L\{f_2(t)\}=F_2(s)$，则对任意常数 C_1、C_2，有

$$L\{C_1f_1(t)+C_2f_2(t)\}=C_1L\{f_1(t)\}+C_2L\{f_2(t)\}$$

$$L^{-1}\{C_1F_1(s)+C_2F_2(s)\}=C_1L^{-1}\{F_1(s)\}+C_2L^{-1}\{F_2(s)\}$$

性质2(微分性质) $f(t)$、$f'(t)$ 在 $[0,+\infty)$ 上连续，若存在常数 $A>0$ 和 k，对一切充分大的 t 有 $|f(t)|\leqslant Ae^{kt}$，则 $s>k$ 时，$f(t)$ 的拉氏变换 $L\{f(t)\}$ 存在，且

$$L\{f'(t)\}=sL\{f(t)\}-f(0)$$

证 存在常数 $A>0$ 和 k，对一切充分大的 t 有 $|f(t)|\leqslant Ae^{kt}$，

$$|e^{-st}f(t)|\leqslant Ae^{-st}e^{kt}=Ae^{-(s-k)t}$$

$s>k$ 时，$Ae^{-(s-k)t}$ 在 $[0,+\infty)$ 上广义积分收敛，从而，$e^{-st}f(t)$ 在 $[0,+\infty)$ 上广义积分收敛，$f(t)$ 的拉氏变换 $L\{f(t)\}$ 存在，

$$L\{f'(t)\}=\int_0^{+\infty}e^{-st}f'(t)\,dt=\lim_{u\to+\infty}\int_0^u e^{-st}d[f(t)]=\lim_{u\to+\infty}[e^{-st}f(t)]_0^u+s\int_0^{+\infty}e^{-st}f(t)\,dt$$

$$=[0-e^0f(0)]+sL\{f(t)\}=sF(s)-f(0)$$

由性质2，可以得到

$$L\{f''(t)\}=sL\{f'(t)\}-f'(0)=s[sF(s)-f(0)]-f'(0)=s^2F(s)-sf(0)-f'(0)$$

由归纳法，可得一般公式：

$$L\{f^{(n)}(t)\}=s^nF(s)-s^{n-1}f(0)-s^{n-2}f'(0)-\cdots-sf^{(n-2)}(0)-f^{(n-1)}(0)$$

例4 $f(t)=e^{3t}+\sin 2t+1$，求 $L\{f(t)\}$.

解 由拉氏变换线性性质得

$$L\{f(t)\}=L\{e^{3t}\}+L\{\sin 2t\}+L\{1\}=\frac{1}{s-3}+\frac{2}{s^2+4}+\frac{1}{s}\quad(s>3)$$

例5 设 $F(s)=\dfrac{1}{s^2(s+1)}$，求象原函数 $f(t)$.

解 表6-1中未列出这个 $F(s)$，这时应将 $F(s)$ 分解为部分分式

$$F(s)=\frac{1}{s^2(s+1)}=\frac{-1}{s}+\frac{1}{s^2}+\frac{1}{s+1}$$

应用线性性质和表6-1，得

$$f(t)=L^{-1}\{F(s)\}=-L^{-1}\left\{\frac{1}{s}\right\}+L^{-1}\left\{\frac{1}{s^2}\right\}+L^{-1}\left\{\frac{1}{s+1}\right\}=-1+t+e^{-t}$$

6.3.3 拉氏变换解初值问题

在实际工作中，常用拉氏变换解线性微分方程或线性微分方程组的初值问题，其基本求解步骤如下：

（1）对线性微分方程或方程组作拉氏变换，得到含未知函数象函数的代数方程；

（2）解代数方程，求出未知函数的象函数；

（3）对未知函数的象函数进行拉氏逆变换，求出未知函数.

例6 求微分方程 $y''-4y'+3y=\sin t$ 满足 $y(0)=0$、$y'(0)=0$ 的特解.

解 对方程作拉氏变换,记 $F(s)=L\{y\}$,则

$$L\{y''-4y'+3y\}=L\{\sin t\}$$

由拉氏变换的线性性质,并由表 6-1 查出 $L\{\sin t\}$,得

$$L\{y''\}-4L\{y'\}+3L\{y\}=\frac{1}{s^2+1}$$

再应用拉氏变换的微分性质,可得

$$[s^2F(s)-0-0]-4[sF(s)-0]+3F(s)=\frac{1}{s^2+1}$$

可以解出

$$F(s)=\frac{1}{(s^2-4s+3)(s^2+1)},$$

用待定系数法把象函数分解为部分分式,令

$$\frac{1}{(s-3)(s-1)(s^2+1)}=\frac{A}{s-3}+\frac{B}{s-1}+\frac{Cs+D}{s^2+1}$$

求得

$$A=\frac{1}{20},\quad B=-\frac{1}{4},\quad C=\frac{1}{5},\quad D=\frac{1}{10}$$

于是

$$F(s)=\frac{1}{(s^2-4s+3)(s^2+1)}=\frac{\frac{1}{20}}{s-3}+\frac{-\frac{1}{4}}{s-1}+\frac{\frac{1}{5}s+\frac{1}{10}}{s^2+1}$$

作拉氏逆变换,得出特解为

$$y=L^{-1}\{F(s)\}=\frac{1}{20}L^{-1}\left\{\frac{1}{s-3}\right\}-\frac{1}{4}L^{-1}\left\{\frac{1}{s-1}\right\}+\frac{1}{5}L^{-1}\left\{\frac{s}{s^2+1}\right\}+\frac{1}{10}L^{-1}\left\{\frac{1}{s^2+1}\right\}$$

$$=\frac{1}{20}e^{3t}-\frac{1}{4}e^t+\frac{1}{5}\cos t+\frac{1}{10}\sin t$$

例 7 求微分方程组 $\begin{cases}\dfrac{dx}{dt}=3x-2y\\[2mm]\dfrac{dy}{dt}=2x-y\end{cases}$,满足 $x(0)=1$ 、 $y(0)=0$ 的特解.

解 对线性微分方程组作拉氏变换,记 $F(s)=L\{x\}$, $G(s)=L\{y\}$,则

$$\begin{cases}sF(s)-1=3F(s)-2G(s)\\sG(s)-0=2F(s)-G(s)\end{cases}$$

求得

$$F(s)=\frac{s+1}{(s-1)^2}=\frac{1}{s-1}+\frac{2}{(s-1)^2},\quad G(s)=\frac{2}{(s-1)^2}$$

作拉氏逆变换,得微分方程组特解为

$$x=L^{-1}\{F(s)\}=e^t+2te^t,\quad y=L^{-1}\{G(s)\}=2te^t$$

6.4　微分方程的应用

　　微分方程在许多领域都有极其广泛的应用.1846 年海王星的发现,1967 年价值 10 万美元油画真伪的鉴别,都是微分方程成功应用的范例.自然科学中的许多一般规律,用微分方程的语言来表达最为自然,特别是一些随时间连续变化的量,一般都可以用微分方程来建立数学模型.

6.4.1　化学反应速率模型

1. 一级反应

在化学中,单分子反应 A→B,如果反应速率与反应物的量成正比,则称此化学反应为一级反应,或称为一级速率过程,比例系数 $k>0$ 称为一级速率常数.设反应物 A 在时刻 t 的量为 $x(t)$,则可用微分方程建立一级反应的数学模型:

$$\frac{\mathrm{d}x}{\mathrm{d}t} = -kx$$

这是一个可分离变量的方程,其中负号表示反应物的量在减少,对方程分离变量后两边积分,得 $\ln x = -kt + C$,代入初始条件 $x\big|_{t=0} = x_0$,整理得 $x = x_0 \mathrm{e}^{-kt}$.

当反应物的质量由 x_0 减少到 $x_0/2$ 所需时间 $t_{1/2}$,称为半衰期,有

$$t_{1/2} = \frac{\ln 2}{k} \approx \frac{0.693}{k}$$

符合一级反应的例子很多,放射性元素的衰变,部分药物的水解或是在体内的吸收、分解、代谢和排泄的时间过程等,都符合一级反应的规律.

2. 二级反应

化学反应 A+B→C,称为二级反应.实验表明,在一定温度下的恒容反应的反应速率与各反应物浓度的乘积成正比.若反应物 A 与 B 的初始浓度分别为 a 和 b,并设生成物 c 在时刻 t 的浓度为 $x(t)$,则反应物 A 与 B 在时刻 t 的浓度分别为 $(a-x)$ 和 $(b-x)$,于是可建立如下模型:

$$\frac{\mathrm{d}x}{\mathrm{d}t} = k(a-x)(b-x), \quad x\big|_{t=0} = 0$$

其中 $k>0$ 为反应速率常数.

若 $a \neq b$,将方程分离变量,积分得

$$\frac{1}{b-a} \ln \frac{b-x}{a-x} = kt + C_1$$

代入初始条件,并整理得所求的解为

$$\frac{1}{a-b} \ln \frac{(a-x)b}{(b-x)a} = kt$$

写成显函数形式,生成物在时刻 t 的浓度为 $x = ab \dfrac{\mathrm{e}^{kat} - \mathrm{e}^{kbt}}{a\mathrm{e}^{kat} - b\mathrm{e}^{kbt}}$

若 $a=b$,模型成为
$$\frac{\mathrm{d}x}{\mathrm{d}t} = k(a-x)^2$$

分离变量后两边积分,并代入初始条件,得

$$x = \frac{a^2 kt}{akt + 1}$$

6.4.2　医学模型

这里介绍肿瘤生长的几个模型.这种模型是描述肿瘤的大小与时间关系的数学表达式.

假设一个肿瘤的体积变化率与当时肿瘤的体积成正比.若在时间 t 肿瘤体积为 $V(t)$,生长速率常数为 k,则有

$$\frac{\mathrm{d}V}{\mathrm{d}t} = kV$$

设 t_0 为开始观察的时间,此时的体积为 $V_0 = V(t_0)$

分离变量,得其解为

$$V(\mathrm{t}) = V_0 \mathrm{e}^{k(t-t_0)}$$

通常把这种指数函数的生长称为指数生长,其模型为指数生长模型.

对肿瘤的早期生长,用指数模型是适合的,但按此模型,肿瘤的体积将随时间的增加迅速增大,这不符合肿瘤后期生长的实际规律.研究表明,随着肿瘤体积的增大,k 不再是常数,可设 k 的变化率随 t 的增大而减小,即

$$\frac{\mathrm{d}k(t)}{\mathrm{d}t} = -ak(t)$$

其中 a 为正的常数,于是肿瘤生长的模型为

$$\begin{cases} \dfrac{\mathrm{d}V}{\mathrm{d}t} = kV \\ \dfrac{\mathrm{d}k}{\mathrm{d}t} = -ak \end{cases}$$

假设初始条件为:$k\big|_{t=0} = k_0, V\big|_{t=0} = V_0$.

这是一个简单的非线性方程组.尽管我们没有研究非线性方程组的解法,但这不影响对它的求解.因 $\dfrac{\mathrm{d}k}{\mathrm{d}t} = -ak$ 为一可分离变量的方程,解得

$$k = k_0 \mathrm{e}^{-at}$$

代入另一式,得

$$\frac{\mathrm{d}V}{\mathrm{d}t} = k_0 \mathrm{e}^{-at} V$$

这是一个可分离变量的方程,利用初始条件,可得其解为

$$V = V_0 \mathrm{e}^{\frac{k_0}{a}(1-\mathrm{e}^{-at})}$$

这个函数,早在 1825 就由德国数学家 Gompertz 应用于实际研究中,故称为 Gompertz 函数.这个数学模型也称为肿瘤生长的 Gompertz 模型.

6.4.3 药学模型

一般来说,一种药物要发挥其治疗作用,必须进入血液,随着血流到达作用部位.药物动力学(pharmacokinetics)就是研究药物、毒物及其代谢物在机体内的吸收、分布、代谢及排除过程的定量规律的科学.它是介于数学与药理学之间的一门新兴的边缘学科.自 20 世纪 30 年代 Teorell 为药物动力学奠定基础以来,由于药物分析技术的进步和电子计算机的使用,药物动力学在理论和应用两方面都获得迅速的发展.下面仅就房室分析作一简单介绍.

1. 一室模型

最简单的房室模型是一室模型.采用一室模型是近似地把机体看成一个动力学单元,它适用于给药后,药物瞬间即分布到血液、其他体液及各器官、组织中,并达成动态平衡的情况.

例1 快速静脉注射.

一次快速静脉注射后,药物随体液循环迅速分布到全身,并达到动态平衡.这样,可以视体内为

一个室,称为药物动力学的一室模型,并称室的理论容积 V 为表观分布容积.

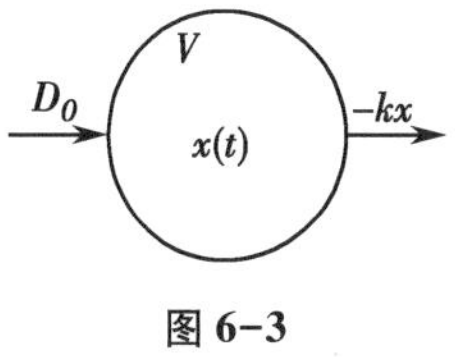

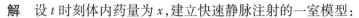

在如图 6-3 所示的快速静脉注射一室模型中,假定药物消除是一级速率.若一次快速静脉注射药物剂量为 D_0,求血药浓度的变化规律.

解 设 t 时刻体内药量为 x,建立快速静脉注射的一室模型:

$$\frac{\mathrm{d}x}{\mathrm{d}t} = -kx, \quad x\big|_{t=0} = D_0$$

将微分方程分离变量、积分得

$$\int \frac{\mathrm{d}x}{x} = -k \int \mathrm{d}t$$

$$\ln x = -kt + \ln C$$

微分方程通解为 $\qquad x = C\mathrm{e}^{-kt}$

代入初始条件,$D_0 = C\mathrm{e}^0$,$C = D_0$,得特解为 $x = D_0\mathrm{e}^{-kt}$.

两边同除以表观分布容积 V,记血药浓度 $C(t) = \dfrac{x}{V}$,$C_0 = C(0) = \dfrac{D_0}{V}$,

故体内血药浓度消除规律为

$$C(t) = C_0\mathrm{e}^{-kt}$$

例 2 恒速静脉滴注一室模型.

假定药物以恒定速率 k_0 进行静脉滴注,按一级速率过程消除,一级消除速率常数 $k>0$,如图 6-4 所示.

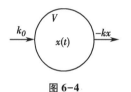

图 6-4

解 设 t 时刻体内药量为 x,体内药量变化的速率是输入药量的速率与消除药量的速率之差,建立模型:

$$\frac{\mathrm{d}x}{\mathrm{d}t} = k_0 - kx, \quad x\big|_{t=0} = 0$$

将对应齐次线性微分方程分离变量,积分得 $x = C\mathrm{e}^{-kt}$,常数变易,令 $x = C(x)\mathrm{e}^{-kt}$,代入原微分方程得

$$C'(t)\mathrm{e}^{-kt} = k_0$$

$$C(t) = k_0 \int \mathrm{e}^{kt}\mathrm{d}t = \frac{k_0}{k}\mathrm{e}^{kt} + C$$

原微分方程通解为

$$x = \frac{k_0}{k} + C\mathrm{e}^{-kt}$$

代入初始条件 $x\big|_{t=0} = 0$,解得 $C = -\dfrac{k_0}{k}$,原微分方程特解为

$$x = \frac{k_0}{k}(1 - \mathrm{e}^{-kt})$$

两边同除以表观分布容积 V,体内血药浓度变化规律为

$$C(t) = \frac{k_0}{kV}(1 - \mathrm{e}^{-kt})$$

体内血药浓度在静脉滴注开始后随时间上升,并趋于一个稳定水平

$$C_{SS} = \lim_{t \to \infty} C(t) = \frac{k_0}{kV}$$

这个稳态血药水平 C_{SS}，与滴注速率 k_0 成正比，称为坪水平或坪浓度.若剂量 D_0 的药物在时间 T 内以恒速 $k_0 = D_0 / T$ 滴注，则体内血药浓度变化规律可表示为

$$C(t) = \frac{D_0}{kVT}(1 - e^{-kt})$$

2. 二室模型

二室模型是从动力学角度把肌体设想为两部分，分别称为中央室和周边室.中央室一般包括血液及血液丰富的组织(如心、肝、肾等)，周边室一般指血液供应少，药物不易进入的组织(如肌肉、皮肤、某些脂肪组织等).在快速静注的情况下常见的二室模型如图 6-5 所示.

图中 V_1 代表中央室的容积，k_{10} 代表药物从中央室消除的一级速率常数，k_{12} 和 k_{21} 分别代表药物从中央室到周边室以及反方向的一级转运速率常数.在快速静脉注射剂量为 D 的药物后，设在时间 t，中央室和周边室中的药物分别为 $x_1(t)$ 和 $x_2(t)$，则可建立如下数学模型：

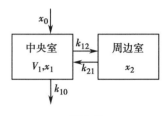

图 6-5

$$\begin{cases} \dfrac{dx_1}{dt} = k_{21}x_2 - (k_{12} + k_{10})x_1 \\ \dfrac{dx_2}{dt} = k_{12}x_1 - k_{21}x_2 \end{cases}$$

在初始条件 $t = 0, x_1 = x_0, x_2 = 0$.

设 $F(s) = L\{x_1\}, G(s) = L\{x_2\}$，作拉氏变换得

$$\begin{cases} sF(s) - x_0 = -k_{12}F(s) - k_{10}F(s) + k_{21}G(s) \\ sG(s) = k_{12}F(s) - k_{21}G(s) \end{cases}$$

解此方程组，可得象函数

$$F(s) = \frac{x_0(s + k_{21})}{s^2 + (k_{10} + k_{12} + k_{21}) + k_{10}k_{21}} = \frac{x_0(s + k_{21})}{(s + \alpha)(s + \beta)}$$

$$G(s) = \frac{k_{12}x_0}{s^2 + (k_{10} + k_{12} + k_{21}) + k_{10}k_{21}} = \frac{k_{12}x_0}{(s + \alpha)(s + \beta)}$$

式中，$-\alpha$ 和 $-\beta$ 是方程 $s^2 + (k_{10} + k_{12} + k_{21}) + k_{10}k_{21} = 0$ 的两根，并设 $\alpha > \beta$.对象函数作拉氏逆变换，得中央室和周边室在时刻 t 的药量

$$x_1 = \frac{x_0(\alpha - k_{21})}{\alpha - \beta}e^{-\alpha t} + \frac{x_0(k_{21} - \beta)}{\alpha - \beta}e^{-\beta t}$$

$$x_2 = -\frac{k_{21}x_0}{\alpha - \beta}(e^{-\alpha t} - e^{-\beta t})$$

习 题 6

1. 指出下列各题中的函数是否为所给微分方程的解.

 ① $xy' = 2y, \quad y = 5x^2$;   ② $y'' + y = 0, \quad y = 3\sin x - 4\cos x$;

③ $y''-2y'+y=0$,　$y=x^2\mathrm{e}^{2x}$;　　　④ $y''-(a_1+a_2)y'+a_1a_2y=0$,　$y=C_1\mathrm{e}^{a_1x}+C_2\mathrm{e}^{a_2x}$.

2. 在下列各题中,确定函数关系中所含的参数,使函数满足所给的初始条件.

　① $x^2-y^2=C,y\big|_{x=0}=5$;

　② $y=(C_1+C_2x)\mathrm{e}^{2x},y\big|_{x=0}=0,y'\big|_{x=0}=1$.

3. 写出由下列条件确定的曲线所满足的微分方程.

　① 曲线在点(x,y)处的切线斜率等于该点横坐标的平方;

　② 曲线上点$P(x,y)$处的法线与x轴的交点为Q,且线段PQ被y轴平分.

4. 求下列微分方程的通解.

　① $y\ln y\mathrm{d}x+x\ln x\mathrm{d}y=0$;　　　② $2\mathrm{d}y+y\tan x\mathrm{d}x=0$;

　③ $y'=\mathrm{e}^{2x-y}$;　　　④ $y'-y\sin x=0$;

　⑤ $\mathrm{e}^x\mathrm{d}x=\mathrm{d}x+\sin 2y\mathrm{d}y$;　　　⑥ $\sin x\cos y\mathrm{d}x-\cos x\mathrm{d}y=0$;

　⑦ $\dfrac{\mathrm{d}y}{\mathrm{d}x}+\dfrac{\mathrm{e}^{y^2+3x}}{y}=0$;　　　⑧ $\dfrac{\mathrm{d}y}{\mathrm{d}x}-\dfrac{\sqrt{1-y^2}}{\sqrt{1-x^2}}=0$.

5. 求下列初值问题的解.

　① $(1+\mathrm{e}^x)yy'=\mathrm{e}^x,y(0)=1$;　　　② $y'=\sin x(1+\cos x),y(\pi/4)=-1$;

　③ $2xy\mathrm{d}x+(1+x^2)\mathrm{d}y=0,y(1)=3$;　　　④ $xy'+1=4\mathrm{e}^{-y},y(-2)=0$.

6. 某放射性物质的放射速率与所存的量$R(t)$成正比,比例系数$k>0$,且在t_0时刻所存的量为R_0,求t时刻所存放射物质的量.

7. 某种细菌在适当条件下增长率与当时的量$P(t)$成正比,第三天一天内增加了2455个,第五天一天内增加了4314个,求该细菌的增长速率常数.

8. 配制每毫升含400单位的某药物,2个月后含量为380单位,若分解为一级速率过程,配制3个月后含量为多少?若药物含量低于300单位无效,失效期为多少?

9. 求下列齐次方程的通解.

　① $xy'-y-\sqrt{y^2-x^2}=0$;　　　② $x\dfrac{\mathrm{d}y}{\mathrm{d}x}=y\ln\dfrac{y}{x}$;

　③ $(x^2+y^2)\mathrm{d}x-xy\mathrm{d}y=0$;　　　④ $(x^3+y^3)\mathrm{d}x-3xy^2\mathrm{d}y=0$.

10. 求下列齐次方程满足所给初始条件的特解.

　① $(y^2-3x^2)\mathrm{d}y+2xy\mathrm{d}x=0,y\big|_{x=0}=1$;　　　② $y'=\dfrac{x}{y}+\dfrac{y}{x},y\big|_{x=1}=2$;

　③ $(x^2+2xy-y^2)\mathrm{d}x+(y^2+2xy-x^2)\mathrm{d}y=0,y\big|_{x=1}=1$.

11. 求下列微分方程的通解.

　① $y'+y=\mathrm{e}^{-x}$;　　　② $y'+y\cos x=\mathrm{e}^{-\sin x}$;

　③ $xy'-y=x^2+1$;　　　④ $xy'+y=x^2+3x+2$;

　⑤ $y'\sin x+y\cos x=\sin 2x$;　　　⑥ $-x\ln y\mathrm{d}y+y\ln y\mathrm{d}x+y\mathrm{d}y=0$;

　⑦ $\dfrac{\mathrm{d}y}{\mathrm{d}x}+2xy=x\mathrm{e}^{-x^2}$;　　　⑧ $\dfrac{\mathrm{d}y}{\mathrm{d}x}+\dfrac{2xy}{1+x^2}=x^2-1$.

12. 求下列初值问题的解.

　① $y'+3xy=x,y(0)=-0.5$;　　　② $xy'+y-\mathrm{e}^x=0,y(1)=3\mathrm{e}$;

　③ $y'\cos x+y\sin x=1,y(0)=0$;　　　④ $xy'+y=\sin x,y(\pi/2)=2$.

13. 纯利润 L 随广告费用 x 变化,关系为 $\dfrac{\mathrm{d}L}{\mathrm{d}x}=k-a(L+x)$,($k$、$a$ 为常数,$x=0$ 时 $L=L_0$),求纯利润 L 的变化规律.

14. 质量为 m 的物体从静止开始作直线运动,受到与时间 t 成正比的外力,比例系数 $k_1>0$,运动阻力与速度成正比,比例系数 $k_2>0$,求物体运动的速度变化规律.

15. 求下列微分方程的通解.

① $y''=x+\sin x$;　　　　　　　② $y''=1+y'^2$;

③ $xy''+y'=0$;　　　　　　　④ $yy''=y'^2$.

16. 求下列初值问题的解.

① $y^3 y''+1=0,y(1)=1,y'(1)=1$;　　② $y''=\mathrm{e}^{2x},y(0)=0,y'(0)=0$;

③ $y''+y'^2=1,y(0)=0,y'(0)=0$;　　④ $y''=3\sqrt{y},y(0)=1,y'(0)=2$.

17. 子弹以速度 $v_0=200\mathrm{m/s}$ 与板垂直的方向打入厚度为 $10\mathrm{cm}$ 的板,穿过板时,速度为 $v_1=80\mathrm{m/s}$.设板对子弹的阻力与速度的平方成正比,比例系数 $k>0$.求子弹在板中 $5\mathrm{cm}$ 时的速度.

18. 质量为 m 的物体受重力从静止开始下落,运动阻力与速度的平方成正比,比例系数 $k>0$.求物体运动规律.

19. 下列函数组在其定义区间内哪些是线性无关的?

① x,x^2;　　　② $x,2x$;　　　③ $\mathrm{e}^{2x},3\mathrm{e}^{2x}$;

④ $\mathrm{e}^{-x},\mathrm{e}^x$;　　⑤ $\cos 2x,\sin 2x$;　　⑥ $\mathrm{e}^x\cos 2x,\mathrm{e}^x\sin 2x$.

20. 求下列微分方程的通解.

① $y''+y'-2y=0$;　　　　　　② $y''-y=0$;

③ $y''-2y'-y=0$;　　　　　　④ $y''+y'=0$;

⑤ $y''-4y'+4y=0$;　　　　　　⑥ $y''+6y'+13y=0$;

⑦ $y''-2y'-3y=\mathrm{e}^{2x}$;　　　　⑧ $y''-y'-2y=\mathrm{e}^{2x}$;

⑨ $y''+4y=\sin 2x$;　　　　　　⑩ $y''-2y'+5y=10\sin x$.

21. 求下列初值问题的解.

① $y''-4y'+3y=0,y(0)=6,y'(0)=10$;　② $y''+4y'+29y=0,y(0)=0,y'(0)=15$;

③ $4y''+4y'+y=0,y(0)=2,y'(0)=0$;　④ $y''+2y'+5y=0,y(0)=5,y'(0)=-5$;

⑤ $y''-6y'+13y=39,y(0)=4,y'(0)=3$;　⑥ $y''+y=2\cos x,y(0)=2,y'(0)=0$.

22. 设圆柱形浮筒,直径为 $0.5m$,垂直放在水中,当稍向下压后突然放开,浮筒在水中上下振动的周期为 $2s$,求浮筒的质量.

23. 质量为 m 的潜水艇从水面由静止状态开始下潜,所受阻力与下潜速度成正比,比例系数 $k>0$.求潜水艇下潜深度 x 与时间 t 的函数关系.

24. 作下列拉氏变换.

① $f(t)=(\mathrm{e}^{3t}-2\mathrm{e}^{-3t})^2$;　　　　② $f(t)=\sin t\cos t$.

25. 作下列拉氏逆变换.

① $F(s)=\dfrac{s+1}{s(s+2)}$;　　　　　② $F(s)=\dfrac{1}{(s+1)(s-2)(s+3)}$.

26. 用拉氏变换解下列初值问题.

① $y''-2y'+y=30t\mathrm{e}^t,y(0)=y'(0)=0$;　② $y''+y=4\sin t+5\cos t,y(0)=-1,y'(0)=-2$;

③$\begin{cases}\dfrac{dx}{dt}+\dfrac{dy}{dt}=0,\\[2mm]\dfrac{dx}{dt}-\dfrac{dy}{dt}=1,\end{cases}x(0)=1,y(0)=0;$　　④$\begin{cases}\dfrac{dx}{dt}=x+y,\\[2mm]\dfrac{dy}{dt}=4x+y,\end{cases}x(0)=2,y(0)=3.$

27. 在害虫(癌细胞)与天敌(正常细胞)的斗争中,形成被食者 x 与食者 y 的关系. x 增长速度正比于 x(比例系数 λ),同时减少速度正比于 x 与 y 的乘积(比例系数 α). y 增长速度正比于 x 与 y 的乘积(比例系数 β),同时减少速度正比于 y(比例系数 μ).建立被食者与食者的 Voltera-Lotka 模型,讨论杀虫剂(化疗)停用后,哪种恢复更快.

7 多元函数微分学

多元函数微分学是一元函数微分学的推广,研究问题的基本思想是一致的.但由于函数推广到多元后出现一些特殊性,相应的,多元微分方法也会有一些与一元微分方法不相同之处,多元微分学的两个基本问题是偏导数和全微分.

7.1 预备知识

7.1.1 空间直角坐标系

过空间任一点 O 做三条互相垂直的数轴构成**空间直角坐标系**,O 称坐标原点,三条数轴称坐标轴,记为 x、y、z 轴.按如下规则确定相互关系时构成右手系:当右手四指从 x 轴正向 90 度转至 y 轴正向时,竖起的拇指为 z 轴正向.

空间直角坐标系每两条坐标轴确定的平面称坐标平面,记为 xOy、xOz、yOz 面.坐标面分空间为八个部分,称为八个卦限.xOy 面一、二、三、四象限的上方空间分别称为 Ⅰ、Ⅱ、Ⅲ、Ⅳ卦限,下方空间分别称为Ⅴ、Ⅵ、Ⅶ、Ⅷ卦限,如图 7-1 所示.

绘制空间直角坐标系时,通常使 z 轴竖直向上,x、y 轴构成水平面.若水平面的两轴为一轴水平、另一轴斜向,则两轴交角画为 $135°$ 或 $45°$,斜向长度画为实际长度的一半,这种绘制方法称为斜二测法.若水平面两轴都画为斜向,则通常三轴的交角画为 $120°$,且斜向长度画为实际长度,这种绘制方法称为正等测法.

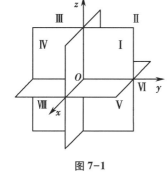

图 7-1

过空间任一点 P 分别做坐标面的平行平面,在坐标轴上分别截得有向线段 x、y、z,则点 P 的位置可以用有序数组 (x,y,z) 表示,称为点 P 的坐标.坐标面和坐标轴上各点坐标有下述特征:原点 O 的坐标为 $(0,0,0)$,x、y、z 轴上点的坐标分别为 $(x,0,0)$、$(0,y,0)$、$(0,0,z)$,xOy、xOz、yOz 面上点的坐标分别为 $(x,y,0)$、$(x,0,z)$、$(0,y,z)$.

对坐标 (x,y,z),可先在 x 轴取有向线段 x、再平行于 y 轴取有向线段 y,最后平行于 z 轴取有向线段 z,则可以根据坐标确定点 P 位置,这样绘制空间点的方法称折线法.空间直角坐标系中,点 P 与坐标 (x,y,z) 构成一一对应关系.空间点与坐标建立了一一对应关系,这样就为我们用代数方法研究空间图形和多元函数提供了基础.

例 1 斜二测折线法画出点 $P(2,2,1)$,如图 7-2 所示.

定理 1 空间两点 $P_1(x_1,y_1,z_1)$、$P_2(x_2,y_2,z_2)$ 的距离为

$$|P_1P_2| = \sqrt{(x_2-x_1)^2+(y_2-y_1)^2+(z_2-z_1)^2}$$

证 过 P_1、P_2 各作三个与坐标面平行的平面.这六个平面围成一个长方体,P_1P_2 是长方体对角线,如图 7-3 所示.

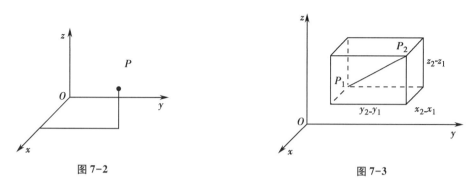

图 7-2   图 7-3

长方体三条棱长分别为 $|x_2-x_1|$、$|y_2-y_1|$、$|z_2-z_1|$,长方体对角线的平方等于三条棱长的平方和,即

$$|P_1P_2|^2 = |x_2-x_1|^2+|y_2-y_1|^2+|z_2-z_1|^2$$

在空间直角坐标系中,若曲面 S 上任何点的坐标 (x,y,z) 都满足方程 $F(x,y,z)=0$,非曲面 S 上点的坐标都不满足此方程,则称此方程为**曲面 S 的方程**,曲面 S 就称为此方程的**图形**.

例2 求与 $P_1(0,1,1)$、$P_2(3,0,2)$ 两点等距的曲面方程.

解 设点 $M(x,y,z)$ 与 P_1、P_2 两点等距,则

$$(x-0)^2+(y-1)^2+(z-1)^2 = (x-3)^2+(y-0)^2+(z-2)^2$$

即 $6x-2y+2z-11=0$,这是 P_1P_2 连线的中垂面.

例3 求与点 $P(a,b,c)$ 距离为 r 的曲面方程.

解 设点 $M(x,y,z)$ 与 P 距离为 r,则

$$(x-a)^2+(y-b)^2+(z-c)^2 = r^2$$

这是球心为 P、半径为 r 的球面.

7.1.2 向量代数

1. 向量及其表示

只需考虑大小的量称为**标量**或**数量**,既有大小又有方向的量称为**向量**或**矢量**.长度、面积、体积、质量、密度、功、能等都是数量;力、力矩、位移、速度、加速度、电场强度等都是向量.在图形上,向量通常用有向线段表示,起点为 A、终点为 B 的向量记为 $\overrightarrow{AB}$,或用小写字母记为 $\vec{a}$,或用黑体小写字母记为 **a**.

向量的大小,称为**向量的模**,记为 $|\overrightarrow{AB}|$、或 $|\vec{a}|$、或 $|a|$.模为 1 的向量称**单位向量**.模为 0 的向量称**零向量**,记为 **0**,规定 **0** 的方向是任意的.

两个向量 **a** 与 **b**,如果它们的方向相同且模相等,则称这两个**向量相等**,记作 **a**=**b**.根据这个规定,一个向量和它经过平行移动(方向不变,起点终点位置改变)所得的向量是相等的,可以表示同一个向量,即我们所讨论的向量的起点可以任意选取.这种与起点无关,只需考虑它的模与方向的向量称为**自由向量**.以后如无特别说明,我们所讨论的向量都是自由向量.

向量 **b** 的起点与 **a** 的终点重合时,**a** 的起点到 **b** 的终点构成的向量称为这两个向量的**和向量**,记为 **a**+**b**.这种构成和向量的方法,称为**向量的三角形加法**.

实数 k 与向量 **a** 的乘积是一个向量,记为 k**a**.在 $k>0$ 时与 **a** 同向,$k<0$ 时与 **a** 反向,$k=0$ 时方向任意;模 $|k\mathbf{a}|=|k||\mathbf{a}|$.数乘向量运算,也简称为**数乘**.

在空间直角坐标系中的 x、y、z 轴上分别取单位向量 $\boldsymbol{i}$、$\boldsymbol{j}$、$\boldsymbol{k}$，称为**坐标向量**．$P(x,y,z)$ 为空间任意一点，如图 7-4 所示．由向量的三角形加法及数乘向量运算得

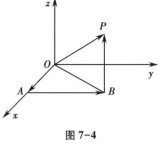

$$\overrightarrow{OP} = \overrightarrow{OA} + \overrightarrow{AB} + \overrightarrow{BP} = x\boldsymbol{i} + y\boldsymbol{j} + z\boldsymbol{k}$$

设 $P_1(x_1,y_1,z_1)$、$P_2(x_2,y_2,z_2)$ 为空间两点，由三角形加法得

$$\overrightarrow{P_1 P_2} = \overrightarrow{OP_2} - \overrightarrow{OP_1} = (x_2 - x_1)\boldsymbol{i} + (y_2 - y_1)\boldsymbol{j} + (z_2 - z_1)\boldsymbol{k}$$

故任何向量都可以用坐标向量表示．由此，得出下面定义：

定义 1　向量 $\boldsymbol{a} = A\boldsymbol{i} + B\boldsymbol{j} + C\boldsymbol{k}$，简记为 $\boldsymbol{a} = (A,B,C)$，称为**向量 $\boldsymbol{a}$ 的坐标表示式**．

图 7-4

容易看出，坐标向量 $\boldsymbol{i} = (1,0,0)$、$\boldsymbol{j} = (0,1,0)$、$\boldsymbol{k} = (0,0,1)$．

向量 $\boldsymbol{a} = A\boldsymbol{i} + B\boldsymbol{j} + C\boldsymbol{k}$ 与 $\boldsymbol{i}$、$\boldsymbol{j}$、$\boldsymbol{k}$ 的夹角分别为 α、β、γ，容易看出

$$|\boldsymbol{a}| = \sqrt{A^2 + B^2 + C^2}, \quad \cos\alpha = \frac{A}{|\boldsymbol{a}|}, \quad \cos\beta = \frac{B}{|\boldsymbol{a}|}, \quad \cos\gamma = \frac{C}{|\boldsymbol{a}|}$$

$\cos\alpha$、$\cos\beta$、$\cos\gamma$ 称为**向量 $\boldsymbol{a}$ 的方向余弦**．

2. 向量的数量积

设力为 $\boldsymbol{F}$，位移为 $\boldsymbol{S}$，夹角记 $\langle \boldsymbol{F},\boldsymbol{S} \rangle$，如图 7-5 所示．

$\boldsymbol{F}$ 在 $\boldsymbol{S}$ 上分力做功为标量，即

$$W = |\boldsymbol{F}| \cos\langle \boldsymbol{F},\boldsymbol{S} \rangle |\boldsymbol{S}|$$

定义 2　向量 $\boldsymbol{a}$、$\boldsymbol{b}$ 的模与其夹角余弦的乘积，即

$$\boldsymbol{a} \cdot \boldsymbol{b} = |\boldsymbol{a}||\boldsymbol{b}| \cos\langle \boldsymbol{a},\boldsymbol{b} \rangle$$

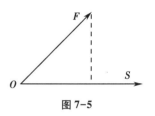

图 7-5

称为向量 $\boldsymbol{a}$、$\boldsymbol{b}$ 的**数量积**，也称为**点积**或**内积**．特别地，

$$\boldsymbol{a} \cdot \boldsymbol{a} = |\boldsymbol{a}||\boldsymbol{a}| \cos\langle \boldsymbol{a},\boldsymbol{a} \rangle = |\boldsymbol{a}|^2$$

数量积满足交换律 $\boldsymbol{a} \cdot \boldsymbol{b} = \boldsymbol{b} \cdot \boldsymbol{a}$、与数乘的结合律 $k(\boldsymbol{a} \cdot \boldsymbol{b}) = (k\boldsymbol{a}) \cdot \boldsymbol{b}$、分配律 $(\boldsymbol{a}+\boldsymbol{b}) \cdot \boldsymbol{c} = \boldsymbol{a} \cdot \boldsymbol{c} + \boldsymbol{b} \cdot \boldsymbol{c}$．

定理 2　$\boldsymbol{a} \neq \boldsymbol{0}$、$\boldsymbol{b} \neq \boldsymbol{0}$ 时，$\boldsymbol{a} \perp \boldsymbol{b} \Leftrightarrow \boldsymbol{a} \cdot \boldsymbol{b} = 0$．

证　$\Rightarrow$ 由 $\boldsymbol{a} \perp \boldsymbol{b}$，有 $\cos\langle \boldsymbol{a},\boldsymbol{b} \rangle = 0$，故 $\boldsymbol{a} \cdot \boldsymbol{b} = |\boldsymbol{a}||\boldsymbol{b}| \cos\langle \boldsymbol{a},\boldsymbol{b} \rangle = 0$．

$\Leftarrow$ 由 $\boldsymbol{a} \cdot \boldsymbol{b} = |\boldsymbol{a}||\boldsymbol{b}| \cos\langle \boldsymbol{a},\boldsymbol{b} \rangle = 0$，$\boldsymbol{a} \neq \boldsymbol{0}$、$\boldsymbol{b} \neq \boldsymbol{0}$，有 $\cos\langle \boldsymbol{a},\boldsymbol{b} \rangle = 0$，故 $\boldsymbol{a} \perp \boldsymbol{b}$．

容易看出，$\boldsymbol{i} \cdot \boldsymbol{j} = \boldsymbol{j} \cdot \boldsymbol{k} = \boldsymbol{k} \cdot \boldsymbol{i} = 0$，$\boldsymbol{i} \cdot \boldsymbol{i} = \boldsymbol{j} \cdot \boldsymbol{j} = \boldsymbol{k} \cdot \boldsymbol{k} = 1$．

若 $\boldsymbol{a} = A_1\boldsymbol{i} + B_1\boldsymbol{j} + C_1\boldsymbol{k}$，$\boldsymbol{b} = A_2\boldsymbol{i} + B_2\boldsymbol{j} + C_2\boldsymbol{k}$，则

$$\boldsymbol{a} \cdot \boldsymbol{b} = (A_1\boldsymbol{i} + B_1\boldsymbol{j} + C_1\boldsymbol{k}) \cdot (A_2\boldsymbol{i} + B_2\boldsymbol{j} + C_2\boldsymbol{k}) = A_1 A_2 + B_1 B_2 + C_1 C_2$$

例 4　建立过点 $P(x_0,y_0,z_0)$，与向量 $\boldsymbol{n} = (A,B,C)$ 垂直的平面方程．

解　设点 $M(x,y,z)$ 在此平面上，由 $\boldsymbol{n} \perp \overrightarrow{PM}$，有 $\boldsymbol{n} \cdot \overrightarrow{PM} = 0$，得到

$$A(x-x_0) + B(y-y_0) + C(z-z_0) = 0$$

这个方程，称为平面的**点法式方程**．垂直于平面的向量 $\boldsymbol{n}$ 称为**法向量**，可用来确定平面与其他图形的位置关系．点法式方程化为 $Ax + By + Cz + D = 0$，称为**平面的一般方程**．

3. 向量的向量积

设力 $\boldsymbol{F}$ 作用在 A 点，力臂 $\overrightarrow{OA} = \boldsymbol{S}$，$\boldsymbol{F}$ 在 $\boldsymbol{S}$ 垂直方向的分力产生对 O 点的力矩，力矩的大小为 $|\boldsymbol{F}| \sin\langle \boldsymbol{F},\boldsymbol{S} \rangle \cdot |\boldsymbol{S}|$．力矩使受力物体转动，必须考虑方向．规定力矩 $\boldsymbol{L}$ 垂直于 $\boldsymbol{S}$、$\boldsymbol{F}$，且 $\boldsymbol{S}$、$\boldsymbol{F}$、$\boldsymbol{L}$ 构成右手系，如图 7-6 所示．根据这个物理实例，得到下面定义．

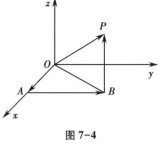

图 7-6

定义 3　向量 $\boldsymbol{a}$、$\boldsymbol{b}$ 的向量积 $\boldsymbol{a}\times\boldsymbol{b}$ 是垂直于 $\boldsymbol{a}$、$\boldsymbol{b}$ 的向量，$\boldsymbol{a}$、$\boldsymbol{b}$、$\boldsymbol{a}\times\boldsymbol{b}$ 构成右手系，模 $|\boldsymbol{a}\times\boldsymbol{b}|=$ $|\boldsymbol{a}|\,|\boldsymbol{b}|\sin\langle\boldsymbol{a},\boldsymbol{b}\rangle$.向量积 $\boldsymbol{a}\times\boldsymbol{b}$ 也称**叉积**或**外积**.

容易看出，$|\boldsymbol{a}\times\boldsymbol{b}|$ 在数值上等于以 $\boldsymbol{a}$、$\boldsymbol{b}$ 为邻边的平行四边形的面积.

向量积满足反交换律 $\boldsymbol{a}\times\boldsymbol{b}=-\boldsymbol{b}\times\boldsymbol{a}$，与数乘的结合律 $k(\boldsymbol{a}\times\boldsymbol{b})=(k\boldsymbol{a})\times\boldsymbol{b}$，分配律 $(\boldsymbol{a}+\boldsymbol{b})\times\boldsymbol{c}=\boldsymbol{a}\times\boldsymbol{c}+\boldsymbol{b}\times\boldsymbol{c}$.

定理 3　$\boldsymbol{a}\neq\boldsymbol{0}$、$\boldsymbol{b}\neq\boldsymbol{0}$ 时，$\boldsymbol{a}/\!/\boldsymbol{b}\Leftrightarrow\boldsymbol{a}\times\boldsymbol{b}=\boldsymbol{0}\Leftrightarrow\boldsymbol{b}=k\boldsymbol{a}$.

证　用循环证法.

若 $\boldsymbol{a}/\!/\boldsymbol{b}$，有 $\sin\langle\boldsymbol{a},\boldsymbol{b}\rangle=0$，从而 $|\boldsymbol{a}\times\boldsymbol{b}|=|\boldsymbol{a}|\,|\boldsymbol{b}|\sin\langle\boldsymbol{a},\boldsymbol{b}\rangle=0$，故 $\boldsymbol{a}\times\boldsymbol{b}=\boldsymbol{0}$.

若 $\boldsymbol{a}\times\boldsymbol{b}=\boldsymbol{0}$，有 $|\boldsymbol{a}\times\boldsymbol{b}|=|\boldsymbol{a}|\,|\boldsymbol{b}|\sin\langle\boldsymbol{a},\boldsymbol{b}\rangle=0$，由 $\boldsymbol{a}\neq\boldsymbol{0}$、$\boldsymbol{b}\neq\boldsymbol{0}$，有 $\sin\langle\boldsymbol{a},\boldsymbol{b}\rangle=0$，故 $\boldsymbol{b}=k\boldsymbol{a}$.

若 $\boldsymbol{b}=k\boldsymbol{a}$，有 $\boldsymbol{a}$、$\boldsymbol{b}$ 同向或反向，故 $\boldsymbol{a}/\!/\boldsymbol{b}$.

容易看出，$\boldsymbol{i}\times\boldsymbol{i}=\boldsymbol{j}\times\boldsymbol{j}=\boldsymbol{k}\times\boldsymbol{k}=\boldsymbol{0}$，$\boldsymbol{i}\times\boldsymbol{j}=\boldsymbol{k}$，$\boldsymbol{j}\times\boldsymbol{k}=\boldsymbol{i}$，$\boldsymbol{k}\times\boldsymbol{i}=\boldsymbol{j}$.

若 $\boldsymbol{a}=A_1\boldsymbol{i}+B_1\boldsymbol{j}+C_1\boldsymbol{k}$，$\boldsymbol{b}=A_2\boldsymbol{i}+B_2\boldsymbol{j}+C_2\boldsymbol{k}$，则

$$
\begin{aligned}
\boldsymbol{a}\times\boldsymbol{b}&=(A_1\boldsymbol{i}+B_1\boldsymbol{j}+C_1\boldsymbol{k})\times(A_2\boldsymbol{i}+B_2\boldsymbol{j}+C_2\boldsymbol{k})\\
&=(B_1C_2-C_1B_2)\boldsymbol{i}+(C_1A_2-A_1C_2)\boldsymbol{j}+(A_1B_2-B_1A_2)\boldsymbol{k}\\
&=\begin{vmatrix} \boldsymbol{i} & \boldsymbol{j} & \boldsymbol{k}\\ A_1 & B_1 & C_1\\ A_2 & B_2 & C_2 \end{vmatrix}\quad\text{（使用 3 阶行列式便于记忆）}
\end{aligned}
$$

例 5　建立过点 $P(x_0,y_0,z_0)$ 且与向量 $\boldsymbol{s}=(A,B,C)$ 平行的直线方程.

解　设点 $M(x,y,z)$ 在此直线上，由 $\boldsymbol{s}/\!/\overrightarrow{PM}$，有 $\overrightarrow{PM}=t\boldsymbol{s}$，即

$$(x-x_0,y-y_0,z-z_0)=t(A,B,C),$$

故 $\begin{cases} x-x_0=tA\\ y-y_0=tB\\ z-z_0=tC \end{cases}$　或写为　$\begin{cases} x=x_0+tA\\ y=y_0+tB\\ z=z_0+tC \end{cases}$

这个方程组称为空间直线的参数方程.消去参数，可得

$$\frac{x-x_0}{A}=\frac{y-y_0}{B}=\frac{z-z_0}{C}$$

这个方程称为空间直线的**点向式方程**.平行于直线的向量 $\boldsymbol{s}=(A,B,C)$ 称为直线的**方向向量**，用于确定直线与其他图形的位置关系.

7.1.3　二次曲面简介

三元二次方程 $Ax^2+By^2+Cz^2+Dxy+Eyz+Fzx+Gx+Hy+Iz+J=0$ 表示的曲面，称为**二次曲面**.常用的二次曲面有椭球面、抛物面、双曲面等.

二次曲面可使用截痕法来研究，即用平行于坐标面的平面将所给曲面截出曲线来，不同的曲面会截取出不同的曲线，通过这些截出来的曲线（截痕）来绘制二次曲面的图形.

（1）椭球面 $\dfrac{x^2}{a^2}+\dfrac{y^2}{b^2}+\dfrac{z^2}{c^2}=1$　（$a,b,c>0$）

椭球面如图 7-7 所示，在三个坐标面上的截痕都是椭圆，即

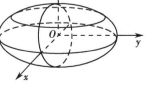

图 7-7

$$\begin{cases} \dfrac{x^2}{a^2}+\dfrac{y^2}{b^2}=1 \\ z=0 \end{cases}, \quad \begin{cases} \dfrac{x^2}{a^2}+\dfrac{z^2}{c^2}=1 \\ y=0 \end{cases}, \quad \begin{cases} \dfrac{y^2}{b^2}+\dfrac{z^2}{c^2}=1 \\ x=0 \end{cases}$$

（2）椭圆抛物面 $\dfrac{x^2}{a^2}+\dfrac{y^2}{b^2}=z$ （$a,b>0$）

椭圆抛物面如图 7-8 所示，在 xOz、yOz 面截痕为抛物线，在 $z=h(h>0)$ 面截痕为椭圆.

（3）双曲抛物面 $-\dfrac{x^2}{a^2}+\dfrac{y^2}{b^2}=z$ （$a,b>0$）

双曲抛物面如图 7-9 所示，因为图形如马鞍形，故也称马鞍面.在 xOz、yOz 面截痕为抛物线，在 $z=h(h\neq0)$ 平面截痕为双曲线，在 $z=0$ 时，截痕是一对相交的直线.把 xOy 平面旋转 45°，则方程化为 $z=xy$.

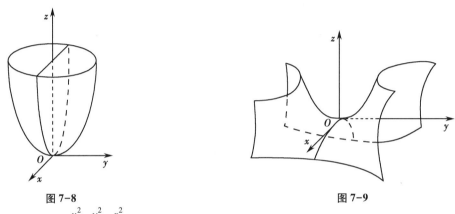

图 7-8　　　　　　　　　　　　　　　图 7-9

（4）单叶双曲面 $\dfrac{x^2}{a^2}+\dfrac{y^2}{b^2}-\dfrac{z^2}{c^2}=1$ （$a,b,c>0$）

单叶双曲面如图 7-10 所示，在 xOz、yOz 面截痕为双曲线，在 $z=h$ 面截痕为椭圆.

（5）双叶双曲面 $\dfrac{x^2}{a^2}+\dfrac{y^2}{b^2}-\dfrac{z^2}{c^2}=-1$ （$a,b,c>0$）

双叶双曲面如图 7-11 所示，在 xOz、yOz 面截痕为双曲线，在 $z=h$ 面（$|h|>c$）截痕为椭圆.

（6）椭圆锥面 $\dfrac{x^2}{a^2}+\dfrac{y^2}{b^2}-\dfrac{z^2}{c^2}=0$ （$a,b,c>0$）

椭圆锥面如图 7-12 所示，在 xOz、yOz 面截痕为直线，在 $z=h(h\neq0)$ 面截痕为椭圆.

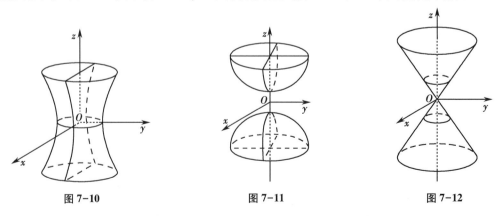

图 7-10　　　　　　　　　图 7-11　　　　　　　　　图 7-12

7.1.4 柱面

方程 $F(x,y)=0$,在空间表示平行于 z 轴的直线(母线)沿 xOy 面上曲线 $\begin{cases} F(x,y)=0 \\ z=0 \end{cases}$(准线)移动生成的曲面,称为**柱面**.

类似地,$F(y,z)=0$、$F(z,x)=0$ 分别表示母线平行于 x、y 轴的柱面.

常用柱面有母线平行于 z 轴的平面、椭圆柱面、抛物柱面等,分别如图 7-13、图 7-14、图 7-15 所示.

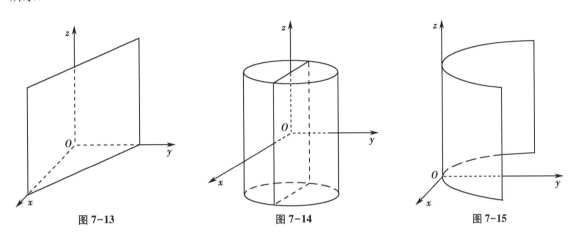

图 7-13   图 7-14   图 7-15

7.2 多元函数与极限

7.2.1 多元函数的概念

例 1 圆柱的体积公式为 $V=\pi r^2 h$,半径 r、高 h 在范围 $0<r<+\infty$、$0<h<+\infty$ 内变化时,体积 V 按公式确定的值进行对应.

一个变量对两个变量间的这种依存关系称二元函数.

定义 1 在某一过程中,若对变化范围 D 的每一对值 (x,y),在变域 M 中存在唯一确定的 z 值,按一定对应法则 f 进行对应,则称 f 为集合 D 上的**二元函数**,记为

$$z=f(x,y)$$

其中,x、y 称为**自变量**,自变量的取值范围 D 称为**定义域**,z 称为因变量.(x,y) 的对应值 z 称为**函数值**,记为 $f(x,y)$,函数值的集合称为**值域**.

可类似定义三元函数 $u=f(x,y,z)$ 及 n 元函数 $y=f(x_1,x_2,\cdots,x_n)$.二元及二元以上的函数统称为**多元函数**.

在空间直角坐标系中,于 xOy 坐标面画出二元函数 $z=f(x,y)$ 的定义域 D,对 $(x,y)\in D$,按对应值 $z=f(x,y)$ 画出点 $M(x,y,z)$.这样的 M 点的全体就是二元函数 $z=f(x,y)$ 的图形,如图 7-16 所示.一般来说,二元函数 $z=f(x,y)$ 的图形是空间的一张曲面,定义域 D 是这张曲面在 xOy 坐标面的投影.

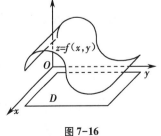

图 7-16

二元函数 $z=\sqrt{R^2-x^2-y^2}$ 的图形是原点为球心、R 为半径的上

半球面,$z=x^2+y^2$ 的图形是开口向上的椭圆抛物面.

定义域 D 及对应法则 f,称为多元函数的两要素.两个函数,只有在其定义域及对应法则都相同时,它们才是相同的.

二元函数 $z=f(x,y)$ 的定义域 D 是一个平面点集,通常是由一条或几条曲线围成的区域.围成区域的曲线称为**边界**,包括全部边界的区域称**闭区域**,不包括任何边界的区域称**开区域**.

例 2 矩形面积 $A=xy$,求定义域.

解 $D=\{(x,y)\mid x>0,y>0\}$,这是不含坐标轴的第一象限开区域.

例 3 函数 $z=\sqrt{x^2+y^2-1}+\sqrt{4-x^2-y^2}$,求定义域.

解 定义域 $1\leqslant x^2+y^2\leqslant4$,这是半径为 1、2 的圆围成的环形闭区域,如图 7-17 所示.

例 4 函数 $f(x,y)=\sqrt{4-x^2-y^2}+\arcsin y+(x^2+y^2)^{-1}$,求定义域.

解 定义域 $0<x^2+y^2\leqslant4$ 且 $-1\leqslant y\leqslant1$,这是半径为 2 的无心圆去掉两个弓形的区域,如图 7-18 所示.

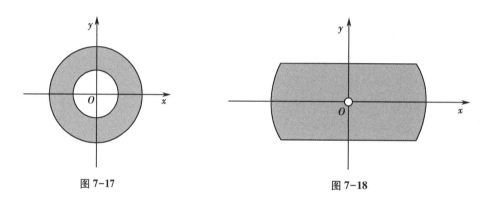

图 7-17　　　　　　　　　　　　　图 7-18

例 5 函数 $f(x,y)=\ln(1-x^2)$,求定义域.

解 定义域 $D=\{(x,y)\mid -1<x<1,-\infty<y<+\infty\}$,是平行线 $x=\pm1$ 围成的无限区域.

7.2.2 二元函数的极限

在平面上,动点 $P(x,y)$ 无限接近一个定点 $P_0(x_0,y_0)$,可以从各个方向、可以沿不同路径,如图 7-19 所示.$P(x,y)$ 无限接近 $P_0(x_0,y_0)$,可以记为 $P\to P_0$,或 $(x,y)\to(x_0,y_0)$,或 $x\to x_0$、$y\to y_0$,或用 $\rho=\sqrt{(x-x_0)^2+(y-y_0)^2}\to0$ 表示.

在动点 P 以任何方式趋于定点 P_0 时,若函数 $z=f(x,y)$ 无限接近某一个确定常数 A,则称函数 $f(x,y)$ 在 $P\to P_0$ 时极限为 A.

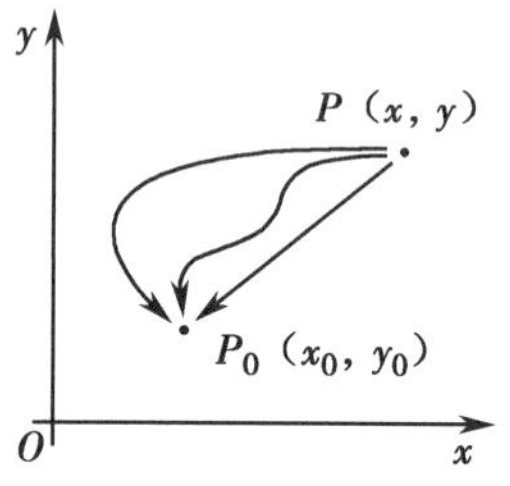

定义 2 设函数 $z=f(x,y)$ 在点 $P_0(x_0,y_0)$ 的某个空心邻域内有定义.如果存在常数 A,对 $\forall\varepsilon>0,\exists\delta>0$,使 $0<\rho<\delta$ 时,$|f(x,y)-A|<\varepsilon$,则称函**数 $f(x,y)$ 在 $P\to P_0$ 时的极限为** A,记为

$$\lim_{P\to P_0}f(x,y)=A$$

也可写成 $\lim\limits_{(x,y)\to(x_0,y_0)}f(x,y)=A$ 或 $\lim\limits_{\substack{x\to x_0\\y\to y_0}}f(x,y)=A$

图 7-19

不等式 $0<\rho<\delta$ 表示在 P_0 的 δ 邻域内但不取 P_0 点,这说明在 $P\to P_0$ 时 $f(x,y)$ 的极限与函数在 P_0 处有无定义没有关系.$|f(x,y)-A|<\varepsilon$ 表示,$0<\rho<\delta$ 时曲面 $z=f(x,y)$ 位于平面 $z=A-\varepsilon$ 与 $z=A+\varepsilon$ 之间.

为了区别于一元函数的极限,我们把二元函数的极限叫作二重极限.

例 6 证明 $\lim\limits_{(x,y)\to(0,0)}\dfrac{x^2y}{x^2+y^2}=0$.

证 用放大法,由 $x^2\leqslant x^2+y^2$,$|y|\leqslant\sqrt{x^2+y^2}$,得到

$$\left|\frac{x^2y}{x^2+y^2}\right|=\frac{x^2|y|}{x^2+y^2}\leqslant\frac{(x^2+y^2)^{3/2}}{x^2+y^2}=\sqrt{x^2+y^2}$$

对 $\forall\varepsilon>0$,取 $\delta=\varepsilon$,$\rho=\sqrt{x^2+y^2}$,只要 $0<\rho<\delta$,就一定有

$$\left|\frac{x^2y}{x^2+y^2}\right|<\varepsilon,\quad 即\quad \lim\limits_{(x,y)\to(0,0)}\frac{x^2y}{x^2+y^2}=0.$$

例 7 求极限 $\lim\limits_{(x,y)\to(0,0)}\dfrac{\sin(xy)}{xy}$.

解 作变量替换化为一元极限,得到

$$\lim\limits_{(x,y)\to(0,0)}\frac{\sin(xy)}{xy}\overset{t=xy}{=\!=\!=}\lim\limits_{t\to0}\frac{\sin t}{t}=1$$

例 8 求极限 $\lim\limits_{(x,y)\to(0,0)}(x^2-y)\sin\dfrac{1}{x^2-y}$.

解 因为 $\left|\sin\dfrac{1}{x^2-y}\right|\leqslant1$,即 $\sin\dfrac{1}{x^2-y}$ 为有界函数

又 $\lim\limits_{(x,y)\to(0,0)}(x^2-y)=0$

所以 $\lim\limits_{(x,y)\to(0,0)}(x^2-y)\sin\dfrac{1}{x^2-y}=0$

一般而言,求二元函数的极限可以利用一元函数中求极限的各种方法,如利用极限的运算法则、等价无穷小替换、重要极限等,但应注意除非该二元函数能转化为一元函数,否则不能使用洛必达法则.

例 9 证明 $\lim\limits_{(x,y)\to(0,0)}\dfrac{xy}{x^2+y^2}$ 不存在.

证 P 沿 $x=0$ 路径趋于 P_0 时,

$$\lim\limits_{\substack{x=0\\y\to0}}\frac{xy}{x^2+y^2}=\lim\limits_{y\to0}\frac{0}{0+y^2}=0$$

P 沿 $y=x$ 路径趋于 P_0 时,

$$\lim\limits_{\substack{x\to0\\y=x\to0}}\frac{xy}{x^2+y^2}=\lim\limits_{y\to0}\frac{x^2}{x^2+x^2}=\frac{1}{2}$$

故所求极限不存在.

请思考,例 9 是否存在其他证明方法,试证之.

由定义 2 可知,极限 $\lim\limits_{P\to P_0}f(x,y)=A$ 存在是指 P 以任何方式趋于 P_0 时,函数都无限接近 A.但反之,若 P 以不同方式趋于 P_0 时,$f(x,y)$ 充分接近于不同的值,或当 P 以某一方式趋于 P_0 时,函数的极限不存在,则在这两种情况下,我们就可以断定函数 $f(x,y)$ 在 $P\to P_0$ 时极限不存在.

7.2.3 二元函数的连续性

定义 3 设函数 $z=f(x,y)$ 在点 (x_0,y_0) 及某邻域有定义,若

$$\lim_{P \to P_0} f(x,y) = f(x_0, y_0)$$

则称函数 $z=f(x,y)$ 在点 (x_0, y_0) 处**连续**.二元函数的不连续点,称为**间断点**.

若函数 $z=f(x,y)$ 在区域 D 的每一点连续,则称函数 $z=f(x,y)$ 在区域 D 上连续.

类似于一元函数,可以得出多元函数极限的和、差、积、商法则,可以证明多元连续函数的和、差、积、商为连续函数,可以证明多元连续函数的复合函数为连续函数,可以证明多元初等函数在定义域内连续.

若 $z=f(x,y)$ 为二元初等函数,则 $z=f(x,y)$ 在区域 D 上连续,图形为 D 上无孔、无洞、无缝的曲面.多数情况下,二元函数极限可以转化为求函数值;特殊情况下,可以作变量替换化为一元极限.

例 10 求二元初等函数 $z = \dfrac{x+y}{x^2-y}$ 的间断点.

解 函数定义域为 $y \neq x^2$,故函数间断点为 $y = x^2$.

例 11 求二元分段函数 $f(x,y) = \begin{cases} \dfrac{xy}{x^2+y^2} & x^2+y^2 \neq 0 \\ 0 & x^2+y^2 = 0 \end{cases}$ 的间断点.

解 由例 9 可知,函数 $f(x,y)$ 在点 $(0,0)$ 处极限不存在,故 $(0,0)$ 点为函数 $f(x,y)$ 的间断点.

例 12 求极限 $\lim\limits_{(x,y) \to (1,0)} \dfrac{\ln(x+e^y)}{\sqrt{x^2+y^2}}$.

解 由二元初等函数的连续性得

$$\lim_{(x,y) \to (1,0)} \frac{\ln(x+e^y)}{\sqrt{x^2+y^2}} = \frac{\ln(1+e^0)}{\sqrt{1^2+0^2}} = \ln 2$$

例 13 求极限 $\lim\limits_{(x,y) \to (0,0)} (1+x^2+y^2)^{\frac{1}{x^2+y^2}}$.

解 作变量替换化为一元极限,得到

$$\lim_{(x,y) \to (0,0)} (1+x^2+y^2)^{\frac{1}{x^2+y^2}} \xlongequal{u=x^2+y^2} \lim_{u \to 0} (1+u)^{\frac{1}{u}} = e$$

例 14 求极限 $\lim\limits_{(x,y) \to (0,0)} \dfrac{3-\sqrt{xy+9}}{xy}$.

解 将分子有理化,得

$$\lim_{(x,y) \to (0,0)} \frac{3-\sqrt{xy+9}}{xy} = \lim_{(x,y) \to (0,0)} \frac{(3-\sqrt{xy+9})(3+\sqrt{xy+9})}{xy(3+\sqrt{xy+9})}$$

$$= \lim_{(x,y) \to (0,0)} \frac{-xy}{xy(3+\sqrt{xy+9})} = \lim_{(x,y) \to (0,0)} \frac{-1}{3+\sqrt{xy+9}} = -\frac{1}{6}$$

7.3 多元函数的偏导数

7.3.1 偏导数的概念与计算

我们对多元函数的研究,有时只需要突出一个变量,其余变量暂时固定,来考查函数的变化.如,理想气体的气态方程 $p=RT/V$,R 为常量,压强 p 是温度 T 和体积 V 的函数.实际问题中,有时需要考虑在温度不变的情况下求压强关于体积的变化率;也有时需要考虑在体积不变的情况下求压

强关于温度的变化率.

此时我们考虑的是多元函数关于一个自变量的变化率.对于一个二元函数 $z=f(x,y)$,如果只有自变量 x 变化,而自变量 y 固定(即看作常量)时,$z=f(x,y)$ 就是关于 x 的一个一元函数.这时它作为 x 的函数,自然可以考虑它的导数.这样求得的对 x 的导数称作二元函数 $z=f(x,y)$ 对 x 的偏导数.类似地,可以考虑 $z=f(x,y)$ 对 y 的偏导数.

定义 1 设函数 $z=f(x,y)$ 在点 (x_0,y_0) 及某邻域有定义,若固定 $y=y_0$,x 取改变量 Δx,则函数相应的改变量称为函数 $z=f(x,y)$ 关于 x 的**偏增量**,即

$$\Delta_x z = f(x_0+\Delta x,y_0)-f(x_0,y_0)$$

若偏增量与自变量增量比值的极限存在,即

$$\lim_{\Delta x \to 0}\frac{\Delta_x z}{\Delta x}=\lim_{\Delta x \to 0}\frac{f(x_0+\Delta x,y_0)-f(x_0,y_0)}{\Delta x}$$

则称此极限值为函数 $z=f(x,y)$ 在点 (x_0,y_0) 对 x 的**偏导数**,记为

$$\frac{\partial z}{\partial x}\bigg|_{\substack{x=x_0\\y=y_0}}、\quad \frac{\partial f}{\partial x}\bigg|_{\substack{x=x_0\\y=y_0}}、\quad z'_x(x_0,y_0)、\quad f'_x(x_0,y_0)$$

可类似定义 $z=f(x,y)$ 在点 (x_0,y_0) 对 y 的偏导数,并记为

$$\frac{\partial z}{\partial y}\bigg|_{\substack{x=x_0\\y=y_0}}、\quad \frac{\partial f}{\partial y}\bigg|_{\substack{x=x_0\\y=y_0}}、\quad z'_y(x_0,y_0)、\quad f'_y(x_0,y_0)$$

若函数 $z=f(x,y)$ 在区域 D 内每点 (x,y) 处,对 x、y 的偏导数都存在,则称函数 $z=f(x,y)$ 在区域 D 可偏导,所形成的函数称为偏导函数,记为

$$\frac{\partial z}{\partial x}、\frac{\partial z}{\partial y}\quad 或\quad \frac{\partial f}{\partial x}、\frac{\partial f}{\partial y}\quad 或\quad z'_x、z'_y\quad 或\quad f'_x、f'_y$$

函数 $z=f(x,y)$ 在点 (x_0,y_0) 对 x、y 的偏导数 $f'_x(x_0,y_0)$、$f'_y(x_0,y_0)$,是偏导函数 f'_x、f'_y 在点 (x_0,y_0) 的函数值.在不致混淆的情况下,偏导函数简称为偏导数.

三元以至 n 元函数的偏导数,可以类似定义.

由偏导数定义可看出,多元函数计算对某一自变量的偏导数,可把其他自变量视为常量,直接用一元函数求导公式和法则进行计算.

例 1 $z=x^3+2x^2y^3+e^x y$,求 $z'_x(0,0)$、$z'_y(1,1)$.

解 把 y 视为常量,则

$$z'_x=3x^2+4xy^3+e^x y,\quad z'_x(0,0)=0$$

把 x 视为常量,则

$$z'_y=6x^2y^2+e^x,\quad z'_y(1,1)=6+e$$

例 2 设 $z=\arctan\dfrac{(x-2)y^4+y^2}{xy+(x-2)^2y^5}$,求 $z'_y(2,0)$.

解 将 $x=2$ 代入函数表达式,得 $z=f(2,y)=\arctan\dfrac{y}{2}$

于是 $z'_y(2,0)=\dfrac{\mathrm{d}}{\mathrm{d}y}f(2,y)\bigg|_{y=0}=\dfrac{1}{1+\left(\dfrac{y}{2}\right)^2}\cdot\dfrac{1}{2}\bigg|_{y=0}=\dfrac{1}{2}$

若求具体某点处的偏导数,用公式求出偏导数后再代入该点的坐标即可(如例1),但有时直接运用偏导数定义可以事半功倍(如例2).

例 3 $r=\sqrt{x^2+y^2+z^2}$,求偏导数.

解 把 y、z 视为常量,则

$$r'_x = \frac{1}{2\sqrt{x^2+y^2+z^2}} \cdot 2x = \frac{x}{\sqrt{x^2+y^2+z^2}} = \frac{x}{r}$$

同理可得

$$r'_y = \frac{y}{r}, \quad r'_z = \frac{z}{r}$$

若某两个自变量对换后,多元函数不变,则称函数关于这两个自变量对称.对一个自变量求得的偏导数,进行对称自变量的对换,可以得到对称自变量的偏导数.如例 3,由于自变量对称,把 x 分别换为 y、z,亦可得

$$r'_y = \frac{y}{r}, \quad r'_z = \frac{z}{r}$$

7.3.2 偏导数的几何意义

在空间直角坐标系中,函数 $z=f(x,y)$ 的图形是一张曲面,点 M $(x_0,y_0,f(x_0,y_0))$ 是曲面上的一个点.函数 $z=f(x,y)$ 在点 (x_0,y_0) 对 x 的偏导数 $f'_x(x_0,y_0)$,实质是一元函数 $f(x,y_0)$ 在点 $x=x_0$ 的导数,几何意义是平面 $y=y_0$ 上截痕曲线在 M 点切线 MT 对 x 轴的斜率,如图 7-20 所示.

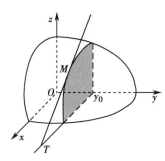

图 7-20

类似地,函数 $z=f(x,y)$ 在点 (x_0,y_0) 对 y 的偏导数 $f'_y(x_0,y_0)$,实质是一元函数 $f(x_0,y)$ 在点 $y=y_0$ 的导数,几何意义是平面 $x=x_0$ 上截痕曲线在 M 点切线对 y 轴的斜率.

7.3.3 偏导数与连续的关系

一元函数微分学中,$y=f(x)$ 的导数是函数微分与自变量微分的商,并有可导必连续、可导必可微等重要结论.多元函数微分学中,由于自变量个数增加,极限过程变得更加复杂,出现了一些与一元函数微分学不同的结论,如偏导数是整体记号,可偏导不一定连续,等等.

例 4 偏导数是整体记号.

解 由理想气体的气态方程,计算得到

$$p = \frac{RT}{V}, \quad V = \frac{RT}{p}, \quad T = \frac{pV}{R}$$

$$\frac{\partial p}{\partial V} \cdot \frac{\partial V}{\partial T} \cdot \frac{\partial T}{\partial p} = -\frac{RT}{V^2} \cdot \frac{R}{p} \cdot \frac{V}{R} = -\frac{RT}{pV} = -1$$

例 5 可偏导不一定连续.

解 上节例 11 中的函数在点 $(0,0)$ 不连续,但对 x 偏导数存在,即

$$f'_x(0,0) = \lim_{\Delta x \to 0} \frac{f(0+\Delta x,0) - f(0,0)}{\Delta x} = \lim_{\Delta x \to 0} \frac{0/(\Delta x)^2 - 0}{\Delta x} = 0$$

类似可得 $f'_y(0,0) = 0$.

这是由于二元函数在一点连续,要考虑该点某邻域内的所有点的函数值,而在一点可偏导,只需考虑邻域内平行于坐标轴的两条特殊线段上点的函数值.

7.3.4　高阶偏导数

定义 2　若二元函数 $z=f(x,y)$ 的两个一阶偏导数 $f'_x(x,y)$、$f'_y(x,y)$ 仍在点 (x,y) 处可偏导,则称所得的四个偏导数为函数 $z=f(x,y)$ 的**二阶偏导数**,并记为

$$\frac{\partial^2 z}{\partial x^2}=f''_{xx}(x,y)=\frac{\partial}{\partial x}\left(\frac{\partial z}{\partial x}\right),\qquad \frac{\partial^2 z}{\partial x \partial y}=f''_{xy}(x,y)=\frac{\partial}{\partial y}\left(\frac{\partial z}{\partial x}\right)$$

$$\frac{\partial^2 z}{\partial y \partial x}=f''_{yx}(x,y)=\frac{\partial}{\partial x}\left(\frac{\partial z}{\partial y}\right),\qquad \frac{\partial^2 z}{\partial y^2}=f''_{yy}(x,y)=\frac{\partial}{\partial y}\left(\frac{\partial z}{\partial y}\right)$$

类似可以定义三阶及 n 阶的偏导数,二阶及二阶以上的偏导数统称为**高阶偏导数**.

由高阶偏导数定义可知,高阶偏导数通常可以逐阶计算.

在二阶偏导数中,先对 x 后对 y 求偏导的 f''_{xy} 和先对 y 后对 x 求偏导的 f''_{yx},称为**二阶混合偏导数**.

定理　若 f''_{xy} 和 f''_{yx} 在区域 D 内连续,则在区域 D 内 $f''_{xy}=f''_{yx}$.

证明比较复杂,这里不再写出.

高阶偏导数计算一般比较麻烦.若函数的自变量具有对称性,需注意利用其来简化运算.

例 6　求 $z=x^y$ 的二阶偏导数.

解　逐阶计算偏导数,得到

$$\frac{\partial z}{\partial x}=yx^{y-1},\qquad \frac{\partial z}{\partial y}=x^y\ln x,$$

$$\frac{\partial^2 z}{\partial x^2}=\frac{\partial}{\partial x}(yx^{y-1})=y(y-1)x^{y-2},\qquad \frac{\partial^2 z}{\partial x \partial y}=\frac{\partial}{\partial y}(yx^{y-1})=x^{y-1}+yx^{y-1}\ln x$$

$$\frac{\partial^2 z}{\partial y \partial x}=\frac{\partial}{\partial x}(x^y\ln x)=yx^{y-1}\ln x+x^{y-1},\qquad \frac{\partial^2 z}{\partial y^2}=\frac{\partial}{\partial y}(x^y\ln x)=x^y\ln^2 x$$

例 7　证明 $u=\dfrac{1}{\sqrt{x^2+y^2+z^2}}$,满足空间拉普拉斯(Laplace)方程 $\dfrac{\partial^2 u}{\partial x^2}+\dfrac{\partial^2 u}{\partial y^2}+\dfrac{\partial^2 u}{\partial z^2}=0$.

证　利用函数式简化偏导数,求得

$$\frac{\partial u}{\partial x}=-\frac{1}{2}\frac{1}{(x^2+y^2+z^2)^{3/2}}\cdot 2x=-\frac{x}{(x^2+y^2+z^2)^{3/2}}=-x\cdot u^3,$$

$$\frac{\partial^2 u}{\partial x^2}=\frac{\partial}{\partial x}(-x\cdot u^3)=-1\cdot u^3-x\cdot 3u^2\cdot(-xu^3)=-u^3+3x^2u^5,$$

由自变量对称性,得到 $\dfrac{\partial^2 u}{\partial y^2}=-u^3+3y^2u^5,\dfrac{\partial^2 u}{\partial z^2}=-u^3+3z^2u^5$,

故得 $\dfrac{\partial^2 u}{\partial x^2}+\dfrac{\partial^2 u}{\partial y^2}+\dfrac{\partial^2 u}{\partial z^2}=-3u^3+3u^5(x^2+y^2+z^2)=0$.

一个含有未知函数的偏导数的方程称为偏微分方程.显然上述拉普拉斯方程是一个偏微分方程.求解拉普拉斯方程是电磁学、天文学和流体力学等领域经常遇到的一类重要的数学问题.

例 8　验证函数 $u=\dfrac{1}{\sqrt{t}}e^{-\frac{x^2}{4t}}$ 满足方程 $\dfrac{\partial u}{\partial t}=\dfrac{\partial^2 u}{\partial x^2}$.

证　利用函数式简化偏导数,计算得到

$$\frac{\partial u}{\partial t}=-\frac{1}{2t\sqrt{t}}e^{-\frac{x^2}{4t}}+\frac{1}{\sqrt{t}}e^{-\frac{x^2}{4t}}\cdot\frac{x^2}{4t^2}=\frac{u}{4t^2}(x^2-2t)$$

$$\frac{\partial u}{\partial x}=-\frac{x}{2t\sqrt{t}}e^{-\frac{x^2}{4t}},\quad \frac{\partial^2 u}{\partial x^2}=-\frac{1}{2t\sqrt{t}}e^{-\frac{x^2}{4t}}-\frac{x}{2t\sqrt{t}}e^{-\frac{x^2}{4t}}\cdot\frac{-2x}{4t}=\frac{u}{4t^2}(x^2-2t)$$

故函数 $u=\dfrac{1}{\sqrt{t}}e^{-\frac{x^2}{4t}}$ 满足方程 $\dfrac{\partial u}{\partial t}=\dfrac{\partial^2 u}{\partial x^2}$.

7.4 多元函数的全微分

7.4.1 全增量与全微分的概念

例1 矩形的长 x 取得改变量 Δx,宽 y 取得改变量 Δy,得到矩形面积 A 的变化值为
$$\Delta A=A(x+\Delta x,y+\Delta y)-A(x,y)=(x+\Delta x)(y+\Delta y)-xy=y\Delta x+x\Delta y+\Delta x\cdot\Delta y.$$

定义1 设函数 $z=f(x,y)$ 在点 (x,y) 及某邻域有定义,若自变量 x 取改变量 Δx,y 取改变量 Δy,则函数相应的变化值
$$\Delta z=f(x+\Delta x,y+\Delta y)-f(x,y)$$

称为函数 z 在点 (x,y) 的**全增量**或**全改变量**.

若全增量可以表示为
$$\Delta z=A\cdot\Delta x+B\cdot\Delta y+o(\rho)$$

其中 A、B 与 Δx、Δy 无关,$\rho=\sqrt{(\Delta x)^2+(\Delta y)^2}$,则称函数 $z=f(x,y)$ 在点 (x,y) **可微**,称 $A\Delta x+B\Delta y$ 为函数 $z=f(x,y)$ 在点 (x,y) 的**全微分**,记为
$$\mathrm{d}z=A\Delta x+B\Delta y$$

定理1(可微必要条件1) 若函数 $z=f(x,y)$ 在点 (x,y) 可微,则 $z=f(x,y)$ 在点 (x,y) 连续.

证 由于函数 $z=f(x,y)$ 在点 $P(x,y)$ 可微.所以,对于点 P 的某个领域内的任意一点 $P'(x+\Delta x,y+\Delta y)$,恒有

$$\Delta z=A\cdot\Delta x+B\cdot\Delta y+o(\rho),\quad (\text{其中 } A、B \text{ 与 } \Delta x、\Delta y \text{ 无关},\rho=\sqrt{(\Delta x)^2+(\Delta y)^2})$$

显然,$\rho\to0$ 时 $\Delta z\to0$,可知 $z=f(x,y)$ 在点 (x,y) 连续.故定理得证.

由定理可知:函数 $z=f(x,y)$ 在某点可微,则在某点一定连续.在某点不连续一定不可微.

定理2(可微必要条件2) 若函数 $z=f(x,y)$ 在点 (x,y) 可微,则 $z=f(x,y)$ 在点 (x,y) 的偏导数 $\dfrac{\partial z}{\partial x}$、$\dfrac{\partial z}{\partial y}$ 必定存在,且函数 $z=f(x,y)$ 在点 (x,y) 的全微分为

$$\mathrm{d}z=\frac{\partial z}{\partial x}\Delta x+\frac{\partial z}{\partial y}\Delta y$$

证 由函数 $z=f(x,y)$ 在点 $P(x,y)$ 可微,可得,对于点 P 的某个领域内的任意一点 $P'(x+\Delta x,y+\Delta y)$,恒有

$$\Delta z=A\cdot\Delta x+B\cdot\Delta y+o(\rho),\quad (\text{其中 } A、B \text{ 与 } \Delta x、\Delta y \text{ 无关},\rho=\sqrt{(\Delta x)^2+(\Delta y)^2})$$

特别地,当 $\Delta y=0$ 时,上式仍成立,从而有
$$f(x+\Delta x,y)-f(x,y)=A\Delta x+o(|\Delta x|)$$

上式两端除以 Δx,令 $\Delta x\to0$ 并取极限,即得

$$\lim_{\Delta x \to 0} \frac{f(x+\Delta x, y) - f(x,y)}{\Delta x} = A, \quad 即 \frac{\partial z}{\partial x} = A$$

同理可证 $\dfrac{\partial z}{\partial y} = B$. 故定理得证.

习惯上,我们将自变量的增量 Δx、Δy 分别记作 dx、dy,并分别称为自变量 x、y 的微分. 这样,函数 $z = f(x,y)$ 的全微分就可写为

$$dz = \frac{\partial z}{\partial x} dx + \frac{\partial z}{\partial y} dy = z'_x dx + z'_y dy.$$

$z'_x dx$、$z'_y dy$ 分别称为函数 $z = f(x,y)$ 关于自变量 x、y 的**偏微分**. 函数 $z = f(x,y)$ 的全微分等于各个自变量偏微分的和.

例 2　求 $z = \arctan(x+y)$ 在点 $(0,2)$ 处的全微分.

解　先计算任意点 (x,y) 的全微分函数,然后代入 x_0、y_0 计算全微分函数值,得到

$$dz = \frac{\partial z}{\partial x} \cdot dx + \frac{\partial z}{\partial y} \cdot dy = \frac{1}{1+(x+y)^2} dx + \frac{1}{1+(x+y)^2} dy$$

故在点 $(0,2)$ 处的全微分 $dz = 0.2dx + 0.2dy$.

例 3　求 $u = \ln(xyz)$ 的全微分.

解　先化简为 $u = \ln x + \ln y + \ln z$,求得全微分

$$du = \frac{\partial u}{\partial x} \cdot dx + \frac{\partial u}{\partial y} \cdot dy + \frac{\partial u}{\partial z} \cdot dz = \frac{1}{x} dx + \frac{1}{y} dy + \frac{1}{z} dz$$

定理 3　若 $z = f(x,y)$ 的偏导数在点 (x,y) 都连续,则 $z = f(x,y)$ 在点 (x,y) 可微.

这个定理不另证明,需要注意其结论. 结论表明仅有偏导存在并不一定可微,还要求偏导数连续的条件. 这是与一元微分不一样的.

7.4.2　全微分在近似计算上的应用

若 $z = f(x,y)$ 在点 (x_0, y_0) 可微,且 $|\Delta x|$、$|\Delta y|$ 很小,则可用全微分近似计算改变量,即

$$\Delta z \approx dz = z'_x(x_0, y_0) \Delta x + z'_y(x_0, y_0) \Delta y$$

也可用全微分近似计算函数的近似值,即

$$f(x_0 + \Delta x, y_0 + \Delta y) \approx f(x_0, y_0) + z'_x(x_0, y_0) \Delta x + z'_y(x_0, y_0) \Delta y$$

用全微分还可估计函数的绝对误差,即

$$|\Delta z| \approx |z'_x(x_0, y_0) \Delta x + z'_y(x_0, y_0) \Delta y| \leqslant |z'_x(x_0, y_0)| |\Delta x| + |z'_y(x_0, y_0)| |\Delta y|$$

估计函数的相对误差,即

$$\left| \frac{\Delta z}{z} \right| \approx \left| \frac{z'_x(x_0, y_0) \Delta x + z'_y(x_0, y_0) \Delta y}{z(x_0, y_0)} \right| \leqslant \left| \frac{z'_x(x_0, y_0)}{z(x_0, y_0)} \right| |\Delta x| + \left| \frac{z'_y(x_0, y_0)}{z(x_0, y_0)} \right| |\Delta y|$$

例 4　求 $1.04^{2.02}$ 近似值.

解　设 $f(x,y) = x^y$,取 $x_0 = 1$、$y_0 = 2$、$\Delta x = 0.04$、$\Delta y = 0.02$,有 $f(1,2) = 1^2 = 1$,

由 $z'_x = yx^{y-1}$,有 $z'_x(1,2) = 2 \times 1^{2-1} = 2$,

由 $z'_y = x^y \ln x$,有 $z'_y(1,2) = 1^2 \times \ln 1 = 0$,

故 $1.04^{2.02} = f(1+0.04, 2+0.02) \approx f(1,2) + z'_x(1,2) \Delta x + z'_y(1,2) \Delta y$

$\qquad = 1 + 2 \times 0.04 + 0 \times 0.02 = 1.08.$

例 5　测得三角形的两边为 $a = 12.50\text{m}$、$b = 8.30\text{m}$,误差为 $\pm 0.01\text{m}$,夹角 $C = 30°$,误差

为±0.1°.估计用三角形面积公式计算三角形面积的绝对误差和相对误差.

解　由三角形面积公式,得到

$$S=\frac{1}{2}ab\sin C$$

$$\frac{\partial S}{\partial a}=\frac{1}{2}b\sin C,\quad \frac{\partial S}{\partial b}=\frac{1}{2}a\sin C,\quad \frac{\partial S}{\partial C}=\frac{1}{2}ab\cos C$$

$$|\Delta a|\leqslant 0.01,\quad |\Delta b|\leqslant 0.01,\quad |\Delta C|\leqslant 0.1°=\frac{\pi}{1800}$$

三角形面积的绝对误差为

$$|\Delta S|\leqslant |S'_a(a,b,C)||\Delta a|+|S'_b(a,b,C)||\Delta b|+|S'_C(a,b,C)||\Delta C|$$

$$=\left|\frac{8.30}{2}\times\sin\frac{\pi}{6}\right|\cdot 0.01+\left|\frac{12.50}{2}\times\sin\frac{\pi}{6}\right|\cdot 0.01+\left|\frac{12.50\times 8.30}{2}\times\cos\frac{\pi}{6}\right|\cdot\frac{\pi}{1800}$$

$$\approx 0.1304(\text{m})$$

三角形面积的相对误差为

$$\left|\frac{\Delta S}{S}\right|\approx\left|\frac{2\times 0.1304}{ab\sin C}\right|=\frac{2\times 0.1304}{12.50\times 8.30\times 0.5}\approx 0.005$$

7.5　复合函数的微分法

7.5.1　链式法则

定理1　若 $u=u(x,y)$、$v=v(x,y)$ 在点 (x,y) 有连续偏导数,$z=f(u,v)$ 在相应点 (u,v) 有连续偏导数,则复合函数 $z=f[u(x,y),v(x,y)]$ 在点 (x,y) 有连续偏导数,即

$$\frac{\partial z}{\partial x}=\frac{\partial f}{\partial u}\cdot\frac{\partial u}{\partial x}+\frac{\partial f}{\partial v}\cdot\frac{\partial v}{\partial x},\quad \frac{\partial z}{\partial y}=\frac{\partial f}{\partial u}\cdot\frac{\partial u}{\partial y}+\frac{\partial f}{\partial v}\cdot\frac{\partial v}{\partial y}$$

证　只证第一式.固定 y,x 取改变量 Δx,记函数 $u=u(x,y)$、$v=v(x,y)$ 相应改变量为 Δu、Δv,函数 $z=f(u,v)$ 相应改变量为 Δz.$z=f(u,v)$ 在相应点 (u,v) 有连续偏导数,即

$$\Delta z=\frac{\partial f}{\partial u}\cdot\Delta u+\frac{\partial f}{\partial v}\cdot\Delta v+o(\rho),\quad (\rho=\sqrt{(\Delta u)^2+(\Delta v)^2})$$

由于 $\Delta y=0$,$u=u(x,y)$、$v=v(x,y)$ 在点 (x,y) 有连续偏导数,从而

$$\lim_{\Delta x\to 0}\frac{\Delta z}{\Delta x}=\frac{\partial f}{\partial u}\cdot\lim_{\Delta x\to 0}\frac{\Delta u}{\Delta x}+\frac{\partial f}{\partial v}\cdot\lim_{\Delta x\to 0}\frac{\Delta v}{\Delta x}+\lim_{\Delta x\to 0}\frac{o(\rho)}{\Delta x}=\frac{\partial f}{\partial u}\cdot\frac{\partial u}{\partial x}+\frac{\partial f}{\partial v}\cdot\frac{\partial v}{\partial x}$$

由于连续函数的乘积与和仍然是连续函数,可知下式是连续的,即

$$\frac{\partial z}{\partial x}=\frac{\partial f}{\partial u}\cdot\frac{\partial u}{\partial x}+\frac{\partial f}{\partial v}\cdot\frac{\partial v}{\partial x}$$

在中间变量多于两个时链式法则可以类推,如 $z=f(u,v,w)$,而 $u=u(x,y)$、$v=v(x,y)$、$w=w(x,y)$,有

$$\frac{\partial z}{\partial x}=\frac{\partial f}{\partial u}\cdot\frac{\partial u}{\partial x}+\frac{\partial f}{\partial v}\cdot\frac{\partial v}{\partial x}+\frac{\partial f}{\partial w}\cdot\frac{\partial w}{\partial x},\frac{\partial z}{\partial y}=\frac{\partial f}{\partial u}\cdot\frac{\partial u}{\partial y}+\frac{\partial f}{\partial v}\cdot\frac{\partial v}{\partial y}+\frac{\partial f}{\partial w}\cdot\frac{\partial w}{\partial y}$$

在中间变量只有一个时,如:$z=f(u,x,y)$,而 $u=u(x,y)$,有

$$\frac{\partial z}{\partial x}=\frac{\partial f}{\partial u}\cdot\frac{\partial u}{\partial x}+\frac{\partial f}{\partial x},\frac{\partial z}{\partial y}=\frac{\partial f}{\partial u}\cdot\frac{\partial u}{\partial y}+\frac{\partial f}{\partial y}$$

需要注意,这里的 $\dfrac{\partial z}{\partial x}$ 与 $\dfrac{\partial f}{\partial x}$ 是不同的. $\dfrac{\partial z}{\partial x}$ 是把复合函数 $z=f[u(x,y),x,y]$ 中的 y 看作不变而对 x 的偏导数; $\dfrac{\partial f}{\partial x}$ 是把复合函数 $z=f(u,x,y)$ 中的 u 及 y 看作不变而对 x 的偏导数. $\dfrac{\partial z}{\partial y}$ 与 $\dfrac{\partial f}{\partial y}$ 也有类似区别.

例 1 $z=u^2v-uv^2$, $u=x\cos y$, $v=x\sin y$, 求 $\dfrac{\partial z}{\partial x}$.

解
$$\frac{\partial z}{\partial x}=\frac{\partial f}{\partial u}\cdot\frac{\partial u}{\partial x}+\frac{\partial f}{\partial v}\cdot\frac{\partial v}{\partial x}=(2uv-v^2)\cos y+(u^2-2uv)\sin y$$
$$=3x^2\sin y\cos y(\cos y-\sin y)$$

例 2 $z=e^{u^2+v^2+w^2}$, $u=x+y$, $v=x-y$, $w=x^2\sin y$, 求 $\dfrac{\partial z}{\partial x}$, $\dfrac{\partial z}{\partial y}$.

解
$$\frac{\partial z}{\partial x}=\frac{\partial f}{\partial u}\cdot\frac{\partial u}{\partial x}+\frac{\partial f}{\partial v}\cdot\frac{\partial v}{\partial x}+\frac{\partial f}{\partial w}\cdot\frac{\partial w}{\partial x}$$
$$=e^{u^2+v^2+w^2}(2u\cdot1+2v\cdot1+2w\cdot2x\sin y)$$
$$=2e^{u^2+v^2+w^2}(u+v+2wx\sin y)$$
$$=4e^{(2x^2+2y^2+x^4\sin^2 y)}(x+x^3\sin^2 y)$$
$$\frac{\partial z}{\partial y}=\frac{\partial f}{\partial u}\cdot\frac{\partial u}{\partial y}+\frac{\partial f}{\partial v}\cdot\frac{\partial v}{\partial y}+\frac{\partial f}{\partial w}\cdot\frac{\partial w}{\partial y}$$
$$=e^{u^2+v^2+w^2}[2u\cdot1+2v\cdot(-1)+2w\cdot x^2\cos y)$$
$$=2e^{u^2+v^2+w^2}(u-v+wx^2\cos y)$$
$$=2e^{(2x^2+2y^2+x^4\sin^2 y)}(2y+x^4\sin y\cos y)$$

例 3 $z=f(x^2y,2x+3y)$ 有连续的偏导数,求 z 的一阶偏导数.

解 设 $u=x^2y$, $v=2x+3y$, 计算可得
$$\frac{\partial z}{\partial x}=\frac{\partial f}{\partial u}\cdot\frac{\partial u}{\partial x}+\frac{\partial f}{\partial v}\cdot\frac{\partial v}{\partial x}=2xyf_1'+2f_2'$$
$$\frac{\partial z}{\partial y}=\frac{\partial f}{\partial u}\cdot\frac{\partial u}{\partial y}+\frac{\partial f}{\partial v}\cdot\frac{\partial v}{\partial y}=x^2f_1'+3f_2'$$

约定用 f_1'、f_2' 分别表示 f 对其第一、第二个变量的偏导数,用 f_{12}'' 表示先对其第一个变量求偏导数,然后对其第二个变量求偏导数,其余类推.在题目中没有给出 f 变量的名称时,这种约定尤显方便.

例 4 $z=s\ln x$, $x=s^2-t^2$, 求复合函数的偏导数.

解 外层函数显含自变量 s, 不显含自变量 t, 求得
$$\frac{\partial z}{\partial s}=\frac{\partial f}{\partial x}\cdot\frac{\partial x}{\partial s}+\frac{\partial f}{\partial s}=\frac{s}{x}\cdot2s+\ln x=\frac{2s^2}{s^2-t^2}+\ln(s^2-t^2),$$
$$\frac{\partial z}{\partial t}=\frac{\partial f}{\partial x}\cdot\frac{\partial x}{\partial t}=\frac{s}{x}\cdot(-2t)=\frac{-2st}{s^2-t^2}$$

定理 2 若 $u=u(x)$、$v=v(x)$ 在 x 可导, $z=f(u,v)$ 在相应点 (u,v) 有连续偏导数,则复合函数 $z=f[u(x),v(x)]$ 在 x 可导,且
$$\frac{\mathrm{d}z}{\mathrm{d}x}=\frac{\partial f}{\partial u}\cdot\frac{\mathrm{d}u}{\mathrm{d}x}+\frac{\partial f}{\partial v}\cdot\frac{\mathrm{d}v}{\mathrm{d}x}$$

其本质是一元函数,称作**全导数**.

在中间变量多于两个时,全导数链式法则也可类推.如 $z=f(u,v,w)$, 而 $u=u(x)$、$v=v(x)$、$w=$

$w(x)$,有

$$\frac{\mathrm{d}z}{\mathrm{d}x} = \frac{\partial f}{\partial u} \cdot \frac{\mathrm{d}u}{\mathrm{d}x} + \frac{\partial f}{\partial v} \cdot \frac{\mathrm{d}v}{\mathrm{d}x} + \frac{\partial f}{\partial w} \cdot \frac{\mathrm{d}w}{\mathrm{d}x}$$

在中间变量只有一个时,如 $z=f(u,x)$,而 $u=u(x)$ 有

$$\frac{\mathrm{d}z}{\mathrm{d}x} = \frac{\partial f}{\partial u} \cdot \frac{\mathrm{d}u}{\mathrm{d}x} + \frac{\partial f}{\partial x}$$

例 5 $z=f(x,y)$ 有连续的偏导数,$x=\mathrm{e}^t$,$y=\sin t$,求复合函数的全导数.

解

$$\frac{\mathrm{d}z}{\mathrm{d}t} = \frac{\partial f}{\partial x} \cdot \frac{\mathrm{d}x}{\mathrm{d}t} + \frac{\partial f}{\partial y} \cdot \frac{\mathrm{d}y}{\mathrm{d}t} = \frac{\partial f}{\partial x}\mathrm{e}^t + \frac{\partial f}{\partial y}\cos t$$

例 6 $z=s\ln x$,$x=s^2$,求复合函数的全导数.

解 外层函数显含自变量 s,计算可得

$$\frac{\mathrm{d}z}{\mathrm{d}s} = \frac{\partial f}{\partial x} \cdot \frac{\mathrm{d}x}{\mathrm{d}s} + \frac{\partial f}{\partial s} = \frac{s}{x} \cdot 2s + \ln x = 2 + \ln s^2$$

7.5.2 全微分形式不变性

定理 3 若 $u=u(x,y)$、$v=v(x,y)$ 在点 (x,y) 有连续偏导数,$z=f(u,v)$ 在相应点 (u,v) 有连续偏导数,则复合函数 $z=f[u(x,y),v(x,y)]$ 在点 (x,y) 的全微分可表示为

$$\mathrm{d}z = \frac{\partial f}{\partial u}\mathrm{d}u + \frac{\partial f}{\partial v}\mathrm{d}v.$$

证 复合函数 $z=f[u(x,y),v(x,y)]$ 在点 (x,y) 可微,且

$$\mathrm{d}z = \left(\frac{\partial f}{\partial u} \cdot \frac{\partial u}{\partial x} + \frac{\partial f}{\partial v} \cdot \frac{\partial v}{\partial x}\right)\mathrm{d}x + \left(\frac{\partial f}{\partial u} \cdot \frac{\partial u}{\partial y} + \frac{\partial f}{\partial v} \cdot \frac{\partial v}{\partial y}\right)\mathrm{d}y$$

$$= \frac{\partial f}{\partial u}\left(\frac{\partial u}{\partial x}\mathrm{d}x + \frac{\partial u}{\partial y}\mathrm{d}y\right) + \frac{\partial f}{\partial v}\left(\frac{\partial v}{\partial x}\mathrm{d}x + \frac{\partial v}{\partial y}\mathrm{d}y\right)$$

$u=u(x,y)$、$v=v(x,y)$ 在点 (x,y) 可微,有

$$\mathrm{d}u = \frac{\partial u}{\partial x}\mathrm{d}x + \frac{\partial u}{\partial y}\mathrm{d}y, \quad \mathrm{d}v = \frac{\partial v}{\partial x}\mathrm{d}x + \frac{\partial v}{\partial y}\mathrm{d}y$$

即有 $\mathrm{d}z = \frac{\partial f}{\partial u}\mathrm{d}u + \frac{\partial f}{\partial v}\mathrm{d}v$

这表明,u、v 是中间变量时复合函数的全微分形式与 u、v 是自变量时的全微分形式相同,称为**多元函数的一阶全微分形式的不变性**.

利用一阶全微分形式的不变性,可以证明全微分四则运算法则,即

代数和的微分 $\mathrm{d}(u\pm v) = \mathrm{d}u \pm \mathrm{d}v$,

乘积的微分 $\mathrm{d}(uv) = u\mathrm{d}v + v\mathrm{d}u$,

商的微分 $v \neq 0$ 时,$\mathrm{d}\left(\dfrac{u}{v}\right) = \dfrac{v\mathrm{d}u - u\mathrm{d}v}{v^2}$.

证 只证乘积法则.由一阶全微分形式的不变性有

$$\mathrm{d}(uv) = \frac{\partial(uv)}{\partial u}\mathrm{d}u + \frac{\partial(uv)}{\partial v}\mathrm{d}v = v\mathrm{d}u + u\mathrm{d}v$$

用全微分求复合函数的偏导数,不用分辨自变量和中间变量,因而更方便.

例 7 $z=\arctan\dfrac{x}{x^2+y^2}$,求偏导数.

解　由一阶全微分形式的不变性有

$$dz = \frac{1}{1+\left(\frac{x}{x^2+y^2}\right)^2} d\left(\frac{x}{x^2+y^2}\right) = \frac{(x^2+y^2)\,dx - x\,d(x^2+y^2)}{(x^2+y^2)^2 + x^2}$$

$$= \frac{(x^2+y^2)\,dx - x(2x\,dx + 2y\,dy)}{(x^2+y^2)^2 + x^2} = \frac{(y^2-x^2)\,dx - 2xy\,dy}{(x^2+y^2)^2 + x^2}$$

$$\frac{\partial z}{\partial x} = \frac{y^2-x^2}{(x^2+y^2)^2+x^2}, \frac{\partial z}{\partial y} = \frac{-2xy}{(x^2+y^2)^2+x^2}$$

7.6　多元函数的极值

7.6.1　极大值和极小值

定义　设函数 $z=f(x,y)$ 在点 (x_0,y_0) 及某邻域 U 内有定义, $\forall (x,y) \in U$：

若都有 $f(x,y) \leqslant f(x_0,y_0)$, 则称 $f(x_0,y_0)$ 为函数 $z=f(x,y)$ 的极大值,(x_0,y_0) 为极大值点;

若都有 $f(x,y) \geqslant f(x_0,y_0)$, 则称 $f(x_0,y_0)$ 为函数 $z=f(x,y)$ 的极小值,(x_0,y_0) 为极小值点.

函数的极大值、极小值统称为**极值**,极大值点、极小值点统称为**极值点**.

与一元函数类似,极值点是区域内的点,边界点不考虑极值.极值是邻域内的最大值、最小值,是局部性概念.

定理1(极值必要条件)　若函数 $z=f(x,y)$ 在点 (x_0,y_0) 及某邻域 U 内可偏导,且 (x_0,y_0) 为极值点,则 $f'_x(x_0,y_0)=0, f'_y(x_0,y_0)=0$.

证　考虑一元函数 $g(x)=f(x,y_0)$,由函数 $z=f(x,y)$ 在点 (x_0,y_0) 有极值,可知函数 $g(x)$ 在点 x_0 有极值.由一元函数极值的必要条件,$g'(x_0)=0$,即 $f'_x(x_0,y_0)=0$.

同理,$f'_y(x_0,y_0)=0$.

使函数 $z=f(x,y)$ 的两个偏导数都等于零的点 (x_0,y_0),称为函数 $z=f(x,y)$ 的**驻点**.

极值的必要条件表明,可偏导函数的极值点必为驻点.但是,函数的驻点不一定是极值点.

例1　驻点不一定是极值点.

解　函数 $z=xy$,偏导数为 $z'_x=y, z'_y=x$,驻点为 $(0,0)$,$z(0,0)=0$.但在 $(0,0)$ 的任一邻域内,既有可使 $z>z(0,0)$,又有可使 $z<z(0,0)$ 的点,故 $(0,0)$ 不是极值点.

例2　不可导点可能是极值点.

解　函数 $z=\sqrt[3]{x^2}+\sqrt[3]{y^2}$,偏导数为 $z'_x=\frac{2}{3\sqrt[3]{x}}, z'_y=\frac{2}{3\sqrt[3]{y}}$,$(0,0)$ 为不可导点,在 $(0,0)$ 的任一邻域内,异于 $(0,0)$ 的点都有 $z>z(0,0)$,故 $(0,0)$ 是极小值点.

与一元函数类似,有如下的判断极值是否存在的充分条件.

定理2　若函数 $z=f(x,y)$ 在点 (x_0,y_0) 及某邻域 U 内有二阶连续偏导数,且 (x_0,y_0) 为驻点,记 $A=f''_{xx}(x_0,y_0), B=f''_{xy}(x_0,y_0), C=f''_{yy}(x_0,y_0)$,判别式 $B^2-AC \neq 0$,则点 (x_0,y_0) 在 $B^2-AC<0$ 且 $A>0$ 时为极小值点;在 $B^2-AC<0$ 且 $A<0$ 时为极大值点;在 $B^2-AC>0$ 时不是极值点.

定理的证明比较复杂,这里不再写出.

在 $B^2-AC=0$ 时可能有极值,也可能没有极值,需另作讨论.

如果函数有不可导点,则不可导点可能是极值点(如例2),这是在求函数极值时应注意的.

由极值的充分条件,可以看出求函数极值的一般步骤,即

（1）计算一阶偏导数,求出全部驻点;

（2）计算二阶偏导数,对每个驻点计算 A、B、C,根据判别式符号进行判断.

例 3 求函数 $z = x^3 - 3xy + y^3$ 的极值.

解 先求一阶偏导函数,计算得到

$$\frac{\partial z}{\partial x} = 3x^2 - 3y, \quad \frac{\partial z}{\partial y} = -3x + 3y^2$$

一阶偏导数连续,没有不可导点,令偏导数为零组成方程组,即

$$\begin{cases} 3x^2 - 3y = 0 \\ -3x + 3y^2 = 0 \end{cases}$$

解得驻点为 $(0,0)$、$(1,1)$,再求二阶偏导函数,计算得到

$$\frac{\partial^2 z}{\partial x^2} = 6x, \quad \frac{\partial^2 z}{\partial x \partial y} = -3, \quad \frac{\partial^2 z}{\partial y^2} = 6y$$

驻点 $(0,0)$ 处,$A = 0$,$B = -3$,$C = 0$,$B^2 - AC > 0$,故 $(0,0)$ 不是极值点;

驻点 $(1,1)$ 处,$A = 6$,$B = -3$,$C = 6$,$B^2 - AC < 0$ 且 $A > 0$,故 $z(1,1) = -1$ 是极小值.

7.6.2 最大值和最小值

多元函数的最值问题,是讨论多元函数在某一区域上的最大函数值或最小函数值.极值是局部性概念,最值是整体性概念.因此,多元函数的最值问题既要考虑区域内的极值,又要考虑边界上的最值.把区域内驻点处的函数值,与边界上的最值进行比较,最大者为多元函数的最大值,最小者为最小值.

在实际问题中,若根据问题的性质,可以判定多元函数的最值在区域内部取得,则不用与边界上的最值进行比较.若区域内又只有一个驻点,则驻点函数值就是所求最值,不用判断是极大值还是极小值.

例 4 质点对一点的转动惯量按 $I = md^2$ 计算,其中 m 为质点的质量,d 为质点与定点的距离.设三个质点的质量分别为 m_1、m_2、m_3,分别位于点 (x_1, y_1)、(x_2, y_2)、(x_3, y_3).求点 (x,y),使这三个质点对于它的转动惯量之和为最小.

解 设转动惯量之和为

$$I = m_1[(x-x_1)^2 + (y-y_1)^2] + m_2[(x-x_2)^2 + (y-y_2)^2] + m_3[(x-x_3)^2 + (y-y_3)^2]$$

这是无条件极值,令偏导数为零组成方程组,即

$$\begin{cases} I'_x = 0 \\ I'_y = 0 \end{cases} \quad \begin{cases} m_1(x-x_1) + m_2(x-x_2) + m_3(x-x_3) = 0 \\ m_1(y-y_1) + m_2(y-y_2) + m_3(y-y_3) = 0 \end{cases}$$

解得开区域 $-\infty < x < +\infty$，$-\infty < y < +\infty$ 内唯一驻点,即最小值点为

$$\left(\frac{m_1x_1 + m_2x_2 + m_3x_3}{m_1 + m_2 + m_3}, \frac{m_1y_1 + m_2y_2 + m_3y_3}{m_1 + m_2 + m_3} \right)$$

例 5 机体对某种药物的效应 E 是给药量 x、给药时间 t 的函数

$$E = x^2(a-x)t^2 e^{-t}$$

其中,a 为常量,表示允许的最大药量.求取得最大效应的药量与时间.

解 这是无条件极值,令偏导数为零组成方程组,即

$$\begin{cases} E'_x=0 \\ E'_t=0 \end{cases} \begin{cases} \left[\,2x(a-x)-x^2\,\right]t^2\mathrm{e}^{-t}=0 \\ x^2(a-x)(2t\mathrm{e}^{-t}-t^2\mathrm{e}^{-t})=0 \end{cases}$$

在开区间 $0<x<+\infty$, $0<t<+\infty$ 内,化简为

$$\begin{cases} 2a-3x=0 \\ (a-x)(2-t)=0 \end{cases}$$

只有唯一驻点,即最大值点为

$$x=\frac{2}{3}a \,,\, t=2$$

习 题 7

1. 求平行于向量 $\boldsymbol{a}=(6,7,-6)$ 的单位向量.

2. 求证以 $A(0,0,0)$ 、$B(6,8,0)$ 、$C(3,4,5\sqrt{3})$ 为顶点的三角形为正三角形.

3. 设向量 $\boldsymbol{a}=3\boldsymbol{i}-\boldsymbol{j}-2\boldsymbol{k}$, $\boldsymbol{b}=\boldsymbol{i}+2\boldsymbol{j}-\boldsymbol{k}$,计算:

① 向量 $\boldsymbol{a}$, $\boldsymbol{b}$ 的夹角的余弦;　　　② $(-2\boldsymbol{a})\cdot 3\boldsymbol{b}$;

③ $\boldsymbol{a}\times(2\boldsymbol{b})$.

4. 求过 $A(3,0,-5)$ 且与平面 $2x-8y+z-2=0$ 平行的平面.

5. 说明下列方程各表示什么曲面.

① $z^2=xy$;　　　　　　　　　　② $x^2-4y^2=4$;

③ $x^2-y^2-z^2=0$;　　　　　　④ $x^2-y^2-z^2=1$;

⑤ $z=x^2+y^2$;　　　　　　　　⑥ $2x-5y-4z=9$.

6. 已知函数 $f(x,y)=(x+1)^2y$,求 $f(1,2)$.

7. 已知函数 $f(x,y)=x^2+y^2$,求 $f(tx,ty)$.

8. 求下列各函数的定义域,并画出定义域的图形.

① $f(x,y)=\ln\left[\,(16-x^2-y^2)(x^2+y^2-4)\,\right]$;　　② $f(x,y)=\sqrt{1-x^2}+\sqrt{y^2-1}$;

③ $z=\sqrt{xy}$;　　　　　　　　　　　　　④ $z=\dfrac{x}{\sqrt{y-1}}$;

⑤ $z=\sqrt{x-\sqrt{y}}$;　　　　　　　　　　⑥ $u=\dfrac{1}{\sqrt{x}}+\dfrac{1}{\sqrt{y}}+\dfrac{1}{\sqrt{z}}$;

⑦ $u=\sqrt{R^2-x^2-y^2-z^2}+\dfrac{1}{\sqrt{x^2+y^2+z^2-r^2}}$.

9. 求下列各极限.

① $\lim\limits_{(x,y)\to(0,1)}\dfrac{1-xy}{x^2+y^2}$;　　　　　② $\lim\limits_{(x,y)\to(0,1)}\dfrac{y+\mathrm{e}^x}{x^2+y^2}$;

③ $\lim\limits_{(x,y)\to(1,2)}\dfrac{3xy+x^2y^2}{x+y}$;　　　④ $\lim\limits_{\substack{x\to\infty\\y\to\infty}}\dfrac{1}{x^2+y^2}$;

⑤ $\lim\limits_{(x,y)\to(0,0)}(x^2+y^2)\cos\dfrac{1}{x^2+y^2}$;　　⑥ $\lim\limits_{(x,y)\to(0,3)}\dfrac{\sin x}{xy}$;

⑦ $\lim\limits_{(x,y)\to(0,0)}\dfrac{xy}{\sqrt{xy+4}-2}$.

10. 求下列函数的间断点.

① $z = \dfrac{1}{\sqrt{x^2+y^2}}$;
② $z = \dfrac{1}{x-y}$;

③ $z = \dfrac{y+2x}{y^2-2x}$.

11. 求下列函数的偏导数.

① $z = e^x(\cos y + \sin y)$;
② $z = \ln(e^x + a^y)$;

③ $z = x^3 y - y^3 x$;
④ $z = \dfrac{u^2+v^2}{uv}$;

⑤ $z = \sqrt{\ln xy}$;
⑥ $z = e^{xy}$;

⑦ $z = \sin(xy) + \cos^2(xy)$;
⑧ $z = y\ln(x^2+y^2)$;

⑨ $z = e^{\varphi-\theta}$;
⑩ $z = \tan\dfrac{x^2}{y}$.

12. 设 $f(x,y) = x^2\cos(1-y) + (y-1)\sin\sqrt{\dfrac{x-1}{y}}$,求 $\dfrac{\partial f}{\partial x}\Big|_{(x,1)}$, $\dfrac{\partial f}{\partial y}\Big|_{(1,y)}$.

13. 求 $z = xy^2 + x^2 y$ 在点 $(1,1)$ 当 $\Delta x = 0.01$ 、$\Delta y = -0.01$ 时的全增量和全微分.

14. 求 $z = \ln(xy)$ 在点 $(2,1)$ 的全微分.

15. 求下列函数的全微分.

① $u = \ln\sqrt{1+x^2+y^2}$;
② $u = e^{x+y}\cos x\cos y$;

③ $u = \sqrt{a^2-x^2-y^2-z^2}$.

16. 近似计算.

① $\sqrt{25.01} \cdot \sqrt[3]{1\,000.03}$;
② $\sqrt{1.01^2+1.99^2}$;

③ $\sin 29° \cdot \tan 46°$;
④ $10.1^{2.03}$.

17. 测得圆柱体半径为 $20\,\mathrm{cm}$ 、误差为 $0.1\,\mathrm{cm}$,高为 $100\,\mathrm{cm}$ 、误差为 $0.1\,\mathrm{cm}$,估计体积计算的绝对误差和相对误差.

18. 求下列函数的二阶偏导数.

① $z = 4x^3 + 3x^2 y - 3xy^2 - x + y$;
② $z = x\ln(xy)$;

③ $z = y^x$.

19. $f(x,y) = e^x\sin y$,求 $f''_{xx}(0,\pi)$, $f''_{xy}(0,\pi)$, $f''_{yy}(0,\pi)$.

20. 证明 $z = \ln\sqrt{x^2+y^2}$ 满足平面拉普拉斯方程 $\dfrac{\partial^2 z}{\partial x^2} + \dfrac{\partial^2 z}{\partial y^2} = 0$.

21. 求下列函数的全导数.

① $z = e^{x-2y}$, $x = \sin t$, $y = t^3$,求 $\dfrac{dz}{dt}$;
② $z = \ln(x^2+y)$ 、$y = \ln x$,求 $\dfrac{dz}{dx}$;

③ $u = (y-z)e^{\pi x}$, $y = \pi\sin x$, $z = \cos x$,求 $\dfrac{du}{dx}$.

22. 求一阶偏导数.

① $z = \dfrac{1}{x+y}$, $x = 3t+s$, $y = 4t^2 + \sin s$;

② $u = \ln(x+y+z)$ 、$z = e^{xy}$;

③ $z = xe^u \sin v + e^u \cos v, u = xy, v = x + y$;

④ $z = ue^{\frac{v}{u}}, u = x^2 + y^2, v = xy$;

23. 求函数 $f(x, y) = x^3 + y^3 - 3(x^2 + y^2)$ 的极值.

24. 容积为 V 的开顶长方水池, 求表面积的最小值.

25. 做一个三角形, 使其三内角的正弦之积为最大.

26. 求半径为 R 的圆内接最大面积的三角形.

8 多元函数积分学

在定积分中我们讨论了定义在闭区间上一元函数和式的极限.本章我们将从实际问题出发,讨论定义在区域或曲线上多元函数和式的极限,即重积分和曲线积分.

8.1 二重积分的概念与性质

8.1.1 二重积分定义

例 曲顶柱体是以 xOy 坐标面的闭区域 D 为底,以 D 的边界曲线为准线、母线平行于 z 轴的柱面为侧面、以二元函数 $z=f(x,y)(z\geq0)$ 表示的连续曲面为顶的立体,如图 8-1 所示.下面计算曲顶柱体的体积.

解 类似于定积分,用"分割、近似、求和、取极限"的方法来计算曲顶柱体的体积.

分割 把闭区域 D 任意分为 n 个小的区域,即

$$\Delta\sigma_1,\Delta\sigma_2,\cdots,\Delta\sigma_n$$

以各小区域边界为准线作母线平行于 z 轴的柱面,把曲顶柱体分为 n 个小曲顶柱体,即

$$\Delta V_1,\Delta V_2,\cdots,\Delta V_n$$

近似 在小区域 $\Delta\sigma_i$ 上任取一点 (x_i,y_i),视小曲顶柱体近似为以 $\Delta\sigma_i$ 为底、$f(x_i,y_i)$ 为高的小平顶柱体,其体积的近似值为

$$\Delta V_i\approx f(x_i,y_i)\cdot\Delta\sigma_i \quad(i=1,2,\cdots,n)$$

求和 把整个曲顶柱体用 n 个小平顶柱体之和代替,即

$$V\approx\sum_{i=1}^{n}f(x_i,y_i)\cdot\Delta\sigma_i$$

取极限 把小区域 $\Delta\sigma_i$ 上任意两点距离的最大者称为小区域的直径 d_i,记

$$\lambda=\max\{d_i\mid i=1,2,\cdots,n\}$$

若 $\lambda\rightarrow0$ 时 n 个小平顶柱体体积之和的极限存在,则曲顶柱体的体积可表示为

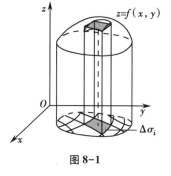

图 8-1

$$V=\lim_{\lambda\rightarrow0}\sum_{i=1}^{n}f(x_i,y_i)\cdot\Delta\sigma_i$$

由此,类似于一元函数的定积分,只要把被积函数换作了二元函数,相应的积分范围变成一个区域,由此可得如下定义.

定义　设函数 $f(x,y)$ 在区域 D 上有界,把 D 任意分为 n 个小区域 $\Delta\sigma_i(i=1,2,\cdots,n)$,在小区域 $\Delta\sigma_i$ 上任取一点 (x_i,y_i),若无论 D 的分法和 (x_i,y_i) 的取法如何,当小区域最大直径 $\lambda\to0$ 时,极限

$$\lim_{\lambda\to0}\sum_{i=1}^{n}f(x_i,y_i)\cdot\Delta\sigma_i$$

存在,则称 $f(x,y)$ 在区域 D 上可积,其极限值为函数 $f(x,y)$ 在区域 D 上的**二重积分**,记为

$$\iint\limits_{D}f(x,y)\mathrm{d}\sigma=\lim_{\lambda\to0}\sum_{i=1}^{n}f(x_i,y_i)\Delta\sigma_i$$

其中 $f(x,y)$ 称为**被积函数**,x、y 称为**积分变量**,D 称为**积分区域**,$\mathrm{d}\sigma$ 称为**面积元素**.

二重积分存在的必要条件是:若 $f(x,y)$ 在区域 D 上可积,则 $f(x,y)$ 在区域 D 上有界.

二重积分存在的充分条件是:若 $f(x,y)$ 在闭区域 D 上连续,则 $f(x,y)$ 在区域 D 上可积.

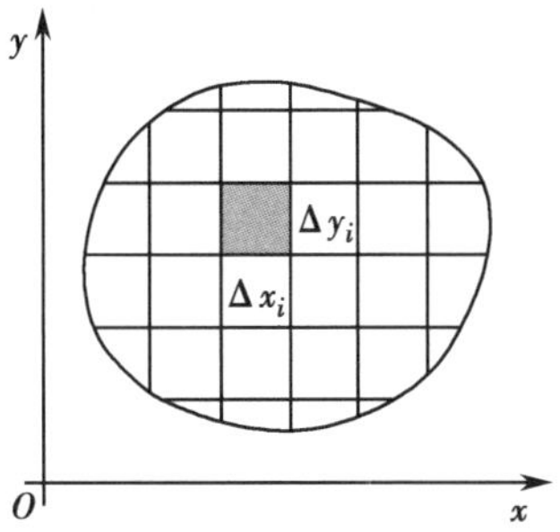

当函数 $f(x,y)$ 在区域 D 上可积时,重积分的值与区域 D 的分法无关.因此可考虑用平行于坐标轴的两组直线分割 D,如图 8-2 所示.这时,小矩形区域 $\Delta\sigma_i$ 的边长分别为 Δx_i、Δy_i,面积元素 $\mathrm{d}\sigma=\mathrm{d}x\mathrm{d}y$,故二重积分可以表示为

$$\iint\limits_{D}f(x,y)\mathrm{d}\sigma=\iint\limits_{D}f(x,y)\mathrm{d}x\mathrm{d}y$$

图 8-2

二重积分的几何意义:

当 $z\geqslant0$ 时,是 $z=f(x,y)$ 为顶的曲顶柱体体积,即

$$V=\iint\limits_{D}f(x,y)\mathrm{d}x\mathrm{d}y$$

当 $z<0$ 时,二重积分的值等于曲顶柱体体积的负值;

若 z 在区域 D 上有正有负,则二重积分的值等于位于 xOy 坐标面上方的柱体体积与位于下方的柱体体积的负值的和.

类似地,若定义被积函数为三元函数,把积分范围放在一个空间域上,就可以定义三重积分.三重积分的性质及计算方法都可由二重积分推广.

8.1.2　二重积分的性质

二重积分与定积分的性质类似,利用其定义即可证明.

性质 1　常数因子 k 可由积分号内提出来,即

$$\iint\limits_{D}kf(x,y)\mathrm{d}\sigma=k\iint\limits_{D}f(x,y)\mathrm{d}\sigma$$

性质 2　函数代数和的积分等于积分的代数和,即

$$\iint\limits_{D}[f(x,y)\pm g(x,y)]\mathrm{d}\sigma=\iint\limits_{D}f(x,y)\mathrm{d}\sigma\pm\iint\limits_{D}g(x,y)\mathrm{d}\sigma$$

性质 3　若区域 D 被连续曲线分为 D_1、D_2 两区域,则 D 上积分等于 D_1、D_2 上积分的和,即

$$\iint\limits_{D}f(x,y)\mathrm{d}\sigma=\iint\limits_{D_1}f(x,y)\mathrm{d}\sigma+\iint\limits_{D_2}f(x,y)\mathrm{d}\sigma$$

性质 4　若在区域 D 上 $f(x,y)\equiv1$,则 D 上的积分等于 D 的面积,即

$$\sigma=\iint\limits_{D}\mathrm{d}\sigma$$

8.2 二重积分的计算

8.2.1 直角坐标系下二重积分的计算

定理 1 若函数 $f(x,y)$ 在 x-型区域 $D[a\leqslant x\leqslant b,g(x)\leqslant y\leqslant h(x)]$ 上连续,则 $f(x,y)$ 在 D 上的二重积分可以化为先对 y 后对 x 的两次定积分,即

$$\iint\limits_{D}f(x,y)\mathrm{d}x\mathrm{d}y = \int_{a}^{b}\Big[\int_{g(x)}^{h(x)}f(x,y)\mathrm{d}y\Big]\mathrm{d}x$$

证 设曲顶柱体的顶为函数 $z=f(x,y)(z\geqslant0)$,底为 x-型区域: $a\leqslant x\leqslant b,g(x)\leqslant y\leqslant h(x)$.

取微元 $[x,x+\mathrm{d}x]\subset[a,b]$,作 yOz 坐标面的平行平面,得到曲顶柱体位于 x 与 $x+\mathrm{d}x$ 之间的薄片,如图 8-3 所示. x 处截面是以区间 $[g(x),h(x)]$ 为底、$z=f(x,y)$ 为曲边的曲边梯形,其面积用定积分表示为

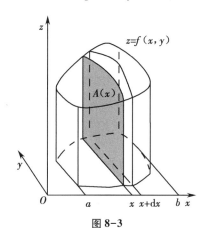

图 8-3

$$A(x) = \int_{g(x)}^{h(x)}f(x,y)\mathrm{d}y$$

位于 x 与 $x+\mathrm{d}x$ 之间的薄片,视为以 x 处截面为底、$\mathrm{d}x$ 为高的柱体,体积微元 $\mathrm{d}V=A(x)\mathrm{d}x$,曲顶柱体的体积为

$$V = \int_{a}^{b}A(x)\mathrm{d}x = \int_{a}^{b}\Big[\int_{g(x)}^{h(x)}f(x,y)\mathrm{d}y\Big]\mathrm{d}x$$

由二重积分的几何意义,$f(x,y)$ 在区域 D 上的二重积分等于曲顶柱体体积,故

$$\iint\limits_{D}f(x,y)\mathrm{d}x\mathrm{d}y = \int_{a}^{b}\Big[\int_{g(x)}^{h(x)}f(x,y)\mathrm{d}y\Big]\mathrm{d}x$$

定理 1 表示,$f(x,y)$ 在 x-型区域 D 上的二重积分,可以先把 $f(x,y)$ 中的 x 视为常数,在区间 $[g(x),h(x)]$ 上对 y 积分. 积分的结果是 x 的函数,再在区间 $[a,b]$ 上对 x 积分. 这样依次进行的两次定积分,称为**二次积分**或**累次积分**,并可省去中括号简写为

$$\int_{a}^{b}\Big[\int_{g(x)}^{h(x)}f(x,y)\mathrm{d}y\Big]\,\mathrm{d}x = \int_{a}^{b}\mathrm{d}x\int_{g(x)}^{h(x)}f(x,y)\mathrm{d}y$$

类似地,也可以计算 y-型区域上的二重积分.

若 $f(x,y)$ 在 y-型区域 $D[c\leqslant y\leqslant d,i(y)\leqslant x\leqslant j(y)]$ 上连续,则 $f(x,y)$ 在 D 上二重积分可以化为先对 x 后对 y 的累次积分,即

$$\iint\limits_{D}f(x,y)\mathrm{d}\sigma = \int_{c}^{d}\mathrm{d}y\int_{i(y)}^{j(y)}f(x,y)\mathrm{d}x$$

当 D 为矩形区域时,即 $D:a\leqslant x\leqslant b,c\leqslant y\leqslant d$,它既是 x-型又是 y-型区域,

$$\iint\limits_{D}f(x,y)\mathrm{d}x\mathrm{d}y = \int_{a}^{b}\mathrm{d}x\int_{c}^{d}f(x,y)\mathrm{d}y = \int_{c}^{d}\mathrm{d}y\int_{a}^{b}f(x,y)\mathrm{d}x$$

其累次积分可以任意交换顺序.

若 D 为矩形区域,且 $f(x,y)=g(x)h(y)$,则先对 y 积分时,$g(x)$ 视为常量提出积分号,再对 x 积分时,$h(y)$ 对 y 的积分视为常量提出积分号,从而有

$$\iint\limits_{D}g(x)h(y)\mathrm{d}x\mathrm{d}y = \int_{a}^{b}\Big[g(x)\int_{c}^{d}h(y)\mathrm{d}y\Big]\,\mathrm{d}x = \int_{c}^{d}h(y)\mathrm{d}y\cdot\int_{a}^{b}g(x)\mathrm{d}x$$

这表明,$g(x)h(y)$在矩形区域上的二重积分可以化为两个定积分的乘积.

在D为任意区域时,需要把D分为若干个x-型或y-型区域,根据积分区域的可加性,把D上的二重积分分别化为各小区域上二重积分的和.

在需要把累次积分的一种顺序变为另一种顺序时,先利用积分区域的可加性,把第一种类型的各部分区域合到一起,画出整个积分区域D的图形,然后按另一种类型划分区域,利用积分区域的可加性写成各部分上的二重积分之和.

例1 计算$\iint\limits_D (x+y)\mathrm{d}x\mathrm{d}y$,$D$为以$A(1,0)$,$B(0,1)$,$C(0,-1)$为顶点的三角形区域.

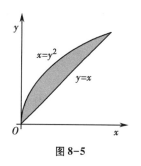

图 8-4

解 AB、AC所在直线的方程分别为$x+y=1$、$x-y=1$,区域D如图8-4所示,这是x-型区域,即

$$0 \leqslant x \leqslant 1, x-1 \leqslant y \leqslant 1-x$$

$$\iint\limits_D (x+y)\mathrm{d}x\mathrm{d}y = \int_0^1 \mathrm{d}x \int_{x-1}^{1-x}(x+y)\mathrm{d}y = \int_0^1 \left[xy + \frac{1}{2}y^2 \right]_{x-1}^{1-x} \mathrm{d}x$$

$$= \int_0^1 (2x - 2x^2)\mathrm{d}x = \left[x^2 - \frac{2}{3}x^3 \right]_0^1 = \frac{1}{3}$$

例2 计算$\iint\limits_D \dfrac{\sin y}{y}\mathrm{d}x\mathrm{d}y$,$D$是$y=x$与$x=y^2$围成的区域.

解 区域D如图8-5所示,既是x-型又是y-型区域.

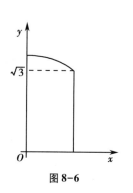

图 8-5

若按x-型区域:$0 \leqslant x \leqslant 1, x \leqslant y \leqslant \sqrt{x}$,可化为二次积分

$$\iint\limits_D \frac{\sin y}{y}\mathrm{d}x\mathrm{d}y = \int_0^1 \mathrm{d}x \int_x^{\sqrt{x}} \frac{\sin y}{y}\mathrm{d}y$$

在初等函数范围内不可积.

若按y-型区域:$0 \leqslant y \leqslant 1, y^2 \leqslant x \leqslant y$计算,则计算得到

$$\iint\limits_D \frac{\sin y}{y}\mathrm{d}x\mathrm{d}y = \int_0^1 \mathrm{d}y \int_{y^2}^y \frac{\sin y}{y}\mathrm{d}x = \int_0^1 \left[\frac{\sin y}{y}x \right]_{y^2}^y \mathrm{d}y = \int_0^1 (\sin y - y\sin y)\mathrm{d}y$$

$$= \left[-\cos y \right]_0^1 + \int_0^1 y\mathrm{d}(\cos y) = 1 - \cos 1 + \left[y\cos y - \sin y \right]_0^1 = 1 - \sin 1$$

例3 计算$\iint\limits_D \dfrac{xy^2}{3}\mathrm{d}\sigma$,$D$为矩形区域$0 \leqslant x \leqslant 1, 0 \leqslant y \leqslant 2$.

解 矩形区域上的二重积分可化为两个定积分的乘积,得

$$\iint\limits_D \frac{xy^2}{3}\mathrm{d}\sigma = \frac{1}{3}\int_0^1 x\mathrm{d}x \cdot \int_0^2 y^2\mathrm{d}y = \frac{1}{3} \cdot \left[\frac{1}{2}x^2 \right]_0^1 \cdot \left[\frac{1}{3}y^3 \right]_0^2 = \frac{4}{9}$$

例4 改变下面累次积分的顺序.

$$\int_0^{\sqrt{3}} \mathrm{d}y \int_0^1 f(x,y)\mathrm{d}x + \int_{\sqrt{3}}^2 \mathrm{d}y \int_0^{\sqrt{4-y^2}} f(x,y)\mathrm{d}x$$

解 D由两个y-型区域构成,即

$$D_1: 0 \leqslant y \leqslant \sqrt{3}, 0 \leqslant x \leqslant 1, D_2: \sqrt{3} \leqslant y \leqslant 2, 0 \leqslant x \leqslant \sqrt{4-y^2}.$$

积分区域如图8-6所示,按x-型区域分析

图 8-6

$$0 \leqslant x \leqslant 1, \quad 0 \leqslant y \leqslant \sqrt{4-x^2}$$

$$\int_0^{\sqrt{3}} dy \int_0^1 f(x,y) dx + \int_{\sqrt{3}}^2 dy \int_0^{\sqrt{4-y^2}} f(x,y) dx = \int_0^1 dx \int_0^{\sqrt{4-x^2}} f(x,y) dy$$

8.2.2 极坐标系下二重积分的计算

积分区域是圆、扇形、环形域或被积函数形如 $f(x^2+y^2)$ 时,使用极坐标可简化二重积分的计算.

在极坐标系中,若积分区域 D 如图 8-7 所示,可表示为

$$\alpha \leqslant \theta \leqslant \beta, \quad r_1(\theta) \leqslant r \leqslant r_2(\theta)$$

则称此区域为 θ-型区域.

定理 2 若函数 $f(x,y)$ 在闭区域 D 上连续,D 为 θ-区域型 $\alpha \leqslant \theta \leqslant \beta, r_1(\theta) \leqslant r \leqslant r_2(\theta)$,则 $f(x,y)$ 在 D 上的二重积分可以化为先对 r 后对 θ 的累次积分,即

$$\iint_D f(x,y) d\sigma = \int_\alpha^\beta d\theta \int_{r_1(\theta)}^{r_2(\theta)} f(r\cos\theta, r\sin\theta) r dr$$

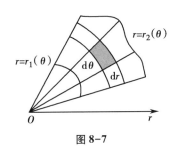

图 8-7

证 $f(x,y)$ 在闭区域 D 上连续,则 $f(x,y)$ 在 D 上二重积分存在,直角坐标系下的二重积分化极坐标系下的二重积分,不仅需要用 $x=r\cos\theta$、$y=r\sin\theta$ 对被积函数 $f(x,y)$ 进行转换,而且需要对面积元素 $d\sigma$、积分区域 D 进行转换.

极角取微元 $[\theta, \theta+d\theta] \subset [\alpha, \beta]$,极径取微元 $[r, r+dr] \subset [r_1(\theta), r_2(\theta)]$,微元面积视为扇形面积之差,即

$$\Delta\sigma = \frac{d\theta}{2\pi}[\pi(r+dr)^2 - \pi r^2] = r dr d\theta + \frac{1}{2}(dr)^2 d\theta$$

忽略第二项,得到面积元素 $d\sigma = r dr d\theta$,即

$$\iint_D f(x,y) d\sigma = \int_\alpha^\beta d\theta \int_{r_1(\theta)}^{r_2(\theta)} f(r\cos\theta, r\sin\theta) r dr$$

若积分区域 D 可表示为 $\alpha \leqslant \theta \leqslant \beta, a \leqslant r \leqslant b$,则称此区域为极坐标系的矩型区域.矩型区域 D 上的二重积分,可以任意交换累次积分的顺序.$g(\theta)h(r)$ 在矩型区域 D 上的二重积分,可以化为两个定积分的乘积.

例 5 计算 $\iint_D x^2 dxdy$,区域 D 为:$x \geqslant 0, y \geqslant 0, 1 \leqslant x^2+y^2 \leqslant 4$.

解 把 $x=r\cos\theta$、$y=r\sin\theta$ 坐标变换式代入边界方程 $1 \leqslant x^2+y^2 \leqslant 4$,可知区域 D 为如图 8-8 所示的极坐标系矩型区域,即

$$0 \leqslant \theta \leqslant \frac{\pi}{2}, \quad 1 \leqslant r \leqslant 2$$

$$\iint_D x^2 dxdy = \int_0^{\frac{\pi}{2}} \cos^2\theta \, d\theta \cdot \int_1^2 r^3 dr$$

$$= \int_0^{\frac{\pi}{2}} \frac{1+\cos 2\theta}{2} d\theta \cdot \left[\frac{r^4}{4}\right]_1^2$$

$$= \left[\frac{1}{2}\theta + \frac{1}{4}\sin 2\theta\right]_0^{\frac{\pi}{2}} \cdot \frac{15}{4} = \frac{15\pi}{16}$$

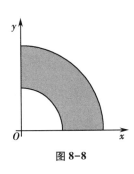

图 8-8

8.3 二重积分的应用

8.3.1 二重积分的几何应用

由二重积分的几何意义,可以计算空间体的体积.具体计算时,可根据空间体的性质,如对称性等,进行相应的简化.

例1 求椭圆抛物面 $z=1-4x^2-y^2$ 与 xOy 坐标面围成立体的体积.

解 围成立体如图 8-9 所示,椭圆抛物面在 xOy 面截痕为

$$\begin{cases} 4x^2+y^2=1 \\ z=0 \end{cases}$$

由对称性,只需计算一象限区域 D 上的二重积分,D 可视为 x-型区域,即

$$0 \leqslant x \leqslant \frac{1}{2}, \quad 0 \leqslant y \leqslant \sqrt{1-4x^2}$$

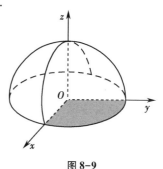

图 8-9

则围成立体的体积为

$$V = 4\iint\limits_{D}(1-4x^2-y^2)\mathrm{d}x\mathrm{d}y = 4\int_0^{\frac{1}{2}}\mathrm{d}x\int_0^{\sqrt{1-4x^2}}(1-4x^2-y^2)\mathrm{d}y$$

$$= 4\int_0^{\frac{1}{2}}\left[y-4x^2y-\frac{1}{3}y^3\right]_0^{\sqrt{1-4x^2}}\mathrm{d}x = \frac{8}{3}\int_0^{\frac{1}{2}}(1-4x^2)^{\frac{3}{2}}\mathrm{d}x \xlongequal{x=\frac{1}{2}\sin x} \frac{4}{3}\int_0^{\frac{\pi}{2}}\cos^4 t\mathrm{d}t$$

$$= \frac{4}{3}\int_0^{\frac{\pi}{2}}\left(\frac{3}{8}+\frac{\cos 2t}{2}+\frac{\cos 4t}{8}\right)\mathrm{d}t = \frac{4}{3}\left[\frac{3}{8}t+\frac{\sin 2t}{4}+\frac{\sin 4t}{32}\right]_0^{\frac{\pi}{2}} = \frac{\pi}{4}$$

例2 计算圆柱面 $x^2+y^2=Rx$ 被球体 $x^2+y^2+z^2 \leqslant R^2$ 围住部分的体积.

解 由对称性,只需考虑如图 8-10 所示的一卦限部分,这是以球面 $z=\sqrt{R^2-x^2-y^2}$ 为顶、柱面为侧面、半圆区域 D 为底的立体.

把坐标变换式 $x=r\cos\theta$、$y=r\sin\theta$ 代入区域 D 的边界方程 $x^2+y^2=Rx$,化为 $r=R\cos\theta$,表示为 θ-型区域,即

$$0 \leqslant \theta \leqslant \frac{\pi}{2}, \quad 0 \leqslant r \leqslant R\cos\theta$$

从而,围成立体的体积为

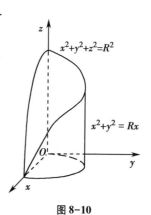

图 8-10

$$V = 4\iint\limits_{D}\sqrt{R^2-x^2-y^2}\mathrm{d}x\mathrm{d}y = 4\int_0^{\frac{\pi}{2}}\mathrm{d}\theta\int_0^{R\cos\theta}r\sqrt{R^2-r^2}\mathrm{d}r$$

$$= -\frac{4}{3}\int_0^{\frac{\pi}{2}}\left[(R^2-r^2)^{\frac{3}{2}}\right]_0^{R\cos\theta}\mathrm{d}\theta = \frac{4R^3}{3}\int_0^{\frac{\pi}{2}}(1-\sin^3\theta)\mathrm{d}\theta$$

$$= \frac{4R^3}{3}\left[\theta-\cos\theta+\frac{1}{3}\cos^3\theta\right]_0^{\frac{\pi}{2}} = \frac{4R^3}{3}\left(\frac{\pi}{2}-\frac{2}{3}\right)$$

例3 利用二重积分计算曲线 $(x^2+y^2)^2=2a^2(x^2-y^2)$ 围成的面积.

解 把坐标变换式 $x=r\cos\theta$、$y=r\sin\theta$ 代入区域 D 边界方程 $(x^2+y^2)^2=2a^2(x^2-y^2)$,化为

$$r^2=2a^2\cos 2\theta$$

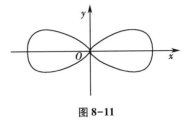

由 $\cos 2\theta > 0$，有 $-\dfrac{\pi}{4} < \theta < \dfrac{\pi}{4}$．由于原方程 x、y 以平方项出现，曲线关于 x、y 轴对称，曲线是如图 8-11 所示的双纽线．只需考虑曲线在第一象限部分围成区域 D，即

$$0 < \theta < \frac{\pi}{4}, \quad 0 < r < a\sqrt{2\cos 2\theta}$$

图 8-11

曲线围成的面积为

$$A = 4\iint\limits_{D} \mathrm{d}x\mathrm{d}y = 4\int_{0}^{\frac{\pi}{4}} \mathrm{d}\theta \int_{0}^{a\sqrt{2\cos 2\theta}} r\mathrm{d}r = 2\int_{0}^{\frac{\pi}{4}} \left[r^2 \right]_{0}^{a\sqrt{2\cos 2\theta}} \mathrm{d}\theta$$

$$= 4a^2 \int_{0}^{\frac{\pi}{4}} \cos 2\theta \mathrm{d}\theta = 2a^2 \left[\sin 2\theta \right]_{0}^{\frac{\pi}{4}} = 2a^2$$

例 4　在一个形如旋转抛物面 $z = x^2 + y^2$ 容器内，盛有 $8\pi(\mathrm{cm}^3)$ 溶液，再倒进 $128\pi(\mathrm{cm}^3)$ 溶液时，液面会升高多少？

解　首先确定容器内溶液体积 V 与液面高度 h 的函数关系，由图 8-12 可知，溶液体积 V 为圆柱与曲顶柱体体积之差，由对称性，考虑一卦限部分的体积，即

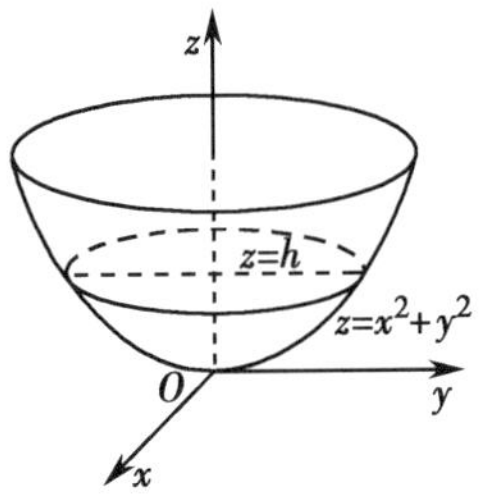

$$V = 4\iint\limits_{D} (h - x^2 - y^2) \mathrm{d}\sigma$$

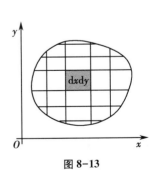

图 8-12

D 为圆域 $x^2 + y^2 \leqslant h$ 在一象限部分，化为极坐标，得到

$$0 \leqslant \theta \leqslant \frac{\pi}{2}, \quad 0 \leqslant r \leqslant \sqrt{h}$$

从而，V 与 h 的函数关系为

$$V = 4\int_{0}^{\frac{\pi}{2}} \mathrm{d}\theta \int_{0}^{\sqrt{h}} (h - r^2) r\mathrm{d}r = 2\pi \left[\frac{1}{2}hr^2 - \frac{1}{4}r^4 \right]_{0}^{\sqrt{h}} = \frac{1}{2}\pi h^2$$

把 $V_1 = 8\pi$ 与 $V_2 = 128\pi$ 分别代入，得到 $h_1 = 4$ 与 $h_2 = 16$，故液面升高为 $h_2 - h_1 = 12(\mathrm{cm})$．

8.3.2　二重积分的物理应用

例 5　设平面薄片占有 xOy 坐标面的闭区域 D，在点 (x, y) 处的面密度为 $\rho = \rho(x, y)$ $(\rho \geqslant 0)$．计算平面薄片质量．

解　取面积微元 $\mathrm{d}x\mathrm{d}y \subset D$，面积微元上薄片质量即为

$$\mathrm{d}m = \rho\mathrm{d}x\mathrm{d}y$$

所以

$$m = \iint\limits_{D} \rho(x, y) \mathrm{d}x\mathrm{d}y$$

同样使用微元法，还可以计算面密度为 ρ 的平面薄片的转动力矩、转动惯量、重心等．

取面积微元 $\mathrm{d}x\mathrm{d}y \subset D$，面积微元关于 x 轴转动力矩的大小为

$$\mathrm{d}M_x = y \cdot \rho\mathrm{d}x\mathrm{d}y$$

从而，平面薄片关于 x 轴转动力矩的大小为

$$M_x = \iint\limits_{D} \rho y\mathrm{d}x\mathrm{d}y$$

图 8-13

同理,平面薄片关于 y 轴、原点 O 转动力矩的大小分别为

$$M_y = \iint_D \rho x \mathrm{d}x\mathrm{d}y, M_0 = \iint_D \rho \sqrt{x^2 + y^2}\, \mathrm{d}x\mathrm{d}y$$

由于面积微元关于 x 轴的转动惯量为

$$\mathrm{d}I_x = y^2 \cdot \rho \mathrm{d}x\mathrm{d}y$$

从而,平面薄片关于 x 轴的转动惯量为

$$I_x = \iint_D \rho y^2 \mathrm{d}x\mathrm{d}y$$

同理,平面薄片关于 y 轴、原点 O 的转动惯量分别为

$$I_y = \iint_D \rho x^2 \mathrm{d}x\mathrm{d}y, I_O = \iint_D \rho(x^2 + y^2)\mathrm{d}x\mathrm{d}y$$

设平面薄片的重心坐标为 $(\bar{x}, \bar{y})$,视平面薄片的质量集中在重心,平面薄片关于 x 轴、y 轴转动力矩的大小由重心表示为

$$M_x = \bar{y}\iint_D \rho \mathrm{d}x\mathrm{d}y, \qquad M_y = \bar{x}\iint_D \rho \mathrm{d}x\mathrm{d}y$$

从而,得到重心横、纵坐标的计算公式为

$$\bar{x} = \frac{\iint_D \rho x \mathrm{d}x\mathrm{d}y}{\iint_D \rho \mathrm{d}x\mathrm{d}y}, \quad \bar{y} = \frac{\iint_D \rho y \mathrm{d}x\mathrm{d}y}{\iint_D \rho \mathrm{d}x\mathrm{d}y}$$

例 6 一匀质上半椭圆平面薄片,长、短半轴分别为 a、b,求其重心.

解 设椭圆薄片面密度为 ρ,长、短半轴分别位于 x、y 轴,如图 8-14 所示,积分区域 D 为 x-型区域,即

$$-a \leqslant x \leqslant a, \quad 0 \leqslant y \leqslant \frac{b}{a}\sqrt{1-x^2}$$

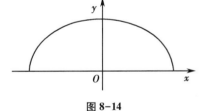

图 8-14

由对称性,重心横坐标应为 0,纵坐标为

$$\bar{y} = \frac{\iint_D \rho y \mathrm{d}x\mathrm{d}y}{\iint_D \rho \mathrm{d}x\mathrm{d}y} = \frac{\int_{-a}^{a} \mathrm{d}x \int_{0}^{\frac{b}{a}\sqrt{a^2-x^2}} y \mathrm{d}y}{\frac{\pi}{2}ab}$$

$$= \frac{\int_{-a}^{a} \frac{b^2}{2a^2}(a^2 - x^2)\mathrm{d}x}{\frac{\pi}{2}ab} = \frac{2b}{\pi a^3}\left[a^2 x - \frac{1}{3}x^3\right]_0^a = \frac{4b}{3\pi}$$

即重心坐标为 $\left(0, \dfrac{4b}{3\pi}\right)$.

8.3.3 利用二重积分计算无穷积分

标准正态分布的密度函数为 $f(x) = \dfrac{1}{\sqrt{2\pi}}\mathrm{e}^{-\frac{x^2}{2}}$,计算该曲线下的面积,要考虑无穷积分

$$\frac{1}{\sqrt{2\pi}}\int_{-\infty}^{+\infty} \mathrm{e}^{-\frac{x^2}{2}}\mathrm{d}x = \frac{2}{\sqrt{2\pi}}\int_{0}^{+\infty} \mathrm{e}^{-\frac{x^2}{2}}\mathrm{d}x \xrightarrow{x=\sqrt{2}t} \frac{2}{\sqrt{\pi}}\int_{0}^{+\infty} \mathrm{e}^{-t^2}\mathrm{d}t = \frac{2}{\sqrt{\pi}}\int_{0}^{+\infty} \mathrm{e}^{-x^2}\mathrm{d}x$$

为此,通过例 7、例 8 所示的两个步骤进行计算.

例 7 计算 $\iint\limits_{D} e^{-x^2-y^2} \mathrm{d}x\mathrm{d}y$，$D$ 为圆域 $x^2+y^2 \leqslant R^2$ 在一象限的扇形域.

解 化为极坐标，D 为矩形区域：$0 \leqslant \theta \leqslant \dfrac{\pi}{2}$，$0 \leqslant r \leqslant R$，

$$\iint\limits_{D} e^{-x^2-y^2}\mathrm{d}x\mathrm{d}y = \int_0^{\frac{\pi}{2}}\mathrm{d}\theta \int_0^R e^{-r^2}r\mathrm{d}r = -\frac{1}{2}\int_0^{\frac{\pi}{2}}\mathrm{d}\theta \cdot \int_0^R e^{-r^2}\mathrm{d}(-r^2)$$

$$= -\frac{1}{2} \cdot \frac{1}{2}\pi \cdot \left[e^{-r^2}\right]_0^R = \frac{\pi}{4}(1-e^{-R^2})$$

例 8 计算 $\displaystyle\int_0^{+\infty} e^{-x^2}\mathrm{d}x$

解 考虑如图 8-15 所示的扇形域 D_1、D_2，即

$$D_1: 0 \leqslant \theta \leqslant \frac{\pi}{2}, \quad 0 \leqslant r \leqslant R$$

$$D_2: 0 \leqslant \theta \leqslant \frac{\pi}{2}, \quad 0 \leqslant r \leqslant \sqrt{2}R$$

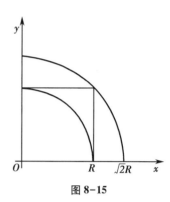

图 8-15

及边长为 R 的正方形域 D，即

$$D: 0 \leqslant x \leqslant R, \quad 0 \leqslant y \leqslant R$$

方形域 D 的面积在扇形域 D_1、D_2 的面积之间，即

$$\iint\limits_{D_1} e^{-x^2-y^2}\mathrm{d}x\mathrm{d}y \leqslant \iint\limits_{D} e^{-x^2-y^2}\mathrm{d}x\mathrm{d}y \leqslant \iint\limits_{D_2} e^{-x^2-y^2}\mathrm{d}x\mathrm{d}y$$

D_1、D_2 上的二重积分用例 7 结论，D 上的二重积分化为定积分之积，则得到

$$\frac{\pi}{4}(1-e^{-R^2}) \leqslant \int_0^R e^{-x^2}\mathrm{d}x \cdot \int_0^R e^{-y^2}\mathrm{d}y \leqslant \frac{\pi}{4}(1-e^{-2R^2})$$

$$\lim_{R \to +\infty}\frac{\pi}{4}(1-e^{-R^2}) \leqslant \lim_{R \to +\infty}\left[\int_0^R e^{-x^2}\mathrm{d}x\right]^2 \leqslant \lim_{R \to +\infty}\frac{\pi}{4}(1-e^{-2R^2})$$

两端极限都为 $\dfrac{\pi}{4}$，从而得到

$$\lim_{R \to +\infty}\left[\int_0^R e^{-x^2}\mathrm{d}x\right]^2 = \frac{\pi}{4}, \quad \int_0^{+\infty} e^{-x^2}\mathrm{d}x = \lim_{R \to +\infty}\int_0^R e^{-x^2}\mathrm{d}x = \frac{\sqrt{\pi}}{2}$$

由此结论可推出 $\dfrac{1}{\sqrt{2\pi}}\displaystyle\int_{-\infty}^{+\infty} e^{-\frac{x^2}{2}}\mathrm{d}x = 1$，这是概率密度函数的一个重要性质，在数理统计学中将会用到.

8.4　对坐标的曲线积分

8.4.1　对坐标曲线积分的定义

若曲线 L 连续不断的且自身不相交，则称 L 为**简单曲线**. 若简单曲线 L 有连续变动的切线，则称 L 为**光滑曲线**.

例 1 设质点 M 在变力 $\boldsymbol{F}(x,y)=P(x,y)\boldsymbol{i}+Q(x,y)\boldsymbol{j}$ 作用下，沿平面光滑曲线 L 从 A 运动到 B 点，如图 8-16 所示. 求变力沿曲线做的功.

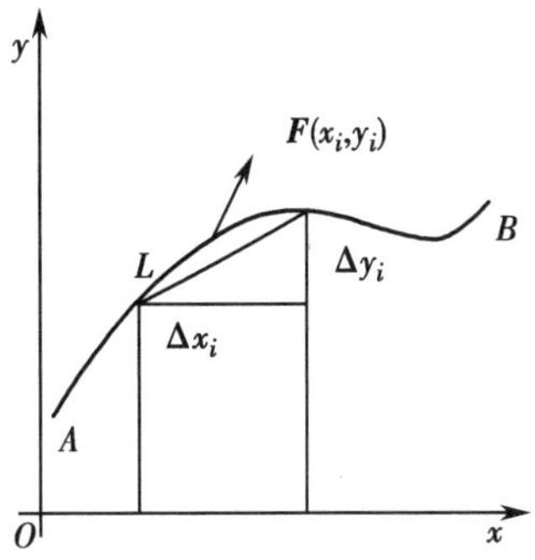

解　类似于定积分,"分割、近似、求和、取极限",可计算变力 $\boldsymbol{F}$ 对质点 M 做的功.

分割　把曲线 L 任意分为 n 条小的曲线段,即
$$\Delta L_1,\Delta L_2,\cdots,\Delta L_n$$
小曲线段中的最大长度记为 λ,各小段首尾端点形成的向量记为
$$\overrightarrow{\Delta L_i}=\Delta x_i\boldsymbol{i}+\Delta y_i\boldsymbol{j}$$

近似　在小曲线段 ΔL_i 上任取一点 (x_i,y_i),质点视为沿向量 $\overrightarrow{\Delta L_i}$ 运动,外力视为常力 $\boldsymbol{F}(x_i,y_i)$,则沿小曲线段做功为
$$\Delta W_i\approx\boldsymbol{F}(x_i,y_i)\cdot\overrightarrow{\Delta L_i}=P(x_i,y_i)\Delta x_i+Q(x_i,y_i)\Delta y_i$$

求和　沿整条曲线 L 作功用小曲线段做功之和计算,即
$$W\approx\sum_{i=1}^{n}\left[P(x_i,y_i)\Delta x_i+Q(x_i,y_i)\Delta y_i\right]$$

取极限　若 $\lambda\to0$ 时 W 的极限存在,则规定沿整条曲线 L 做功为
$$W=\lim_{\lambda\to0}\sum_{i=1}^{n}\left[P(x_i,y_i)\Delta x_i+Q(x_i,y_i)\Delta y_i\right]$$

定义 1　设 L 为从点 A 到 B 的平面分段有向光滑曲线,$P(x,y)$、$Q(x,y)$ 在 L 上定义,把 L 任意分为 n 条小曲线段,在小曲线段 ΔL_i 上任取一点 (x_i,y_i),若极限
$$\lim_{\lambda\to0}\sum_{i=1}^{n}\left[P(x_i,y_i)\Delta x_i+Q(x_i,y_i)\Delta y_i\right]$$
为某个定值(λ 为小曲线段中的最大长度),且与 L 的分法及点 (x_i,y_i) 的取法无关,则称此极限值为函数 $P(x,y)$、$Q(x,y)$ 沿曲线 L 从 A 到 B **对坐标的曲线积分**或**第二型曲线积分**,记为
$$\int_L Pdx+Qdy \text{ 或} \int_L Pdx+\int_L Qdy$$
$P(x,y)$、$Q(x,y)$ 称**被积函数**,L 称**积分路径**或**路**.

对坐标曲线积分的物理意义,是变力 $\boldsymbol{F}(x,y)=P(x,y)\boldsymbol{i}+Q(x,y)\boldsymbol{j}$ 沿曲线 L 从点 A 到 B 做功,即
$$W=\int_L Pdx+Qdy$$

类似地,空间光滑曲线 Γ 上定义的函数 $P(x,y,z)$、$Q(x,y,z)$、$R(x,y,z)$,对坐标的曲线积分为
$$\int_\Gamma Pdx+Qdy+Rdz$$

8.4.2　对坐标曲线积分的性质

由对坐标曲线积分的定义,可以证明以下的性质.

性质 1　常数因子 k 可由曲线积分号内提出来,即
$$\int_L kPdx+kQdy=k\int_L Pdx+Qdy$$

性质 2　函数代数和的曲线积分等于曲线积分的代数和,即
$$\int_L(P_1\pm P_2)dx+(Q_1\pm Q_2)dy=\int_L P_1dx+Q_1dy\pm\int_L P_2dx+Q_2dy$$

性质 3　若 L 被分点分为 L_1、L_2 两段,则 L 上曲线积分等于 L_1、L_2 上曲线积分的和,即

图 8-16

$$\int_L Pdx + Qdy = \int_{L_1} Pdx + Qdy + \int_{L_2} Pdx + Qdy$$

性质 4 L 的反方向路径记为 L^-,则 L^- 上曲线积分与 L 上曲线积分反号,即

$$\int_{L^-} Pdx + Qdy = -\int_L Pdx + Qdy$$

8.4.3 对坐标曲线积分的计算

定理 设函数 $P(x,y)$、$Q(x,y)$ 在平面光滑曲线 L 上连续,L 由参数方程 $x=x(t)$、$y=y(t)$ 给出,$x(t)$、$y(t)$ 在 $[\alpha,\beta]$ 上有连续的一阶导数,t 单调地从 α 变到 β 时,L 上的点从 A 变到 B,则曲线积分可化为定积分,即

$$\int_L Pdx + Qdy = \int_\alpha^\beta \{P[x(t),y(t)]x'(t) + Q[x(t),y(t)]y'(t)\}dt$$

证 设 L 上分点为 $A=M_0$、M_1、$\cdots$、$M_n=B$,不妨设对应参数为 $\alpha=t_0<t_1<\cdots<t_n=\beta$,在 ΔL_i 上任取一点 (x_i,y_i),对应参数为 τ_i,由微分中值定理得

$$\Delta x_i=x_i-x_{i-1}=x(t_i)-x(t_{i-1})=x'(c)\Delta t_i, \quad \Delta t_i=t_i-t_{i-1}, t_{i-1}<c<t_i$$

$x(t)$ 在 $[\alpha,\beta]$ 上有连续的一阶导数,由 $x'(t)$ 的一致连续性,得到

$$\int_L Pdx = \lim_{\lambda\to 0}\sum_{i=1}^n P(x_i,y_i)\Delta x_i = \lim_{\lambda\to 0}\sum_{i=1}^n P[x(\tau_i),y(\tau_i)]x'(c)\Delta t_i = \int_\alpha^\beta P[x(t),y(t)]x'(t)dt$$

同理可证 $\int_L Qdy = \int_\alpha^\beta Q[x(t),y(t)]y'(t)dt$.

定理的结论也可以写为

$$\int_L Pdx + Qdy = \int_\alpha^\beta P[x(t),y(t)]d[x(t)] + \int_\alpha^\beta Q[x(t),y(t)]d[y(t)]$$

由定理 1 看出,计算对坐标的曲线积分时,只需把 x、y、dx、dy 顺次换为 $x(t)$、$y(t)$、$d[x(t)]$、$d[y(t)]$,然后以曲线起点对应参数为下限、终点对应参数为上限,即可化为定积分计算. 曲线积分转换为定积分时,积分上限不一定大于下限,而是与曲线的取向有关.

类似地,若函数 $P(x,y,z)$、$Q(x,y,z)$、$R(x,y,z)$ 在空间光滑曲线 Γ 上连续,曲线 Γ 由参数方程 $x=x(t)$、$y=y(t)$、$z=z(t)$ 给出,$x(t)$、$y(t)$、$z(t)$ 在 $[\alpha,\beta]$ 上有连续的一阶导数,t 单调地从 α 变到 β 时,Γ 上的点从 A 变到 B,则曲线积分可化为定积分,即

$$\int_\Gamma Pdx + Qdy + Rdz = \int_\alpha^\beta P[x(t),y(t),z(t)]d[x(t)] +$$
$$\int_\alpha^\beta Q[x(t),y(t),z(t)]d[y(t)] +$$
$$\int_\alpha^\beta R[x(t),y(t),z(t)]d[z(t)]$$

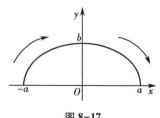

图 8-17

例 2 计算 $\int_L y^2 dx + x^2 dy$,L 为上半椭圆从 $(-a,0)$ 到 $(a,0)$ 的路,如图 8-17 所示.

解 椭圆参数方程为 $x=a\cos t$、$y=b\sin t$,L 起点对应参数 $t=\pi$,终点对应参数 $t=0$,

$$\int_L y^2 dx + x^2 dy = \int_\pi^0 b^2\sin^2 t d(a\cos t) + \int_\pi^0 a^2\cos^2 t d(b\sin t)$$
$$= ab^2\int_\pi^0 (1-\cos^2 t)d(\cos t) + a^2 b\int_\pi^0 (1-\sin^2 t)d(\sin t)$$

$$= ab^2 \left[\cos t - \frac{1}{3}\cos^3 t \right]_\pi^0 + a^2 b \left[\sin t - \frac{1}{3}\sin^3 t \right]_\pi^0 = \frac{4}{3}ab^2$$

例 3 计算曲线积分 $\int_\Gamma y\mathrm{d}x + z\mathrm{d}y + x\mathrm{d}z$,其中, Γ 为螺旋线 $x = a\cos t$、$y = a\sin t$、$z = bt$ 从 $t=0$ 到 $t=2\pi$ 的路.

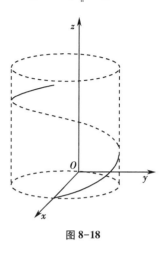

图 8-18

解 Γ 为空间光滑曲线,如图 8-18 所示,

$$\int_\Gamma y\mathrm{d}x + z\mathrm{d}y + x\mathrm{d}z = \int_0^{2\pi} a\sin t \mathrm{d}(a\cos t) + \int_0^{2\pi} bt\mathrm{d}(a\sin t) +$$
$$\int_0^{2\pi} a\cos t \mathrm{d}(bt)$$
$$= -a^2 \int_0^{2\pi} \sin^2 t \mathrm{d}t + ab\int_0^{2\pi}(t+1)\mathrm{d}(\sin t)$$
$$= a^2 \int_0^{2\pi} \frac{\cos 2t - 1}{2}\mathrm{d}t + ab\left[(t+1)\sin t\right]_0^{2\pi} -$$
$$ab\int_0^{2\pi} \sin t \mathrm{d}t$$
$$= \frac{a^2}{2}\left[\frac{\sin 2t}{2} - t\right]_0^{2\pi} + ab\left[\cos t\right]_0^{2\pi} = -\pi a^2$$

8.4.4 特殊路径上曲线积分的计算

若曲线 L 由方程 $y=f(x)\,(a \leqslant x \leqslant b)$ 给出, $f(x)$ 是 $[a,b]$ 上的单值连续函数,则视 x 为参数,曲线积分化为定积分,即

$$\int_L P\mathrm{d}x + Q\mathrm{d}y = \int_a^b P[x,f(x)]\mathrm{d}x + \int_a^b Q[x,f(x)]\mathrm{d}[f(x)]$$

若曲线 L 由方程 $x=g(y)\,(c \leqslant y \leqslant d)$ 给出, $g(y)$ 是 $[c,d]$ 上的单值连续函数,则视 y 为参数,曲线积分化为定积分,即

$$\int_L P\mathrm{d}x + Q\mathrm{d}y = \int_c^d P[g(y),y]\mathrm{d}[g(y)] + \int_c^d Q[g(y),y]\mathrm{d}y$$

若 L 为平行于 y 轴的线段,则 $P(x,y)$ 在 L 上的曲线积分为零,即

$$\int_L P(x,y)\mathrm{d}x = 0$$

若 L 为平行于 x 轴的线段,则 $Q(x,y)$ 在 L 上的曲线积分为零,即

$$\int_L Q(x,y)\mathrm{d}y = 0$$

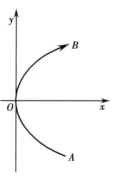

图 8-19

例 4 计算曲线积分 $\int_L x^2 y\mathrm{d}x$, L 为抛物线 $y^2=x$ 上从点 $A(1,-1)$ 到 $B(1,1)$ 的路.

解 由如图 8-19 所示的路,视 y 为参数,参数方程为 $x=y^2$, L 起点对应参数 $y=-1$、终点对应参数 $y=1$,得到

$$\int_L x^2 y\mathrm{d}x = \int_{-1}^1 y^5 \mathrm{d}(y^2) = 4\int_0^1 y^6 \mathrm{d}y = \frac{4}{7}\left[y^7\right]_0^1 = \frac{4}{7}$$

例 5 计算 $\int_L (x+y)\mathrm{d}x + (x-y)\mathrm{d}y$, L 为 $A(1,0)$ 到 $O(0,0)$,再到 $B(0,1)$ 的折线.

解 由图 8-20 所示的路, L 可以分段计算,即

AO 段方程为 $y=0$,视 x 为参数,起点对应 $x=1$,终点对应 $x=0$;

　OB 段方程为 $x=0$,视 y 为参数,起点对应 $y=0$,终点对应 $y=1$;

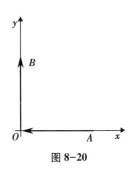

$$\int_L (x+y)\mathrm{d}x + (x-y)\mathrm{d}y = \int_{AO}(x+y)\mathrm{d}x + \int_{OB}(x-y)\mathrm{d}y$$

$$= \int_1^0 x\mathrm{d}x + \int_0^1(-y)\mathrm{d}y = \frac{1}{2}\left[x^2\right]_1^0 - \frac{1}{2}\left[y^2\right]_0^1$$

$$= -1$$

图 8-20

8.4.5　曲线积分模型

例 6　一质量为 m 的质点在重力作用下沿空间任意光滑曲线 $\varGamma$ 运动,求重力做的功.

解　建立 z 轴竖直向上的空间直角坐标系,设曲线 $\varGamma$ 的参数方程 $x=x(t)$、$y=y(t)$、$z=z(t)$,起点 $A(x_1,y_1,z_1)$ 对应参数 $t=\alpha$,终点 $B(x_2,y_2,z_2)$ 对应参数 $t=\beta$.

重力 $\boldsymbol{F}=0\cdot\boldsymbol{i}+0\cdot\boldsymbol{j}+mg\cdot\boldsymbol{k}$ 做的功为

$$\int_\varGamma P\mathrm{d}x + Q\mathrm{d}y + R\mathrm{d}z = -\int_\varGamma mg\mathrm{d}z = -mg\int_\alpha^\beta \mathrm{d}[z(t)]\xrightarrow{z=z(t)} -mg\int_{z_1}^{z_2}\mathrm{d}z = -mg(z_2-z_1)$$

这个结论表示,外力做功只与该外力方向的位移有关,而与质点运动的路无关.

例 7　在椭圆 $x=a\cos t$、$y=b\sin t$ 上,每一点 M 有作用力 $\boldsymbol{F}$,大小等于 M 到椭圆中心的距离,方向朝着椭圆中心.计算质点沿椭圆位于一象限的部分从点 $(a,0)$ 到 $(0,b)$ 时,及绕全椭圆一周时,$\boldsymbol{F}$ 做的功.

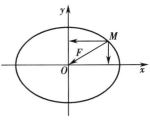

图 8-21

解　设质点在 $M(x,y)$ 处,由图 8-21 得出,

$$\boldsymbol{F} = -x\boldsymbol{i} - y\boldsymbol{j}$$

路 L_1 为椭圆位于一象限的部分时,起点对应参数为 $t=0$,终点对应参数 $t=\pi/2$,$\boldsymbol{F}$ 做的功为

$$W_1 = -\int_{L_1} x\mathrm{d}x + y\mathrm{d}y = -\int_0^{\frac{\pi}{2}} a\cos t\,\mathrm{d}(a\cos t) - \int_0^{\frac{\pi}{2}} b\sin t\,\mathrm{d}(b\sin t)$$

$$= \frac{1}{2}(a^2-b^2)\int_0^{\frac{\pi}{2}}\sin 2t\,\mathrm{d}t = -\frac{1}{4}(a^2-b^2)\cos 2t\,\Big|_0^{\frac{\pi}{2}}$$

$$= \frac{1}{2}(a^2-b^2)$$

路 L 为全椭圆时,起点对应参数 $t=0$,终点对应参数 $t=2\pi$,$\boldsymbol{F}$ 做的功为

$$W = -\int_L x\mathrm{d}x + y\mathrm{d}y = \frac{1}{2}(a^2-b^2)\int_0^{2\pi}\sin 2t\,\mathrm{d}t$$

$$= -\frac{1}{4}(a^2-b^2)\cos 2t\,\Big|_0^{2\pi} = 0$$

8.5　格林公式

8.5.1　曲线积分与二重积分的关系

若曲线 L 的起点与终点重合,则称 L 为闭曲线.若沿简单闭曲线 L 行进时,L 围成的区域 D 总在左侧,称 L 取正向.简单闭曲线 L 正向上对坐标的曲线积分,记为

$$\oint_L P\mathrm{d}x + Q\mathrm{d}y$$

定理 1　若函数 $P(x,y)$、$Q(x,y)$ 在闭区域 D 有连续的一阶偏导数，D 的边界正向 L 是分段光滑曲线，则有**格林(Green)公式**，即

$$\iint_D \left(\frac{\partial Q}{\partial x} - \frac{\partial P}{\partial y}\right)\mathrm{d}x\mathrm{d}y = \oint_L P\mathrm{d}x + Q\mathrm{d}y$$

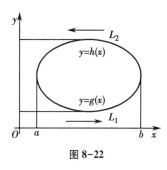

图 8-22

证　设 D 既是 x-型又是 y-型区域，如图 8-22 所示，D 视为 x-型区域 $a\leqslant x\leqslant b$，$g(x)\leqslant y\leqslant h(x)$ 时，边界正向为光滑曲线 $L=L_1+L_2$，P'_y 在 D 上的二重积分为

$$\iint_D \frac{\partial P}{\partial y}\mathrm{d}x\mathrm{d}y = \int_a^b \mathrm{d}x \int_{g(x)}^{h(x)} \frac{\partial P}{\partial y}\mathrm{d}y = \int_a^b \big[P(x,y)\big]_{g(x)}^{h(x)}\mathrm{d}x$$

$$= \int_a^b \{P[x,h(x)] - P[x,g(x)]\}\mathrm{d}x$$

而 P 在 D 的正向边界 L 上的曲线积分为

$$\oint_L P\mathrm{d}x = \int_{L_1} P\mathrm{d}x + \int_{L_2} P\mathrm{d}x$$

$$= \int_a^b P[x,g(x)]\mathrm{d}x + \int_b^a P[x,h(x)]\mathrm{d}x$$

$$= -\int_a^b \{P[x,h(x)] - P[x,g(x)]\}\mathrm{d}x$$

从而 $\iint_D \dfrac{\partial P}{\partial y}\mathrm{d}x\mathrm{d}y = -\oint_L P\mathrm{d}x$.

同理 $\iint_D \dfrac{\partial Q}{\partial x}\mathrm{d}x\mathrm{d}y = \oint_L Q\mathrm{d}y$，两式相减即得格林公式.

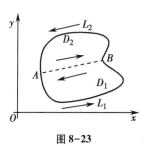

图 8-23

D 为任意区域时，可以把 D 分为有限个小区域，使每个小区域既为 x-型又是 y-型.图 8-23 中，加辅助曲线 AB 把区域 D 分为两个小区域，D_1、D_2 既为 x-型又是 y-型，从而

$$\iint_D \left(\frac{\partial Q}{\partial x} - \frac{\partial P}{\partial y}\right)\mathrm{d}x\mathrm{d}y = \iint_{D_1}\left(\frac{\partial Q}{\partial x} - \frac{\partial P}{\partial y}\right)\mathrm{d}x\mathrm{d}y + \iint_{D_2}\left(\frac{\partial Q}{\partial x} - \frac{\partial P}{\partial y}\right)\mathrm{d}x\mathrm{d}y$$

$$= \left(\int_{L_1} P\mathrm{d}x + Q\mathrm{d}y - \int_{AB} P\mathrm{d}x + Q\mathrm{d}y\right) + \left(\int_{L_2} P\mathrm{d}x + Q\mathrm{d}y + \int_{AB} P\mathrm{d}x + Q\mathrm{d}y\right)$$

$$= \int_{L_1} P\mathrm{d}x + Q\mathrm{d}y + \int_{L_2} P\mathrm{d}x + Q\mathrm{d}y = \int_L P\mathrm{d}x + Q\mathrm{d}y$$

格林公式总结了曲线积分与二重积分的关系，可以把某些复杂的曲线积分化为二重积分计算，或把某些复杂的二重积分化为曲线积分计算.

例 1　利用二重积分计算 $\oint_L (1-x^2)y\mathrm{d}x + x(1+y^2)\mathrm{d}y$，$L$ 为圆周 $x^2+y^2=R^2$ 正向.

解　L 围成圆形闭区域 D：$0\leqslant\theta\leqslant 2\pi$，$0\leqslant r\leqslant R$，

由 $P(x,y)=(1-x^2)y$，$Q(x,y)=x(1+y^2)$，有 $\dfrac{\partial Q}{\partial x}=1+y^2$，$\dfrac{\partial P}{\partial y}=1-x^2$，

$$\oint_L (1-x^2)y\mathrm{d}x + x(1+y^2)\mathrm{d}y = \iint_D [(1+y^2)-(1-x^2)]\mathrm{d}x\mathrm{d}y = \iint_D (x^2+y^2)\mathrm{d}x\mathrm{d}y$$

$$= \int_0^{2\pi} d\theta \int_0^R r^3 dr = 2\pi \cdot \left[\frac{r^4}{4}\right]_0^R = \frac{1}{2}\pi R^4$$

8.5.2 曲线积分计算平面图形面积

可以用曲线积分计算平面区域 D 面积.

在格林公式中,若取 $P(x,y) = -y$、$Q(x,y) = 0$,则可得平面区域 D 面积 σ 的计算公式

$$\sigma = \iint\limits_D dxdy = \iint\limits_D \left(\frac{\partial Q}{\partial x} - \frac{\partial P}{\partial y}\right) dxdy = \oint_L Pdx + Qdy = -\oint_L ydx$$

类似地,取 $P(x,y) = 0$、$Q(x,y) = x$,也可得平面区域 D 面积 σ 的计算公式

$$\sigma = \iint\limits_D dxdy = \oint_L xdy$$

两式相加再除以 2,还可以得出平面区域 D 面积 σ 的计算公式

$$\sigma = \frac{1}{2}\oint_L xdy - ydx$$

例 2 利用曲线积分,计算长、短半轴分别为 a、b 的椭圆面积.

解 设椭圆的参数方程为: $x = a\cos t$、$y = b\sin t$,起点对应参数 $t = 0$、终点对应参数 $t = 2\pi$,椭圆的面积为

$$\sigma = \frac{1}{2}\oint_L xdy - ydx = \frac{1}{2}\left[\int_0^{2\pi} a\cos td(b\sin t) - \int_0^{2\pi} b\sin td(a\cos t)\right] = \frac{ab}{2}\int_0^{2\pi} dt = \pi ab$$

8.5.3 曲线积分与路径无关的条件

定义 1 对区域 D 内任意两点 A、B 及 A 到 B 的任意曲线 L,若曲线积分 $\int_L Pdx + Qdy$ 为同一值,则称此**曲线积分在区域 D 内与路径无关**,如图 8-24 所示.

定理 2 $\int_L Pdx + Qdy$ 在区域 D 内与路径无关 $\Leftrightarrow D$ 内任意闭曲线 C 有 $\oint_C Pdx + Qdy = 0$.

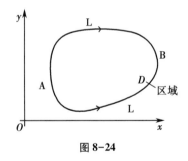

图 8-24

证 $\Rightarrow \int_L Pdx + Qdy$ 在区域 D 内与路径无关,对 D 内任意闭曲线 C,取 A、B 两点把 C 分为从 A 到 B 的 L_1 及 B 到 A 的 L_2 两段,则

$$\oint_C Pdx + Qdy = \int_{L_1} Pdx + Qdy + \int_{L_2} Pdx + Qdy = \int_{L_1} Pdx + Qdy - \int_{L_{\bar{2}}} Pdx + Qdy = 0$$

$\Leftarrow D$ 内任意闭曲线 C 有 $\oint_C Pdx + Qdy = 0$,对 D 内任意两点 A、B 及 A 到 B 的任意曲线 L_1、L_2,可以构成一条闭曲线 C,不妨假设 $C = L_1 + L_{\bar{2}}$,由于 C 上曲线积分为 0,

$$\int_{L_1} Pdx + Qdy - \int_{L_2} Pdx + Qdy = \int_{L_1} Pdx + Qdy + \int_{L_{\bar{2}}} Pdx + Qdy = \oint_C Pdx + Qdy = 0$$

$$\int_{L_1} Pdx + Qdy = \int_{L_2} Pdx + Qdy$$

即曲线积分在区域 D 内与路径无关.

定义 2 若区域 D 内任一简单闭曲线所围的区域含于 D 内,则称 D 为**单连通区域**.单连通区域是无孔、无洞、无缝的区域.

定理 3 若 $P(x,y)$、$Q(x,y)$ 在单连通区域 D 有连续的一阶偏导数,则

$\int_L P\mathrm{d}x + Q\mathrm{d}y$ 在区域 D 内与路径无关 $\Leftrightarrow D$ 内各点处有 $\dfrac{\partial P}{\partial y} = \dfrac{\partial Q}{\partial x}$.

证 $\Rightarrow \int_L P\mathrm{d}x + Q\mathrm{d}y$ 在区域 D 内与路径无关,

若在 D 内点 $M_0(x_0, y_0)$ 处,有 $\dfrac{\partial P}{\partial y} \neq \dfrac{\partial Q}{\partial x}$,不妨假设 $\dfrac{\partial Q}{\partial x} - \dfrac{\partial P}{\partial y} > 0$.

由于 P、Q 在单连通区域 D 有连续的一阶偏导数,可以在 D 内取以 M_0 为圆心、半径足够小的圆形闭区域 D_0,使 D_0 各点有

$$\frac{\partial Q}{\partial x} - \frac{\partial P}{\partial y} > 0$$

从而,在 D_0 的边界正向闭曲线 C_0 上有

$$\oint_{C_0} P\mathrm{d}x + Q\mathrm{d}y = \iint_{D_0} \left(\frac{\partial Q}{\partial x} - \frac{\partial P}{\partial y} \right)\,\mathrm{d}x\mathrm{d}y > 0$$

这与"D 内任意闭曲线 C 有 $\oint_C P\mathrm{d}x + Q\mathrm{d}y = 0$"相矛盾,故 D 内各点处 $\dfrac{\partial P}{\partial y} = \dfrac{\partial Q}{\partial x}$.

$\Leftarrow D$ 内各点处有 $\dfrac{\partial P}{\partial y} = \dfrac{\partial Q}{\partial x}$,在 D 内任取闭曲线 C,围成的区域为 D_0,则

$$\oint_C P\mathrm{d}x + Q\mathrm{d}y = \iint_{D_0} \left(\frac{\partial Q}{\partial x} - \frac{\partial P}{\partial y} \right)\,\mathrm{d}x\mathrm{d}y = 0$$

故 $\int_L P\mathrm{d}x + Q\mathrm{d}y$ 在区域 D 内与路径无关.

例 3 计算 $\int_L \mathrm{e}^x\cos y\mathrm{d}x - \mathrm{e}^x\sin y\mathrm{d}y$,$L$ 是点 $O(0,0)$ 到点 $A(1,1)$ 的一条曲线.

解 由 $P(x,y) = \mathrm{e}^x\cos y$,$Q(x,y) = -\mathrm{e}^x\sin y$,得到

$$\frac{\partial P}{\partial y} = -\mathrm{e}^x\sin y = \frac{\partial Q}{\partial x}$$

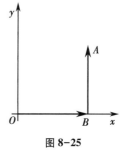

图 8-25

曲线积分与路径无关,可以选取如图 8-25 的平行于坐标轴的折线为路径,即从 $O(0,0)$ 到 $B(1,0)$,再到 $A(1,1)$ 的折线.

在 OB 上,以 x 为参数,起点对应 $x=0$,终点对应 $x=1$.

在 BA 上,以 y 为参数,起点对应 $y=0$,终点对应 $y=1$.计算得到,

$$\int_L \mathrm{e}^x\cos y\mathrm{d}x - \mathrm{e}^x\sin y\mathrm{d}y = \int_{OB} \mathrm{e}^x\cos y\mathrm{d}x - \mathrm{e}^x\sin y\mathrm{d}y + \int_{BA} \mathrm{e}^x\cos y\mathrm{d}x - \mathrm{e}^x\sin y\mathrm{d}y$$

$$= \int_0^1 \mathrm{e}^x\cos 0\mathrm{d}x + \int_0^1 -\mathrm{e}\sin y\mathrm{d}y = [\mathrm{e}^x]_0^1 + \mathrm{e}[\cos y]_0^1 = \mathrm{e}\cos 1 - 1$$

例 4 计算 $\int_L (x^5 + xy^3)\mathrm{d}x + (6x - 7y^3)\mathrm{d}y$,$L$ 是 $y = \dfrac{2}{x}$ 从点 $(2,1)$ 到点 $(1,2)$ 的路.

解 由 $P(x,y) = x^5 + xy^3$、$Q(x,y) = 6x - 7y^3$,得到

$$\frac{\partial P}{\partial y} = 3xy^2, \qquad \frac{\partial Q}{\partial x} = 6$$

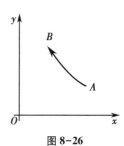

图 8-26

两式不等,曲线积分与路有关,必须按照指定路进行计算.在如图 8-26 所示 L 上,以 x 为参数,起点对应 $x=2$,终点对应 $x=1$,计算得到

$$\int_L (x^5 + xy^3)\,dx + (6x - 7y^3)\,dy = \int_2^1 \left(x^5 + x \cdot \frac{8}{x^3}\right)dx + \int_2^1 \left(6x - \frac{56}{x^3}\right) d\left(\frac{2}{x}\right)$$

$$= \int_2^1 \left(x^5 + 8x^{-2} - 12 \cdot \frac{1}{x} + 112x^{-5}\right) dx$$

$$= \left[\frac{x^6}{6} - \frac{8}{x} - 12\ln x - 28x^{-4}\right]_2^1 = -\frac{163}{4} + 12\ln 2$$

8.5.4 二元函数的全微分求积

定理 4 若 $P(x,y)$、$Q(x,y)$ 在单连通区域 D 有连续的一阶偏导数,则在 D 内

$P(x,y)\,dx + Q(x,y)\,dy$ 为某一函数 $u(x,y)$ 的全微分 $\Leftrightarrow$ 各点处有 $\dfrac{\partial P}{\partial y} = \dfrac{\partial Q}{\partial x}$.

证 $\Rightarrow$ 在 D 内存在函数 $u(x,y)$,使 $du = P(x,y)\,dx + Q(x,y)\,dy$,

$$\frac{\partial u}{\partial x} = P(x,y), \qquad \frac{\partial u}{\partial y} = Q(x,y), \qquad \frac{\partial^2 u}{\partial x \partial y} = \frac{\partial P}{\partial y}, \frac{\partial^2 u}{\partial y \partial x} = \frac{\partial Q}{\partial x}$$

由于 $P(x,y)$、$Q(x,y)$ 在单连通区域 D 有连续的一阶偏导数,得到

$$\frac{\partial P}{\partial y} = \frac{\partial^2 u}{\partial x \partial y} = \frac{\partial^2 u}{\partial y \partial x} = \frac{\partial Q}{\partial x}$$

$\Leftarrow D$ 内各点有 $\dfrac{\partial P}{\partial y} = \dfrac{\partial Q}{\partial x}$,即 D 内从点 $M_0(x_0, y_0)$ 到点 $M(x,y)$ 的曲线积分与路无关,在 $M_0(x_0, y_0)$ 固定时,这个曲线积分是 x、y 的函数,记为

$$u(x,y) = \int_{(x_0, y_0)}^{(x,y)} P\,dx + Q\,dy$$

在 D 内,取如图 8-27 所示的从点 $M_0(x_0, y_0)$ 到点 $M(x,y)$ 的任意曲线及再从点 $M(x,y)$ 到点 $N(x+\Delta x, y)$ 的平行于 x 轴线段为路,在 MN 上,x 为参数,$dy = 0$,得到

$$u(x + \Delta x, y) = \int_{(x_0, y_0)}^{(x+\Delta x, y)} P\,dx + Q\,dy$$

$$= \int_{(x_0, y_0)}^{(x,y)} P\,dx + Q\,dy + \int_{(x,y)}^{(x+\Delta x, y)} P\,dx + Q\,dy$$

$$= u(x,y) + \int_x^{x+\Delta x} P(x,y)\,dx$$

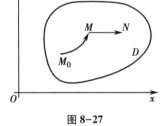

图 8-27

由积分中值定理,

$$u(x + \Delta x, y) - u(x,y) = \int_x^{x+\Delta x} P(x,y)\,dx = P(c,y)\Delta x \quad (c\ 在\ x\ 与\ x+\Delta x\ 之间)$$

从而

$$\frac{\partial u}{\partial x} = \lim_{\Delta x \to 0} \frac{u(x+\Delta x, y) - u(x,y)}{\Delta x} = \lim_{\Delta x \to 0} P(c,y) = \lim_{c \to x} P(c,y) = P(x,y)$$

同理 $\dfrac{\partial u}{\partial y} = Q(x,y)$.

由定理 4 可知,满足定理条件时,$P\,dx + Q\,dy$ 是某一函数 $u(x,y)$ 的全微分,且可用曲线积分求出. 若取从点 (x_0, y_0) 到点 (x, y_0)、再到点 (x,y) 的折线为路,则 $u(x,y)$ 计算公式为

$$u(x,y) = \int_{x_0}^x P(x, y_0)\,dx + \int_{y_0}^y Q(x,y)\,dy$$

例 5 求函数 $u(x,y)$，使 $\mathrm{d}u=(4x^3+10xy^3-3y^4)\mathrm{d}x+(15x^2y^2-12xy^3+5y^4)\mathrm{d}y$.

解 由 $P(x,y)=4x^3+10xy^3-3y^4$，$Q(x,y)=15x^2y^2-12xy^3+5y^4$，在全平面有

$$\frac{\partial P}{\partial y}=30xy^2-12y^3=\frac{\partial Q}{\partial x}$$

取点 (x_0,y_0) 为 $(0,0)$，得到这样的一个函数，即

$$u(x,y)=\int_0^x 4x^3\mathrm{d}x+\int_0^y(15x^2y^2-12xy^3+5y^4)\mathrm{d}y=x^4+5x^2y^3-3xy^4+y^5$$

习 题 8

1. 化下列二重积分 $\iint\limits_D f(x,y)\mathrm{d}x\mathrm{d}y$ 为累次积分.

    ① D 为 $x=a,x=2a,y=-b,y=b/2\,(a,b>0)$ 围成的区域；

    ② D 为 $y=2x,y=x^2$ 围成的区域；

    ③ D 为 $y=x,y=2x,x=1,x=2$ 围成的区域；

    ④ D 为正方形域 $|x|+|y|\leqslant 1$.

2. 计算下列二重积分.

    ① $\iint\limits_D x^2\sin y\mathrm{d}x\mathrm{d}y$，$D$ 是矩形区域：$1\leqslant x\leqslant 2,0\leqslant y\leqslant\dfrac{\pi}{2}$；

    ② $\iint\limits_D(x^2+2y)\mathrm{d}x\mathrm{d}y$，$D$ 是 $y=x^2$ 与 $y=x^3$ 围成的区域；

    ③ $\iint\limits_D(x^2+y^2)\mathrm{d}x\mathrm{d}y$，$D$ 是 $y=x$、$y=x+a$、$y=a$ 与 $y=3a\,(a>0)$ 围成的区域；

    ④ $\iint\limits_D\dfrac{x^2}{y^2}\mathrm{d}x\mathrm{d}y$，$D$ 是 $y=x$、$x=2$ 与 $xy=1$ 围成的区域；

    ⑤ $\iint\limits_D(x^2-y^2)\mathrm{d}x\mathrm{d}y$，$D$ 是 $x=0$、$y=0$、$x=\pi$ 与 $y=\sin x$ 围成的区域；

    ⑥ $\iint\limits_D\cos(x+y)\mathrm{d}x\mathrm{d}y$，$D$ 是 $x=0$、$y=\pi$ 与 $y=x$ 围成的区域.

3. 改变下列累次积分的顺序.

    ① $\displaystyle\int_0^1\mathrm{d}x\int_{x^2}^{\sqrt{x}}f(x,y)\mathrm{d}y$；
        ② $\displaystyle\int_0^1\mathrm{d}y\int_{-\sqrt{1-y^2}}^{\sqrt{1-y^2}}f(x,y)\mathrm{d}x$；

    ③ $\displaystyle\int_{-1}^1\mathrm{d}x\int_{-\sqrt{1-x^2}}^{1-x^2}f(x,y)\mathrm{d}y$；
        ④ $\displaystyle\int_0^4\mathrm{d}y\int_{-\sqrt{4-y}}^{(y-4)/2}f(x,y)\mathrm{d}x$；

    ⑤ $\displaystyle\int_0^\pi\mathrm{d}x\int_{-\sin(x/2)}^{\sin x}f(x,y)\mathrm{d}y$；
        ⑥ $\displaystyle\int_0^1\mathrm{d}x\int_0^x f(x,y)\mathrm{d}y+\int_1^2\mathrm{d}x\int_0^{2-x}f(x,y)\mathrm{d}y$.

4. 利用极坐标计算下列二重积分.

    ① $\iint\limits_D\sqrt{x^2+y^2}\mathrm{d}x\mathrm{d}y$，$D:x^2+y^2\leqslant 9$；

    ② $\iint\limits_D\ln(1+x^2+y^2)\mathrm{d}x\mathrm{d}y$，$D:x^2+y^2\leqslant 1,y\geqslant 0,x\geqslant 0$；

    ③ $\iint\limits_D|xy|\mathrm{d}x\mathrm{d}y$，$D:x^2+y^2\leqslant a^2$；

④ $\iint\limits_{D} e^{x^2+y^2} \mathrm{d}x\mathrm{d}y$,D:$x^2+y^2 \leqslant 1$;

⑤ $\iint\limits_{D} \sqrt{1-x^2-y^2} \mathrm{d}x\mathrm{d}y$,D:$x^2+y^2 \leqslant x$;

⑥ $\iint\limits_{D} \sin\sqrt{x^2+y^2} \mathrm{d}x\mathrm{d}y$,D:$\pi^2 \leqslant x^2+y^2 \leqslant 4\pi^2$.

5. 利用二重积分计算下列曲线围成的平面图形的面积.

① $y^2=x$,$y^2=4x$,$x=4$;

② $xy=a^2$,$xy=2a^2$,$y=x$,$y=2x$,$x>0$,$y>0$;

③ $y=\sin x$,$y=\cos x$,$-3\pi/4 \leqslant x \leqslant \pi/4$;

④ $r \leqslant 3\cos\theta$,$r \geqslant 3/2$.

6. 利用二重积分计算下列曲面围成的立体的体积.

① 平面 $z=5$ 与抛物面 $z=1+x^2+y^2$;

② 圆柱面 $x^2+y^2=R^2$ 与圆柱面 $x^2+z^2=R^2$;

③ 锥面 $z=\sqrt{x^2+y^2}$ 与上半球面 $z=\sqrt{2a^2-x^2-y^2}$;

④ 柱面 $az=y^2$,$x^2+y^2=r^2$ 与平面 $z=0$.

7. 求位于两圆 $x^2+(y-2)^2 \leqslant 4$ 与 $x^2+(y-1)^2 \leqslant 1$ 之间的均匀薄片的重心.

8. 计算下列对坐标的曲线积分.

① $\int_{L} (x^2-y^2)\mathrm{d}x$,$L$ 为抛物线 $y=x^2$ 从 $(0,0)$ 到 $(2,4)$ 的一段;

② $\int_{L} (2a-y)\mathrm{d}x-(a-y)\mathrm{d}y$,

其中,L 为摆线 $x=a(t-\sin t)$,$y=a(1-\cos t)$ 从 $t=0$ 到 $t=2\pi$ 的一段;

③ $\int_{L} \dfrac{\mathrm{d}x+\mathrm{d}y}{|x|+|y|}$,$L$ 为从 $A(1,0)$ 顺次到 $B(0,1)$、$C(-1,0)$、$D(0,-1)$,再到 A 的折线;

④ $\int_{L} \dfrac{(x+y)\mathrm{d}x-(x-y)\mathrm{d}y}{x^2+y^2}$,$L$ 为圆周 $x^2+y^2=a^2$ 从 $(a,0)$ 开始反钟表向一周;

⑤ $\int_{\Gamma} (y^2-z^2)\mathrm{d}x+2yx\mathrm{d}y-x^2\mathrm{d}z$,$\Gamma$ 为曲线 $x=t$、$y=t^2$、$z=t^3$ 从 $t=0$ 到 $t=1$ 的一段.

9. 计算 $\int_{L} (x^2+y^2)\mathrm{d}x-2xy^2\mathrm{d}y$,其中,$L$ 为

① 从点 $(0,0)$ 到 $(1,2)$ 的直线段;

② 抛物线 $y=2x^2$ 从 $(0,0)$ 到 $(1,2)$ 的一段;

③ 从点 $(0,0)$ 沿 x 轴到 $(1,0)$,再沿 y 轴平行线到 $(1,2)$ 的折线段.

10. 一力场的力,大小与作用点到 z 轴的距离成反比,方向垂直且指向 z 轴.一质点沿圆周 $x=\cos t$、$y=1$、$z=\sin t$ 从点 $M(1,1,0)$ 移动到 $N(0,1,1)$,求场力做的功.

11. 利用格林公式计算下列对坐标的曲线积分.

① $\oint_{L} (x+y)\mathrm{d}x-(x-y)\mathrm{d}y$,$L$ 为椭圆 $\dfrac{x^2}{a^2}+\dfrac{y^2}{b^2}=1$ 的正向边界曲线;

② $\oint_{L} (2xy-x^2)\mathrm{d}x+(x+y^2)\mathrm{d}y$,$L$ 为 $y=x^2$ 与 $y^2=x$ 围成区域的边界正向;

③ $\oint_{L} (x+y)^2\mathrm{d}x+(x^2-y^2)\mathrm{d}y$,$L$ 是顶点为 $A(1,1)$、$B(3,2)$、$C(3,5)$ 的三角形正向边界.

12. 利用曲线积分计算下列曲线围成的图形的面积.

① 椭圆 $9x^2+16y^2=144$；

② 星形线 $x=a\cos^3 t, y=a\sin^3 t$.

13. 证明下列曲线积分与路径无关,并求曲线积分值.

① $\displaystyle\int_{(2,1)}^{(1,2)} \frac{y\mathrm{d}x - x\mathrm{d}y}{x^2}$；

② $\displaystyle\int_{(1,2)}^{(3,4)} (6xy^2 - y^3)\mathrm{d}x + (6x^2y - 3xy^2)\mathrm{d}y$.

14. 半平面 $x>0$ 有力 $\boldsymbol{F}=-kr^{-3}(x\boldsymbol{i}+y\boldsymbol{j})$ 构成力场, k 为常量, $r=\sqrt{x^2+y^2}$, 证明:在此力场中,场力作功与所取路径无关.

15. 求函数 $u(x,y)$, 使 $\mathrm{d}u = (x^2+2xy-y^2)\mathrm{d}x + (x^2-2xy-y^2)\mathrm{d}y$.

9 线性代数初步

由许多实际问题抽象出的变量关系可直接或近似地表达为线性关系，矩阵是研究线性关系的有力工具.本章将简单介绍行列式、矩阵知识，并使用它们求解线性方程组.

9.1 行列式

9.1.1 行列式概念

例 1 求解二元线性方程组，即

$$\begin{cases} a_{11}x_1 + a_{12}x_2 = b_1 \\ a_{21}x_1 + a_{22}x_2 = b_2 \end{cases}$$

解 在 $a_{11}a_{22} - a_{12}a_{21} \neq 0$ 时，可用加减消元法解得

$$x_1 = \frac{b_1 a_{22} - a_{12} b_2}{a_{11} a_{22} - a_{12} a_{21}}, \quad x_2 = \frac{a_{11} b_2 - b_1 a_{21}}{a_{11} a_{22} - a_{12} a_{21}}$$

引进记号

$$\begin{vmatrix} a_{11} & a_{12} \\ a_{21} & a_{22} \end{vmatrix} = a_{11}a_{22} - a_{12}a_{21} \qquad \begin{vmatrix} b_1 & a_{12} \\ b_2 & a_{22} \end{vmatrix} = b_1 a_{22} - a_{12} b_2$$

$$\begin{vmatrix} a_{11} & b_1 \\ a_{21} & b_2 \end{vmatrix} = a_{11} b_2 - b_1 a_{21}$$

它们称为**二阶行列式**，二阶行列式含有两行、两列，每一横排称为**行**，每一竖排称为**列**.其表示的运算为：左上角到右下角的元素(称主对角线元素)之积取正号，右上角到左下角的元素(称副对角线元素)之积取负号.这个运算法则，称为**对角线法则**或 **Sarrus 法则**.

如果将上面三个二阶行列式分别记为 D、D_1、D_2，则当 $D \neq 0$ 时，二元线性方程组可用二阶行列式得到与加减消元法同样的解，即

$$x_1 = \frac{D_1}{D}, \quad x_2 = \frac{D_2}{D}$$

类似地定义三阶行列式

$$D = \begin{vmatrix} a_{11} & a_{12} & a_{13} \\ a_{21} & a_{22} & a_{23} \\ a_{31} & a_{32} & a_{33} \end{vmatrix}$$

三阶行列式 D 中的每一项是不同行不同列的三个元素的乘积,共有 $3!=6$ 项,实线上的三个元素的乘积构成的三项取正号,虚线上的三个元素乘积构成的三项取负号,如图 9-1 所示.

$$\begin{vmatrix} a_{11} & a_{12} & a_{13} \\ a_{21} & a_{22} & a_{23} \\ a_{31} & a_{32} & a_{33} \end{vmatrix} = a_{11}a_{22}a_{33}+a_{12}a_{23}a_{31}+a_{13}a_{21}a_{32}-a_{11}a_{23}a_{32}-a_{12}a_{21}a_{33}-a_{13}a_{22}a_{31}$$

三阶行列式由 6 项代数和组成,其中任一项为 $a_{1j_1}a_{2j_2}a_{3j_3}$.三个元素的第一个下标固定按自然数顺序 123 排列,第二个下标的顺序则记为 $j_1j_2j_3$.

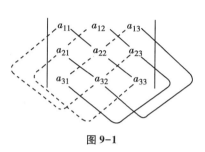

图 9-1

设 $j_1j_2\cdots j_n$ 是由 1、2、$\cdots$、n 构成的一个排列,若 $j_t>j_s$,而在排列 $j_1j_2\cdots j_n$ 中 j_t 却排在 j_s 之前,则称 j_t 与 j_s 构成一个**逆序**.例如排列 132 中,$(3,2)$ 构成一个逆序.在排列 321 中,$(3,1)$,$(3,2)$,$(2,1)$ 均构成逆序,排列中逆序的总数称为这个排列的**逆序数**.

三阶以上的行列式称为**高阶行列式**,可类似地逐阶定义.

定义　由 n^2 个元素 $a_{ij}(i,j=1,2,3\cdots,n)$ 排成 n 行 n 列并冠以行列式符号得

$$|a_{ij}|_n = \begin{vmatrix} a_{11} & a_{12} & \cdots & a_{1n} \\ a_{21} & a_{22} & \cdots & a_{2n} \\ \cdots & \cdots & \cdots & \cdots \\ a_{n1} & a_{n2} & \cdots & a_{nn} \end{vmatrix} = \sum (-1)^{k(j_1j_2\cdots j_n)} a_{1j_1}a_{2j_2}\cdots a_{nj_n}$$

称为 n **阶行列式**(n-**order determinant**).行列式的展开式共有 $n!$ 项,每一项都是取自行列式中不同行不同列的 n 个元素乘积再乘以 $(-1)^{k(j_1j_2\cdots j_n)}$,$k(j_1j_2\cdots j_n)$ 表示排列 $j_1j_2\cdots j_n$ 的逆序数.

按此定义的二阶、三阶行列式,与按对角线法则定义的二阶、三阶行列式,显然是一致的,例如三阶行列式展开式中的一项 $a_{13}a_{22}a_{31}$,带的符号应为 $(-1)^{k(321)}=-1$,所以 $a_{13}a_{22}a_{31}$ 前带负号.

当 $n=1$ 时,$|a_{11}|=a_{11}$,注意这里 $|a|$ 不是 a 的绝对值.

四阶及以上的行列式展开计算很麻烦,为简化计算引入余子式和代数余子式概念.

在 n 阶行列式中,把元素 a_{ij} 所在的第 i 行和第 j 列划去后,留下来的 $n-1$ 阶行列式叫作元素 a_{ij} 的**余子式**(**complement minor**),记作 M_{ij},

记

$$A_{ij}=(-1)^{i+j}M_{ij}$$

A_{ij} 叫作元素 a_{ij} 的**代数余子式**(**algebraic complement**).

例如四阶行列式

$$D = \begin{vmatrix} a_{11} & a_{12} & a_{13} & a_{14} \\ a_{21} & a_{22} & a_{23} & a_{24} \\ a_{31} & a_{32} & a_{33} & a_{34} \\ a_{41} & a_{42} & a_{43} & a_{44} \end{vmatrix}$$

中元素 a_{32} 的余子式和代数余子式分别为

$$M_{32} = \begin{vmatrix} a_{11} & a_{13} & a_{14} \\ a_{21} & a_{23} & a_{24} \\ a_{41} & a_{43} & a_{44} \end{vmatrix}$$

$$A_{32} = (-1)^{3+2} M_{32} = -M_{32}.$$

有了代数余子式概念,可以把高阶行列式化为一些较低阶行列式来计算.

定理 行列式等于它的任一行(列)的各元素与其对应的代数余子式乘积之和,即

$$D = a_{i1}A_{i1} + a_{i2}A_{i2} + \cdots + a_{in}A_{in} \quad (i=1,2,\cdots,n),$$

或

$$D = a_{1j}A_{1j} + a_{2j}A_{2j} + \cdots + a_{nj}A_{nj} \quad (j=1,2,\cdots,n).$$

这个定理叫作**行列式按行(列)展开法则**. 利用这一法则计算行列式时总是按含有零最多的行或列展开行列式.

例 2 计算四阶行列式

$$|a_{ij}|_4 = \begin{vmatrix} 7 & 1 & -1 & 1 \\ -13 & 1 & 3 & -1 \\ 0 & 0 & 1 & 0 \\ -5 & -5 & 3 & 0 \end{vmatrix}$$

解 先按第三行展开,再按第三列展开,得到

$$|a_{ij}|_4 = (-1)^{3+3} \begin{vmatrix} 7 & 1 & 1 \\ -13 & 1 & -1 \\ -5 & -5 & 0 \end{vmatrix} = (-1)^{1+3} \begin{vmatrix} -13 & 1 \\ -5 & -5 \end{vmatrix} - 1 \cdot (-1)^{2+3} \begin{vmatrix} 7 & 1 \\ -5 & -5 \end{vmatrix} = 40$$

例 3 证明上三角形行列式(主对角线下方元素全为 0)等于主对角元素的乘积,即

$$|a_{ij}| = \begin{vmatrix} a_{11} & a_{12} & \cdots & a_{1n} \\ 0 & a_{22} & \cdots & a_{2n} \\ \cdots & \cdots & \cdots & \cdots \\ 0 & 0 & \cdots & a_{nn} \end{vmatrix} = a_{11}a_{22}\cdots a_{nn}$$

证 逐阶按第一列展开,得到

$$|a_{ij}| = a_{11} \cdot (-1)^{1+1} \begin{vmatrix} a_{22} & \cdots & a_{2n} \\ \cdots & \cdots & \cdots \\ 0 & 0 & a_{nn} \end{vmatrix} = \cdots = a_{11}\cdots a_{n-1,n-1} \cdot (-1)^{1+1} |a_{nn}| = a_{11}a_{22}\cdots a_{nn}$$

对于三元线性方程组 $\begin{cases} a_{11}x_1 + a_{12}x_2 + a_{13}x_3 = b_1 \\ a_{21}x_1 + a_{22}x_2 + a_{23}x_3 = b_2 \\ a_{31}x_1 + a_{32}x_2 + a_{33}x_3 = b_3 \end{cases}$ 可用三阶行列式来求解,记

$$D = \begin{vmatrix} a_{11} & a_{12} & a_{13} \\ a_{21} & a_{22} & a_{23} \\ a_{31} & a_{32} & a_{33} \end{vmatrix}, \quad D_1 = \begin{vmatrix} b_1 & a_{12} & a_{13} \\ b_2 & a_{22} & a_{23} \\ b_3 & a_{32} & a_{33} \end{vmatrix}$$

$$D_2 = \begin{vmatrix} a_{11} & b_1 & a_{13} \\ a_{21} & b_2 & a_{23} \\ a_{31} & b_3 & a_{33} \end{vmatrix}, \quad D_3 = \begin{vmatrix} a_{11} & a_{12} & b_1 \\ a_{21} & a_{22} & b_2 \\ a_{31} & a_{32} & b_3 \end{vmatrix}$$

若 $D \neq 0$,其解为:

$$x_1 = \frac{D_1}{D}, x_2 = \frac{D_2}{D}, x_3 = \frac{D_3}{D}$$

同样对于含有 n 个方程的 n 元 $(x_1,x_2,\cdots,x_n)$ 线性方程组

$$\begin{cases} a_{11}x_1+a_{12}x_2+\cdots+a_{1n}x_n=b_1 \\ a_{21}x_1+a_{22}x_2+\cdots+a_{2n}x_n=b_2 \\ \cdots\cdots \\ a_{n1}x_1+a_{n2}x_2+\cdots+a_{nn}x_n=b_n \end{cases}$$

类似定义 **n** 阶行列式 D、D_1、$D_2\cdots$,D_n

若 D≠0 时有唯一解:$x_i=\dfrac{D_i}{D}$,$i=1,2,3\cdots,n$.

其中 D 是 n 元线性方程组的系数保持原位置构成的行列式,称为系数行列式;D_i 是把系数行列式 D 中第 i 列的元素,用方程组右端的常数列代替后所得到的 n 阶行列式. 这就是用**克莱姆法则**解线性方程组的方法.

例 4 解线性方程组.

$$\begin{cases} x_1+2x_2+3x_3=-3 \\ x_1+x_3=-1 \\ 3x_1-x_2-x_3=1 \end{cases}$$

解 用对角线法则计算系数行列式,得

$$D=\begin{vmatrix} 1 & 2 & 3 \\ 1 & 0 & 1 \\ 3 & -1 & -1 \end{vmatrix}=0+6-3-0+2+1=6\neq0$$

类似计算,得

$$D_1=\begin{vmatrix} -3 & 2 & 3 \\ -1 & 0 & 1 \\ 1 & -1 & -1 \end{vmatrix}=0, \quad D_2=\begin{vmatrix} 1 & -3 & 3 \\ 1 & -1 & 1 \\ 3 & 1 & -1 \end{vmatrix}=0, \quad D_3=\begin{vmatrix} 1 & 2 & -3 \\ 1 & 0 & -1 \\ 3 & -1 & 1 \end{vmatrix}=-6$$

代入 $x_i=\dfrac{D_i}{D}$,则原方程组有唯一解:$x_1=0$,$x_2=0$,$x_3=-1$.

9.1.2 行列式的性质

为简单起见,下面行列式的常用性质都按二阶行列式写出,n 阶行列式同样适用.

行列式的各行依次变为各列,构成的行列式称为转置行列式,记为 D^T.

性质 1 行列式与其转置行列式的值相等,$D^T=D$,即

$$\begin{vmatrix} a_{11} & a_{21} \\ a_{12} & a_{22} \end{vmatrix}=\begin{vmatrix} a_{11} & a_{12} \\ a_{21} & a_{22} \end{vmatrix}$$

由性质 1 可得:行列式对行成立的性质对列同样成立.

性质 2 行列式的第 i 行(列)的所有元素乘以数 k,等于 k 乘行列式,即

$$\begin{vmatrix} a_{11} & a_{12} \\ ka_{21} & ka_{22} \end{vmatrix}=k\begin{vmatrix} a_{11} & a_{12} \\ a_{21} & a_{22} \end{vmatrix}$$

证 设第二行的所有元素乘以数 k,则按第二行展开得

$$\begin{vmatrix} a_{11} & a_{12} \\ ka_{21} & ka_{22} \end{vmatrix}=-ka_{21}\begin{vmatrix} a_{12} \end{vmatrix}+ka_{22}\begin{vmatrix} a_{11} \end{vmatrix}=k(-a_{21}\begin{vmatrix} a_{12} \end{vmatrix}+a_{22}\begin{vmatrix} a_{11} \end{vmatrix})=k\begin{vmatrix} a_{11} & a_{12} \\ a_{21} & a_{22} \end{vmatrix}$$

由性质 2 可得:有一行(列)元素都是 0 的行列式值也为 0.

性质 3 行列式的两行(列)互换,行列式变号,即

$$\begin{vmatrix} a_{21} & a_{22} \\ a_{11} & a_{12} \end{vmatrix} = - \begin{vmatrix} a_{11} & a_{12} \\ a_{21} & a_{22} \end{vmatrix}$$

由性质 3 可得:有两行(列)元素相同的行列式值为 0.

由性质 2、性质 3 可得:有两行(列)元素对应成比例的行列式值为 0.

性质 4 行列式的某行(列)的各元素是两项之和,则可按此行(列)拆为两个行列式之和,即

$$\begin{vmatrix} b_{11}+c_{11} & b_{12}+c_{12} \\ a_{21} & a_{22} \end{vmatrix} = \begin{vmatrix} b_{11} & b_{12} \\ a_{21} & a_{22} \end{vmatrix} + \begin{vmatrix} c_{11} & c_{12} \\ a_{21} & a_{22} \end{vmatrix}$$

证 设第一行的各元素是两项之和,则按第一行展开,得到

$$\begin{vmatrix} b_{11}+c_{11} & b_{12}+c_{12} \\ a_{21} & a_{22} \end{vmatrix} = (b_{11}+c_{11})|a_{22}| - (b_{12}+c_{12})|a_{21}|$$

$$= (b_{11}|a_{22}|-b_{12}|a_{21}|) + (c_{11}|a_{22}|-c_{12}|a_{21}|) = \begin{vmatrix} b_{11} & b_{12} \\ a_{21} & a_{22} \end{vmatrix} + \begin{vmatrix} c_{11} & c_{12} \\ a_{21} & a_{22} \end{vmatrix}$$

性质 5 行列式的某一行(列)乘以数 k 加到另一行(列)对应元素上,行列式的值不变,即

$$\begin{vmatrix} a_{11}+ka_{21} & a_{12}+ka_{22} \\ a_{21} & a_{22} \end{vmatrix} = \begin{vmatrix} a_{11} & a_{12} \\ a_{21} & a_{22} \end{vmatrix}$$

证 设第一行的各元素被加上了第二行的 k 倍,按第一行拆为两个行列式之和,得到

$$\begin{vmatrix} a_{11}+ka_{21} & a_{12}+ka_{22} \\ a_{21} & a_{22} \end{vmatrix} = \begin{vmatrix} a_{11} & a_{12} \\ a_{21} & a_{22} \end{vmatrix} + \begin{vmatrix} ka_{21} & ka_{22} \\ a_{21} & a_{22} \end{vmatrix} = \begin{vmatrix} a_{11} & a_{12} \\ a_{21} & a_{22} \end{vmatrix}$$

9.1.3 行列式的计算

行列式计算常用两种方法,一是使用性质 5 把行列式的某行(列)的元素化为多个 0,再按该行(列)展开.二是使用性质 5 把行列式化为上三角形,这时,行列式值为主对角元素之积.

第 i 行的各元素被加上第 j 行的 k 倍,可于等号上方写记号:$(i)+k(j)$.

第 i 列的各元素被加上第 j 列的 k 倍,可于等号下方写记号:$(i)+k(j)$.

例 5 计算行列式

$$D = \begin{vmatrix} 1 & 1 & 1 & 1 \\ a_1 & x & a_2 & a_2 \\ a_2 & a_2 & x & a_3 \\ a_3 & a_3 & a_3 & x \end{vmatrix}$$

解 用性质 5 把行列式化为上三角形得

$$D \xlongequal[\substack{(3)-a_3(1)}]{\substack{(2)-a_1(1) \\ (3)-a_2(1)}} \begin{vmatrix} 1 & 1 & 1 & 1 \\ 0 & x-a_1 & a_2-a_1 & a_2-a_1 \\ 0 & 0 & x-a_2 & a_3-a_2 \\ 0 & 0 & 0 & x-a_3 \end{vmatrix} = (x-a_1)(x-a_2)(x-a_3)$$

例 6 计算行列式.

$$D = \begin{vmatrix} 1 & -2 & 5 & 0 \\ -2 & 3 & -8 & -1 \\ 3 & 1 & -2 & 4 \\ 1 & 4 & 2 & -5 \end{vmatrix}$$

解　把第一行非主对角元素化为 0,再按第一行展开得

$$D \xrightarrow[\substack{(2)+2(1) \\ (3)-5(1)}]{} \begin{vmatrix} 1 & 0 & 0 & 0 \\ -2 & -1 & 2 & -1 \\ 3 & 7 & -17 & 4 \\ 1 & 6 & -3 & -5 \end{vmatrix} = \begin{vmatrix} -1 & 2 & -1 \\ 7 & -17 & 4 \\ 6 & -3 & -5 \end{vmatrix} \xrightarrow[\substack{(2)+2(1) \\ (3)-(1)}]{} \begin{vmatrix} -1 & 0 & 0 \\ 7 & -3 & -3 \\ 6 & 9 & -11 \end{vmatrix} = -60$$

例 7　计算 n 阶行列式

$$D = \begin{vmatrix} a & x & \cdots & x \\ x & a & \cdots & x \\ \cdots & \cdots & \cdots & \cdots \\ x & x & \cdots & a \end{vmatrix}$$

解　这个行列式的特点是各行或各列的元素之和相等,因此,将第二行到第 n 行都加到第一行上,即

$$D \xrightarrow[i=2,\cdots,n]{r_1+r_i} \begin{vmatrix} a+(n-1)x & a+(n-1)x & \cdots & a+(n-1)x \\ x & a & \cdots & x \\ \cdots & \cdots & \cdots & \cdots \\ x & x & \cdots & a \end{vmatrix}$$

$$= [a+(n-1)x] \begin{vmatrix} 1 & 1 & \cdots & 1 \\ x & a & \cdots & x \\ \cdots & \cdots & \cdots & \cdots \\ x & x & \cdots & a \end{vmatrix} \xrightarrow[i=2,\cdots,n]{r_i+(-x)r_1} [a+(n-1)x] \begin{vmatrix} 1 & 1 & \cdots & 1 \\ 0 & a-x & \cdots & 0 \\ \cdots & \cdots & \cdots & \cdots \\ 0 & 0 & \cdots & a-x \end{vmatrix}$$

$$= [a+(n-1)x](a-x)^{n-1}$$

9.2　矩　阵

9.2.1　矩阵概念

例 1　对肥胖症与血压的联系所作的一次调查结果如表 9-1 所示.

表 9-1　肥胖症与血压的联系调查结果

体　型	低血压人数	正常血压人数	高血压人数
肥　胖	50	50	100
正　常	170	30	100
体　瘦	380	20	100

解　这个调查结果,可以列成一个矩形数表,即

$$A = \begin{pmatrix} 50 & 50 & 100 \\ 170 & 30 & 100 \\ 380 & 20 & 100 \end{pmatrix}$$

例2 由 m 个方程构成的 n 元线性方程组,即

$$\begin{cases} a_{11}x_1+a_{12}x_2+\cdots+a_{1n}x_n=b_1 \\ a_{21}x_1+a_{22}x_2+\cdots+a_{2n}x_n=b_2 \\ \cdots\cdots \\ a_{m1}x_1+a_{m2}x_2+\cdots+a_{mn}x_n=b_m \end{cases}$$

解 保持各个量的位置,省去变量记号,可简写为一个矩形数表,称为线性方程组的增广矩阵,即

$$\overline{A}=\begin{pmatrix} a_{11} & a_{12} & \cdots & a_{1n} & b_1 \\ a_{21} & a_{22} & \cdots & a_{2n} & b_2 \\ \cdots & \cdots & \cdots & \cdots & \cdots \\ a_{m1} & a_{m2} & \cdots & a_{mn} & b_m \end{pmatrix}$$

矩形数表具有简单、直观、明了的优点.

定义1 由 $m\times n$ 个数排列成 m 行 n 列的矩形数表,即

$$A=\begin{pmatrix} a_{11} & a_{12} & \cdots & a_{1n} \\ a_{21} & a_{22} & \cdots & a_{2n} \\ \cdots & \cdots & \cdots & \cdots \\ a_{m1} & a_{m2} & \cdots & a_{mn} \end{pmatrix}$$

称为一个 $m\times n$ **矩阵**(matrix),构成矩阵的数称为矩阵的**元素**. $m\times n$ 矩阵可以用大写字母表示为 $A_{m\times n}$ 或 $(a_{ij})_{m\times n}$,矩阵记号右下角的 $m\times n$ 也可以省掉不写.

只有一行的矩阵称**行矩阵**或**行向量**,只有一列的矩阵称**列矩阵**或**列向量**.元素全为零的矩阵称**零矩阵**或**零向量**,记作 O.

对于两个 $m\times n$ 矩阵 $A=(a_{ij})_{m\times n}$、$B=(b_{ij})_{m\times n}$,若它们的对应元素都相等,即

$$a_{ij}=b_{ij} \quad (i=1,2,\cdots,m;j=1,2,\cdots,n)$$

则称矩阵 A 与矩阵 B 相等,记作 $A=B$.

矩阵是一个由 $m\times n$ 个元素组成的数表,行列式是按一定法则计算的一个数.

9.2.2 矩阵加法

例3 品尝出苯硫脲(PTC)味道的能力与遗传有关.有品尝能力者记为 T(taster),无品尝能力者记为 NT(non-taster),第一批调查数据如表 9-2 所示,记为矩阵 A.第二批调查数据按同样格式记录,得到矩阵 B.

表 9-2　品尝能力与遗传的关系

父母婚配型	子女 T 型	子女 NT 型	父母婚配型	子女 T 型	子女 NT 型
$T\times T$	88	13	$NT\times NT$	0	19
$NT\times T$	52	25			

$$A=\begin{pmatrix} 88 & 13 \\ 52 & 25 \\ 0 & 19 \end{pmatrix}, \quad B=\begin{pmatrix} 122 & 18 \\ 102 & 73 \\ 0 & 91 \end{pmatrix}$$

这两批数据合起来分析,也就是把矩阵 A、B 对应元素相加,构成一个新矩阵 $A+B$,即

$$A+B=\begin{pmatrix} 88 & 13 \\ 52 & 25 \\ 0 & 19 \end{pmatrix}+\begin{pmatrix} 122 & 18 \\ 102 & 73 \\ 0 & 91 \end{pmatrix}=\begin{pmatrix} 210 & 31 \\ 154 & 98 \\ 0 & 110 \end{pmatrix}$$

定义 2 设 $A=(a_{ij})_{m\times n}$、$B=(b_{ij})_{m\times n}$，则它们对应元素之和构成的矩阵 $C=(a_{ij}+b_{ij})_{m\times n}$ 称为**矩阵 A、B 的和**，记为 $C=A+B$.

矩阵的加法运算满足的规律有

交换律 $A+B=B+A$；

结合律 $(A+B)+C=A+(B+C)$；

零矩阵特性 $A+O=O+A=A$.

可类似定义对应元素之差构成矩阵 $C=(a_{ij}-b_{ij})_{m\times n}$ 为矩阵 A、B 的差，记为 $C=A-B$.

9.2.3 数乘矩阵

定义 3 数 k 乘矩阵 $A_{m\times n}$ 的每一个元素构成的矩阵，即

$$C=\begin{pmatrix} ka_{11} & ka_{12} & \cdots & ka_{1n} \\ ka_{21} & ka_{22} & \cdots & ka_{2n} \\ \cdots & \cdots & \cdots & \cdots \\ ka_{m1} & ka_{m2} & \cdots & ka_{mn} \end{pmatrix}_{m\times n}=(ka_{ij})_{m\times n}$$

称为**数 k 与矩阵 A 的积**，记作 $C=kA$.

数乘矩阵运算满足的规律有

结合律 $k(lA)=(kl)A$；

矩阵加法的分配律 $k(A+B)=kA+kB$；

数加法的分配律 $(k+l)A=kA+lA$.

数乘矩阵是乘各行(列)的元素，数乘行列式是只乘一行(列)的元素.

例 4 解矩阵方程.

$$3\begin{pmatrix} 1 & -2 & 3 \\ 2 & 0 & 1 \\ 4 & -5 & 2 \end{pmatrix}+X=\begin{pmatrix} 0 & 1 & 2 \\ -1 & 0 & 3 \\ 4 & 5 & -6 \end{pmatrix}$$

解 矩阵 X 保持在等式左边，其余矩阵移到等式右边得

$$X=\begin{pmatrix} 0 & 1 & 2 \\ -1 & 0 & 3 \\ 4 & 5 & -6 \end{pmatrix}-3\begin{pmatrix} 1 & -2 & 3 \\ 2 & 0 & 1 \\ 4 & -5 & 2 \end{pmatrix}=\begin{pmatrix} -3 & 7 & -7 \\ -7 & 0 & 0 \\ -8 & 20 & -12 \end{pmatrix}$$

9.2.4 矩阵乘法

例 5 某单位出现两名流行病患者，甲组 3 名工作人员中，第 j 名人员与第 i 名患者近期内接触情况用 a_{ij} 表示，有临床意义上的接触记为 1，否则记为 0，构成矩阵 A，即

$$A=\begin{pmatrix} a_{11} & a_{12} & a_{13} \\ a_{21} & a_{22} & a_{23} \end{pmatrix}=\begin{pmatrix} 1 & 1 & 0 \\ 0 & 1 & 1 \end{pmatrix}$$

乙组 2 名工作人员与患者无直接接触，但与甲组联系密切，接触情况构成矩阵 B，即

$$\boldsymbol{B}=\begin{pmatrix}b_{11}&b_{12}\\b_{21}&b_{22}\\b_{31}&b_{32}\end{pmatrix}=\begin{pmatrix}1&0\\0&1\\1&1\end{pmatrix}$$

乙组人员 1 通过甲组人员与患者 1 间接接触 1 次,即

$$a_{11}b_{11}+a_{12}b_{21}+a_{13}b_{31}=1\times1+1\times0+0\times1=1.$$

类似计算乙组人员 1 与患者 2 间接接触 1 次,乙组人员 2 与患者 1、2 间接接触 1、2 次,构成矩阵 $\boldsymbol{C}$,即

$$\boldsymbol{C}=\begin{pmatrix}a_{11}b_{11}+a_{12}b_{21}+a_{13}b_{31}&a_{11}b_{12}+a_{12}b_{22}+a_{13}b_{32}\\a_{21}b_{11}+a_{22}b_{21}+a_{23}b_{31}&a_{21}b_{12}+a_{22}b_{22}+a_{23}b_{32}\end{pmatrix}$$

定义 4　设 $\boldsymbol{A}=(a_{ij})_{m\times s}$、$\boldsymbol{B}=(b_{ij})_{s\times n}$,规定矩阵 $\boldsymbol{A}$ 与 $\boldsymbol{B}$ 的乘积 $\boldsymbol{AB}$ 是矩阵 $\boldsymbol{C}=(c_{ij})_{m\times n}$,其中,$c_{ij}$ 等于 $\boldsymbol{A}$ 的第 i 行元素与 $\boldsymbol{B}$ 的第 j 列元素对应乘积之和,即

$$c_{ij}=a_{i1}b_{1j}+a_{i2}b_{2j}+\cdots+a_{is}b_{sj}\quad(i=1,2,\cdots,m;j=1,2,\cdots,n)$$

矩阵乘法的条件是:第一矩阵(左矩阵)的列数等于第二矩阵(右矩阵)的行数.

矩阵乘法的结论是:积矩阵行数等于左矩阵行数,积矩阵列数等于右矩阵列数.

例 6　求矩阵 $\boldsymbol{AB}$ 和 $\boldsymbol{BA}$.

$$\boldsymbol{A}=\begin{pmatrix}1&0&3\\2&1&0\end{pmatrix},\quad\boldsymbol{B}=\begin{pmatrix}4&1\\-1&1\\2&0\end{pmatrix}$$

解　$\boldsymbol{AB}$ 和 $\boldsymbol{BA}$ 符合矩阵乘法的条件,计算得到

$$\boldsymbol{AB}=\begin{pmatrix}1&0&3\\2&1&0\end{pmatrix}\begin{pmatrix}4&1\\-1&1\\2&0\end{pmatrix}=\begin{pmatrix}1\times4+0\times(-1)+3\times2&1\times1+0\times1+3\times0\\2\times4+1\times(-1)+0\times2&2\times1+1\times1+0\times0\end{pmatrix}=\begin{pmatrix}10&1\\7&3\end{pmatrix}$$

$$\boldsymbol{BA}=\begin{pmatrix}4&1\\-1&1\\2&0\end{pmatrix}\begin{pmatrix}1&0&3\\2&1&0\end{pmatrix}=\begin{pmatrix}6&1&12\\1&1&-3\\2&0&6\end{pmatrix}$$

由此可知,$\boldsymbol{AB}\neq\boldsymbol{BA}$,矩阵乘法不满足交换律.

若某两个矩阵 $\boldsymbol{A}$、$\boldsymbol{B}$ 满足 $\boldsymbol{AB}=\boldsymbol{BA}$,则称这两个矩阵 $\boldsymbol{A}$ 与 $\boldsymbol{B}$ 可交换.

例 7　矩阵不满足消去律:若 $\boldsymbol{AC}=\boldsymbol{BC}$,$\boldsymbol{C}\neq0$,但不一定有 $\boldsymbol{A}=\boldsymbol{B}$.

解　只需举出一个反例,如:

$$\boldsymbol{A}=\begin{pmatrix}-2&4\\3&-6\end{pmatrix}\neq\boldsymbol{O},\quad\boldsymbol{B}=\begin{pmatrix}2&-4\\-5&10\end{pmatrix}\neq\boldsymbol{O},\quad\boldsymbol{A}\neq\boldsymbol{B},\quad\boldsymbol{C}=\begin{pmatrix}6&4\\3&2\end{pmatrix}\neq\boldsymbol{O}$$

$$\boldsymbol{AC}=\begin{pmatrix}-2&4\\3&-6\end{pmatrix}\begin{pmatrix}6&4\\3&2\end{pmatrix}=\begin{pmatrix}0&0\\0&0\end{pmatrix}=\begin{pmatrix}2&-4\\-5&10\end{pmatrix}\begin{pmatrix}6&4\\3&2\end{pmatrix}=\boldsymbol{BC}$$

由例 7 还可以看出,$\boldsymbol{A}\neq\boldsymbol{O}$,$\boldsymbol{C}\neq\boldsymbol{O}$,但是,乘积矩阵可能是 $\boldsymbol{O}$,即 $\boldsymbol{AC}=\boldsymbol{O}$.

矩阵乘法运算满足的规律有

矩阵乘法结合律　$(\boldsymbol{AB})\boldsymbol{C}=\boldsymbol{A}(\boldsymbol{BC})$;

数乘结合律　$k(\boldsymbol{AB})=(k\boldsymbol{A})\boldsymbol{B}=\boldsymbol{A}(k\boldsymbol{B})$;

左分配律　$\boldsymbol{A}(\boldsymbol{B}+\boldsymbol{C})=\boldsymbol{AB}+\boldsymbol{AC}$;

右分配律　$(\boldsymbol{B}+\boldsymbol{C})\boldsymbol{A}=\boldsymbol{BA}+\boldsymbol{CA}$;

单位矩阵特性 $\boldsymbol{E}_m\boldsymbol{A}_{m\times n}=\boldsymbol{A}_{m\times n}\boldsymbol{E}_n=\boldsymbol{A}_{m\times n}$.

其中,单位矩阵 $\boldsymbol{E}_m$ 是主对角元素全为 1,其他元素全为 0 的 $m\times m$ 矩阵,即

$$\boldsymbol{E}_m=\begin{pmatrix} 1 & 0 & \cdots & 0 \\ 0 & 1 & \cdots & 0 \\ \cdots & \cdots & \cdots & \cdots \\ 0 & 0 & \cdots & 1 \end{pmatrix}_{m\times m}$$

$\boldsymbol{E}_n$ 是主对角元素全为 1,其它元素全为 0 的 $n\times n$ **单位矩阵**.

例 8 n 元线性方程组的矩阵方程形式.

解 n 元线性方程组的形式可以用矩阵乘法进行简化,即

$$\begin{cases} a_{11}x_1+a_{12}x_2+\cdots+a_{1n}x_n=b_1 \\ a_{21}x_1+a_{22}x_2+\cdots+a_{2n}x_n=b_2 \\ \cdots\cdots \\ a_{m1}x_1+a_{m2}x_2+\cdots+a_{mn}x_n=b_n \end{cases}$$

$$\begin{pmatrix} a_{11}x_1+a_{12}x_2+\cdots+a_{1n}x_n \\ a_{21}x_1+a_{22}x_2+\cdots+a_{2n}x_n \\ \cdots\cdots \\ a_{m1}x_1+a_{m2}x_2+\cdots+a_{mn}x_n \end{pmatrix}=\begin{pmatrix} b_1 \\ b_2 \\ \cdots \\ b_n \end{pmatrix}$$

$$\begin{pmatrix} a_{11} & a_{12} & \cdots & a_{1n} \\ a_{21} & a_{22} & \cdots & a_{2n} \\ \cdots & \cdots & \cdots & \cdots \\ a_{m1} & a_{m2} & \cdots & a_{mn} \end{pmatrix}\begin{pmatrix} x_1 \\ x_2 \\ \cdots \\ x_n \end{pmatrix}=\begin{pmatrix} b_1 \\ b_2 \\ \cdots \\ b_m \end{pmatrix}$$

这三个矩阵分别记为 $\boldsymbol{A}_{m\times n}$、$\boldsymbol{X}_{n\times 1}$、$\boldsymbol{B}_{m\times 1}$,并分别称为**系数矩阵**、**未知量列矩阵(列向量)**、**常数列矩阵(列向量)**,则 n 元线性方程组的矩阵方程形式可以简写为

$$\boldsymbol{AX}=\boldsymbol{B}.$$

例 9 由已知的线性变换式,用 x_1、x_2 分别表示 z_1、z_2.

$$\begin{cases} z_1=2y_1+y_2+3y_3, \\ z_2=-y_1+5y_2+4y_3 \end{cases}, \qquad \begin{cases} y_1=3x_1+x_2 \\ y_2=-4x_1+2x_2 \\ y_3=7x_2 \end{cases}$$

解 把线性变换式写为矩阵方程形式,进行代换,得到

$$\begin{pmatrix} z_1 \\ z_2 \end{pmatrix}=\begin{pmatrix} 2 & 1 & 3 \\ -1 & 5 & 4 \end{pmatrix}\begin{pmatrix} y_1 \\ y_2 \\ y_3 \end{pmatrix}=\begin{pmatrix} 2 & 1 & 3 \\ -1 & 5 & 4 \end{pmatrix}\begin{pmatrix} 3 & 1 \\ -4 & 2 \\ 0 & 7 \end{pmatrix}\begin{pmatrix} x_1 \\ x_2 \end{pmatrix}=\begin{pmatrix} 2 & 25 \\ -23 & 37 \end{pmatrix}\begin{pmatrix} x_1 \\ x_2 \end{pmatrix}$$

$$\begin{cases} z_1=2x_1+25x_2 \\ z_2=-23x_1+37x_2 \end{cases}$$

9.2.5 转置矩阵

定义 5 把矩阵 $\boldsymbol{A}_{m\times n}$ 的行依次换成列而得到的矩阵,称为 $\boldsymbol{A}$ 的**转置矩阵**,记为 $\boldsymbol{A}^T_{n\times m}$.

显然,列矩阵 $\boldsymbol{A}_{m\times 1}$ 的转置矩阵是行矩阵 $\boldsymbol{A}^T_{1\times m}$.

例 10 已知 $A = \begin{pmatrix} 1 & 0 \\ 2 & 3 \\ 4 & 5 \end{pmatrix}$, $B = \begin{pmatrix} 2 & 1 \\ 4 & 3 \end{pmatrix}$, 计算 $(AB)^T$ 及 $B^T A^T$.

解 由矩阵乘法及转置的定义, 计算得到

$$(AB)^T = \left[\begin{pmatrix} 1 & 0 \\ 2 & 3 \\ 4 & 5 \end{pmatrix} \begin{pmatrix} 2 & 1 \\ 4 & 3 \end{pmatrix} \right]^T = \begin{pmatrix} 2 & 1 \\ 16 & 11 \\ 28 & 19 \end{pmatrix}^T = \begin{pmatrix} 2 & 16 & 28 \\ 1 & 11 & 19 \end{pmatrix}$$

$$B^T A^T = \begin{pmatrix} 2 & 4 \\ 1 & 3 \end{pmatrix} \begin{pmatrix} 1 & 2 & 4 \\ 0 & 3 & 5 \end{pmatrix} = \begin{pmatrix} 2 & 16 & 28 \\ 1 & 11 & 19 \end{pmatrix}$$

转置矩阵具有性质:

自反性 $(A^T)^T = A$;

线性性 $(A+B)^T = A^T + B^T$, $(kA)^T = kA^T$;

逆序性 $(AB)^T = B^T A^T$.

9.3 逆 矩 阵

9.3.1 方阵

行数与列数相等的矩阵 $A_{n \times n}$ 称为 n 阶**方阵**, 简记为 A_n.

例 1 若 $A^T = A$, 则 A 是方阵.

证 设 A 为 $m \times n$ 矩阵, 则 A^T 为 $n \times m$ 矩阵, 由 $A^T = A$, 可知 $m = n$, A 必为方阵, 这时也称 A 为**对称阵**.

类似地, 由 $A^T = -A$, 有 A 必为方阵, 称 A 为**反对称阵**, 由 $AB = BA$ 有 A、B 是同阶方阵.

若 $AA^T = A^T A = E$, 则称 A 为**正交阵**.

方阵的幂定义为: $A^2 = AA$, $A^n = A^{n-1}A$ ($n \in N^+$), 并规定 $A^0 = E$.

方阵的行列式定义为: 方阵 A 各元素位置不变所构成的行列式, 记为 $|A|$ 或 $\det(A)$.

定理 1 若 A、B 是方阵, 则其乘积的行列式等于各方阵行列式的乘积, 即

$$|AB| = |A| \cdot |B|$$

证 由 AB 可知 A、B 是同阶方阵, 这里, 以二阶方阵进行证明.

$$A = \begin{pmatrix} a_{11} & a_{12} \\ a_{21} & a_{22} \end{pmatrix}, \quad B = \begin{pmatrix} b_{11} & b_{12} \\ b_{21} & b_{22} \end{pmatrix}$$

$$|AB| = \left| \begin{pmatrix} a_{11} & a_{12} \\ a_{21} & a_{22} \end{pmatrix} \begin{pmatrix} b_{11} & b_{12} \\ b_{21} & b_{22} \end{pmatrix} \right| = \begin{vmatrix} a_{11}b_{11} + a_{12}b_{21} & a_{11}b_{12} + a_{12}b_{22} \\ a_{21}b_{11} + a_{22}b_{21} & a_{21}b_{12} + a_{22}b_{22} \end{vmatrix}$$

$$= \begin{vmatrix} a_{11}b_{11} & a_{11}b_{12} \\ a_{21}b_{11} & a_{21}b_{12} \end{vmatrix} + \begin{vmatrix} a_{12}b_{21} & a_{12}b_{22} \\ a_{21}b_{11} & a_{21}b_{12} \end{vmatrix} + \begin{vmatrix} a_{11}b_{11} & a_{11}b_{12} \\ a_{22}b_{21} & a_{22}b_{22} \end{vmatrix} + \begin{vmatrix} a_{12}b_{21} & a_{12}b_{22} \\ a_{22}b_{21} & a_{22}b_{22} \end{vmatrix}$$

$$= 0 + a_{12}a_{21} \begin{vmatrix} b_{21} & b_{22} \\ b_{11} & b_{12} \end{vmatrix} + a_{11}a_{22} \begin{vmatrix} b_{11} & b_{12} \\ b_{21} & b_{22} \end{vmatrix} + 0 = |A||B|$$

例 2 若 A 是奇数阶反对称阵, 求 $|A|$.

解 设 A 为 n 阶方阵, n 为奇数, 由 $A^T = -A$, 有 $|A^T| = |-A| = (-1)^n |A| = -|A|$,

由 $|A^T| = |A|$, 有 $|A| = -|A|$, 移项合并得 $2|A| = 0$, $|A| = 0$.

例 3 若 A 是正交阵, 求 $|A|$.

解 由 $AA^T = A^TA = E$, 有 $|A||A^T| = |E| = 1$, $|A|^2 = 1$, $|A| = \pm 1$.

9.3.2 逆矩阵

在数学中, 若数 $a \neq 0$, 则存在 a^{-1}, 使 $aa^{-1} = a^{-1}a = 1$, 于是, 称 a^{-1} 为 a 的逆元素.

定义 1 若对矩阵 A, 有矩阵 B, 使 $AB = BA = E$, 则称矩阵 A 是可逆的, 并把矩阵 B 称为矩阵 A 的**逆矩阵**(inverse matrix), 简称**逆阵**或**逆**, A 的逆矩阵是唯一的, 记为 A^{-1}.

逆矩阵具有性质:

唯一性 $AA^{-1} = A^{-1}A = E$;

自反性 $(A^{-1})^{-1} = A$;

反序性 $(AB)^{-1} = B^{-1}A^{-1}$.

证 唯一性 设 B、C 均为 A 的逆矩阵, 得到

$$AB = BA = E, \quad AC = CA = E,$$

$$C = CE = C(AB) = (CA)B = EB = B,$$

故 A 的逆矩阵唯一, 且 $AA^{-1} = A^{-1}A = E$.

反序性 由逆矩阵唯一性, 得到

$$(AB)(B^{-1}A^{-1}) = A(BB^{-1})A^{-1} = AEA^{-1} = AA^{-1} = E$$

同理 $(B^{-1}A^{-1})(AB) = E$,

故 $B^{-1}A^{-1}$ 是 AB 的逆矩阵, $(AB)^{-1} = B^{-1}A^{-1}$.

例 4 若 A 可逆, 证明 A^T 可逆.

证 由 $AA^{-1} = A^{-1}A = E$, 有 $(A^{-1})^T A^T = (AA^{-1})^T = E^T = E$,

同理 $A^T(A^{-1})^T = E$,

故 $(A^{-1})^T$ 是 A^T 的逆矩阵, 即 $(A^T)^{-1} = (A^{-1})^T$.

例 5 证明 A 为正交矩阵的充分必要条件是 $A^T = A^{-1}$.

证 $\Rightarrow$ 由于 $AA^T = A^TA = E$, A^T 是 A 的逆矩阵, $A^T = A^{-1}$.

$\Leftarrow$ 由于 $A^T = A^{-1}$, $AA^T = AA^{-1} = E$, 同理, $A^TA = E$, A 为正交矩阵.

9.3.3 可逆的充要条件

定义 2 方阵 $A = (a_{ij})_n$ 的行列式中, 代数余子式 A_{ij} 构成的转置矩阵称为 A 的**伴随阵**, 记为 A^*, 即

$$A^* = \begin{pmatrix} A_{11} & A_{21} & \cdots & A_{n1} \\ A_{12} & A_{22} & \cdots & A_{n2} \\ \cdots & \cdots & \cdots & \cdots \\ A_{1n} & A_{2n} & \cdots & A_{nn} \end{pmatrix}$$

例 6 A 为二阶方阵, 计算 A 的伴随阵 A^*.

解 由于 $A_{11} = (-1)^{1+1}|a_{22}| = a_{22}$, $A_{12} = -a_{21}$, $A_{21} = -a_{12}$, $A_{22} = a_{11}$,

$$A^* = \begin{pmatrix} A_{11} & A_{21} \\ A_{12} & A_{22} \end{pmatrix} = \begin{pmatrix} a_{22} & -a_{12} \\ -a_{21} & a_{11} \end{pmatrix}$$

故二阶方阵的伴随阵构成方式为:主对角元素交换,副对角元素反号.

定理 2 方阵 A 可逆的充分必要条件是 $|A| \neq 0$.

证 $\Rightarrow$ 由于 $AA^{-1} = E$, $|A||A^{-1}| = |E| = 1$,故 $|A| \neq 0$.

$\Leftarrow$ 只对二阶方阵 A 证明,由于 $|A| \neq 0$,

$$\left(\frac{1}{|A|}A^*\right)A = \frac{1}{|A|}\begin{pmatrix} a_{22} & -a_{12} \\ -a_{21} & a_{11} \end{pmatrix}\begin{pmatrix} a_{11} & a_{12} \\ a_{21} & a_{22} \end{pmatrix} = \frac{1}{|A|}\begin{pmatrix} |A| & 0 \\ 0 & |A| \end{pmatrix} = E$$

同理 $A\left(\dfrac{1}{|A|}A^*\right) = E$

故 A 可逆, $A^{-1} = A^* / |A|$.

例 7 若 A、B 为同阶方阵,且 $AB = E$,则 A、B 互为逆矩阵.

证 由 $|A||B| = |E| = 1$,有 $|A| \neq 0$, A^{-1} 存在,故

$$B = EB = (A^{-1}A)B = A^{-1}(AB) = A^{-1}E = A^{-1}$$

同理, $A = B^{-1}$.

9.3.4 逆矩阵的计算

设 A 是 n 阶方阵,在 $|A| \neq 0$ 时称 A 为**非奇异矩阵**,在 $|A| = 0$ 时称 A 为**奇异矩阵**.

A 为非奇异矩阵时,可用伴随矩阵除以行列式计算逆矩阵,即

$$A^{-1} = \frac{1}{|A|}A^*$$

A 为二阶方阵,用伴随矩阵除以行列式,可得到计算逆矩阵的公式,即

$$A^{-1} = \frac{1}{a_{11}a_{22} - a_{12}a_{21}}\begin{pmatrix} a_{22} & -a_{12} \\ -a_{21} & a_{11} \end{pmatrix}$$

A 为三阶方阵,用伴随矩阵除以行列式,可得到计算逆矩阵的公式,即

$$A^{-1} = \frac{1}{a_{11}A_{11} + a_{12}A_{12} + a_{13}A_{13}}\begin{pmatrix} A_{11} & A_{21} & A_{31} \\ A_{12} & A_{22} & A_{32} \\ A_{13} & A_{23} & A_{33} \end{pmatrix}$$

在 n 元线性方程组 $AX = B$ 中,若系数矩阵 A 是非奇异矩阵,则得到

$$A^{-1}(AX) = A^{-1}B$$

故 n 元线性方程组 $AX = B$ 的解为

$$X = A^{-1}B$$

例 8 求下列矩阵 A 的逆矩阵.

$$A = \begin{pmatrix} 2 & 0 & 1 \\ 3 & -4 & 2 \\ -1 & 1 & -2 \end{pmatrix}$$

解 $|A|$ 第一行元素的代数余子式是

$$A_{11} = (-1)^{1+1}\begin{vmatrix} -4 & 2 \\ 1 & -2 \end{vmatrix} = 6, \quad A_{12} = 4, \quad A_{13} = -1$$

$$|A| = 2 \times 6 + 0 \times 4 + 1 \times (-1) = 11 \neq 0,$$

从而 A^{-1} 存在,再计算 $A_{21} = 1$, $A_{22} = -3$, $A_{23} = -2$, $A_{31} = 4$, $A_{32} = -1$, $A_{33} = -8$,得到逆矩阵为

$$A^{-1} = \frac{1}{11}\begin{pmatrix} 6 & 1 & 4 \\ 4 & -3 & -1 \\ -1 & -2 & -8 \end{pmatrix}$$

例 9 解矩阵方程 $AX = B$，其中，

$$A = \begin{pmatrix} -4 & 2 \\ 1 & -2 \end{pmatrix}, \quad B = \begin{pmatrix} 2 \\ 1 \end{pmatrix}$$

解 $|A| = -4 \times (-2) - 2 \times 1 = 6 \neq 0,$

$$A^{-1} = \frac{1}{6}\begin{pmatrix} -2 & -2 \\ -1 & -4 \end{pmatrix}$$

$$X = A^{-1}B = \frac{1}{6}\begin{pmatrix} -2 & -2 \\ -1 & -4 \end{pmatrix}\begin{pmatrix} 2 \\ 1 \end{pmatrix} = \frac{1}{6}\begin{pmatrix} -6 \\ -6 \end{pmatrix} = \begin{pmatrix} -1 \\ -1 \end{pmatrix}$$

例 10 解线性方程组.

$$\begin{cases} x_1 + x_3 = 1 \\ 2x_1 + x_2 = 0 \\ x_1 + x_2 + x_3 = 2 \end{cases}$$

解 把线性方程组改写为矩阵方程形式，即

$$\begin{pmatrix} 1 & 0 & 1 \\ 2 & 1 & 0 \\ 1 & 1 & 1 \end{pmatrix}\begin{pmatrix} x_1 \\ x_2 \\ x_3 \end{pmatrix} = \begin{pmatrix} 1 \\ 0 \\ 2 \end{pmatrix}$$

在系数行列式 $|A|$ 中，由 $A_{11} = 1, A_{12} = -2, A_{13} = 1, |A| = 1 \times 1 + 0 \times (-2) + 1 \times 1 = 2 \neq 0$，从而 A^{-1} 存在，再计算其他余子式 $A_{21} = 1, A_{22} = 0, A_{23} = -1, A_{31} = -1, A_{32} = 2, A_{33} = 1$，可得

$$\begin{pmatrix} x_1 \\ x_2 \\ x_3 \end{pmatrix} = \begin{pmatrix} 1 & 0 & 1 \\ 2 & 1 & 0 \\ 1 & 1 & 1 \end{pmatrix}^{-1}\begin{pmatrix} 1 \\ 0 \\ 2 \end{pmatrix} = \frac{1}{2}\begin{pmatrix} 1 & 1 & -1 \\ -2 & 0 & 2 \\ 1 & -1 & 1 \end{pmatrix}\begin{pmatrix} 1 \\ 0 \\ 2 \end{pmatrix} = \frac{1}{2}\begin{pmatrix} -1 \\ 2 \\ 3 \end{pmatrix}$$

故线性方程组的解为

$$x_1 = -\frac{1}{2}, \quad x_2 = 1, \quad x_3 = \frac{3}{2}$$

例 11 某中医学院控制论教研室把患者的表热的轻重程度用表热函数 f 表示为

$$f = a_1 N + a_2 N^2 + a_3 N^3,$$

其中，N 为表热证候值，系数 a_1、a_2、a_3 由矩阵方程 $HA = B$，即

$$\begin{pmatrix} 1 & 1 & 1 \\ 6 & 6^2 & 6^3 \\ 12 & 12^2 & 12^3 \end{pmatrix}\begin{pmatrix} a_1 \\ a_2 \\ a_3 \end{pmatrix} = \begin{pmatrix} 0.05 \\ 2 \\ 5 \end{pmatrix}$$

决定，求函数 f.

解 求函数 f 只需解矩阵方程 $HA = B$，求出 A.

在系数行列式 $|H|$ 中，由于 $A_{11} = 31104, A_{12} = -7776, A_{13} = 432, |H| = 1 \times 31104 + 1 \times (-7776) + 1 \times 432 = 23760 \neq 0$，从而 H^{-1} 存在，再计算 $A_{21} = -1584, A_{22} = 1716, A_{23} = -132, A_{31} = 180, A_{32} = -210,$ $A_{33} = 30$，得到

$$\begin{pmatrix} a_1 \\ a_2 \\ a_3 \end{pmatrix} = \begin{pmatrix} 1 & 1 & 1 \\ 6 & 6^2 & 6^3 \\ 12 & 12^2 & 12^3 \end{pmatrix}^{-1} \begin{pmatrix} 0.05 \\ 2 \\ 5 \end{pmatrix} = \frac{1}{23760} \begin{pmatrix} 31104 & -1584 & 180 \\ -7776 & 1716 & -210 \\ 432 & -132 & 30 \end{pmatrix} \begin{pmatrix} 0.05 \\ 2 \\ 5 \end{pmatrix}$$

$$= \begin{pmatrix} -3/100 \\ 151/1800 \\ -7/1800 \end{pmatrix} = \begin{pmatrix} -0.03 \\ 0.084 \\ -0.003889 \end{pmatrix}$$

故表热函数为 $f = -0.03N + 0.084N^2 - 0.003889N^3$.

在知道表热证候值 N(如咽喉不利 $N=5$、恶风发热 $N=12$)时,就可求出表热函数值.

9.4 矩阵的初等变换与线性方程组

9.4.1 矩阵的秩

定义 1 在 $m \times n$ 矩阵 A 中,任意 k 行和 k 列 $(k \leqslant min(m,n))$ 交叉点上的元素构成的一个 k 阶行列式,称为**矩阵 A 的一个 k 阶子式**.

例如 $A = \begin{pmatrix} 2 & -3 & 8 & 2 \\ 2 & 12 & -2 & 12 \\ 1 & 3 & 1 & 4 \end{pmatrix}$,则 $\begin{vmatrix} 2 & -3 & 2 \\ 2 & 12 & 12 \\ 1 & 3 & 4 \end{vmatrix}$ 是由 A 的第 1、2、3 行和第 1、2、4 列构成的子式;

$\begin{vmatrix} 2 & -3 \\ 2 & 12 \end{vmatrix}$ 是由 A 的第 1、2 行和第 1、2 列构成的子式;$|-3|$ 是由 A 的第 1 行和第 2 列构成的子式.

$m \times n$ 矩阵 A 的 k 阶行列式共有 $C_m^k \cdot C_n^k$ 个,矩阵的子式是一个行列式.

定义 2 若在矩阵 A 中有一个 r 阶子式 $D \neq 0$,而所有大于 r 阶的子式都等于零,则称**矩阵 A 的秩为 r**,记为 $R(A) = r$.

例 1 已知

$$A = \begin{pmatrix} 2 & -3 & 8 & 2 \\ 2 & 12 & -2 & 12 \\ 1 & 3 & 1 & 4 \end{pmatrix}$$

求矩阵的秩.

解 因为 A 的所有三阶子式都等于零,而二阶子式 $\begin{vmatrix} 2 & -3 \\ 2 & 12 \end{vmatrix} = 30 \neq 0$

所以 $R(A) = 2$.

一般来讲,利用定义计算矩阵 $A_{m \times n}$ 的秩,需要计算 A 的子式,计算量大,为简化计算过程,下面引入初等变换.

定义 3 下面的三种变换,即

(1) 交换 i、j 两行,记为 $(i) \sim (j)$;

(2) 用一个非零数 $k \neq 0$ 去乘 i 行的所有元素,记为 $k(i)$;

(3) 第 i 行被加上第 j 行对应元素的 k 倍,记为 $(i) + k(j)$.

称为**矩阵的初等行变换**.把定义中的"行"换成"列"即得到**矩阵的初等列变换**,矩阵的初等行变换与初等列变换,统称为**矩阵的初等变换**.

注意:初等变换前后的矩阵一般不相等,故用箭头连接,行变换写在箭头上方,列变换写在箭头下方.

如果矩阵 A 经过有限次初等变换变成矩阵 B,就说矩阵 A 与矩阵 B 等价,记作 $A \sim B$. 任何矩阵经过初等变换后,其秩不变.

定理 1 若 $A \sim B$,则 $R(A) = R(B)$.(证明略)

例 2 已知 $A = \begin{bmatrix} 1 & -2 & 3 & -1 \\ 3 & -1 & 5 & -3 \\ 2 & 1 & 2 & -2 \end{bmatrix}$

求矩阵的秩.

解

$$A \xrightarrow[\substack{(3)-2(1)}]{(2)-3(1)} \begin{bmatrix} 1 & -2 & 3 & -1 \\ 0 & 5 & -4 & 0 \\ 0 & 5 & -4 & 0 \end{bmatrix} \xrightarrow{(3)-(2)} \begin{bmatrix} 1 & -2 & 3 & -1 \\ 0 & 5 & -4 & 0 \\ 0 & 0 & 0 & 0 \end{bmatrix} = B$$

显然,矩阵 B 的三阶子式都等于零,而 $\begin{vmatrix} 1 & -2 \\ 0 & 5 \end{vmatrix} = 5 \neq 0$

故 $R(A) = R(B) = 2$,即矩阵的秩为 2.

一般来说,一个矩阵 $A_{m \times n}$ 经初等行变换变成矩阵 $B_{m \times n}$(阶梯形的)

$$B = \begin{bmatrix} b_{11} & b_{12} & \cdots & b_{1r} & \cdots & b_{1n} \\ 0 & b_{22} & \cdots & b_{2r} & \cdots & b_{2n} \\ \vdots & \vdots & & \vdots & & \vdots \\ 0 & 0 & \cdots & b_{rr} & \cdots & b_{rn} \\ 0 & 0 & \cdots & 0 & \cdots & 0 \\ 0 & 0 & \cdots & 0 & \cdots & 0 \end{bmatrix}$$

这时很容易看出 A 的秩是 r,这也是求矩阵秩常用的方法,计算机计算矩阵秩时也用此法. 阶梯形矩阵具有下列特点:

(1)若有零行,则处于矩阵的下方;

(2)非零行的第一个非零元素的左边零的个数随行标递增.

下列矩阵都是阶梯形的.

$$\begin{bmatrix} 1 & 0 & 0 & 3 \\ 0 & 2 & 0 & 1 \\ 0 & 0 & -1 & 2 \\ 0 & 0 & 0 & 0 \\ 0 & 0 & 0 & 0 \end{bmatrix}, \quad \begin{bmatrix} 1 & 2 & 0 & -1 \\ 0 & 0 & 2 & 1 \\ 0 & 0 & 0 & 3 \\ 0 & 0 & 0 & 0 \end{bmatrix}$$

9.4.2 利用初等变换求矩阵的逆矩阵

用初等变换求矩阵逆矩阵的方法是:若 A 是可逆矩阵($|A| \neq 0$),在 A 的右侧添加一个与 A 同阶的单位矩阵 E,构成一个 $n \times 2n$ 的矩阵 $[A \mid E]$,对此矩阵施以初等行变换(不能进行列变换)将它的左半部化成单位矩阵后,右侧即为 A^{-1},即

$$[A \mid E]_{n \times 2n} \xrightarrow{\text{初等行变换}} [E \mid A^{-1}]_{n \times 2n}$$

例 3 设

$$A = \begin{bmatrix} 1 & 2 & 3 \\ 2 & 2 & 1 \\ 3 & 4 & 3 \end{bmatrix}$$

求 A^{-1}.

解

$$\begin{bmatrix} 1 & 2 & 3 & | & 1 & 0 & 0 \\ 2 & 2 & 1 & | & 0 & 1 & 0 \\ 3 & 4 & 3 & | & 0 & 0 & 1 \end{bmatrix} \xrightarrow[(3)-3(1)]{(2)-2(1)} \begin{bmatrix} 1 & 2 & 3 & | & 1 & 0 & 0 \\ 0 & -2 & -5 & | & -2 & 1 & 0 \\ 0 & -2 & -6 & | & -3 & 0 & 1 \end{bmatrix}$$

$$\xrightarrow[(3)-(2)]{(1)+(2)} \begin{bmatrix} 1 & 0 & -2 & | & -1 & 1 & 0 \\ 0 & -2 & -5 & | & -2 & 1 & 0 \\ 0 & 0 & -1 & | & -1 & -1 & 1 \end{bmatrix} \xrightarrow[(2)-5(3)]{(1)-2(3)} \begin{bmatrix} 1 & 0 & 0 & | & 1 & 3 & -2 \\ 0 & -2 & 0 & | & 3 & 6 & -5 \\ 0 & 0 & -1 & | & -1 & -1 & 1 \end{bmatrix}$$

$$\xrightarrow[-(3)]{-\frac{1}{2}(2)} \begin{bmatrix} 1 & 0 & 0 & | & 1 & 3 & -2 \\ 0 & 1 & 0 & | & -\dfrac{3}{2} & -3 & \dfrac{5}{2} \\ 0 & 0 & 1 & | & 1 & 1 & -1 \end{bmatrix}$$

所以 $A^{-1} = \begin{bmatrix} 1 & 3 & -2 \\ -\dfrac{3}{2} & -3 & \dfrac{5}{2} \\ 1 & 1 & -1 \end{bmatrix}$.

对可逆阵 A 也可实行初等列变换, 方式如下:

$$\left[\frac{A}{E} \right]_{2n \times n} \rightarrow \left[\frac{E}{A^{-1}} \right]_{2n \times n}$$

这里需要特别指出的是, 用初等变换求逆矩阵时, 或使用行变换或使用列变换, 二者不能同时进行.

9.4.3 矩阵初等行变换与线性方程组

1. 高斯消元法

例 4 解方程组 $\begin{cases} x_1 + x_2 - 2x_3 - x_4 = 1 \\ 3x_1 - x_2 + x_3 + 4x_4 = 4 \\ x_1 + 5x_2 - x_3 - 2x_4 = 0 \end{cases}$

回顾代入消元法及加减消元法, 下面三种变形, 可以得到同解的方程组, 即

(1) 交换两个方程的位置;

(2) 用一个非零数去乘方程;

(3) 一个方程被加上另一个方程的 k 倍.

若把方程组写为增广矩阵, 方程组的同解变形, 可总结为矩阵的初等行变换, 以上三种变形恰好对应矩阵初等行变换的三种情形.

这样, 消元法解方程组的过程可以用增广矩阵的初等行变换写为

$$\overline{A} = (A \mid B) = \begin{pmatrix} 1 & 1 & -2 & -1 & | & 1 \\ 3 & -1 & 1 & 4 & | & 4 \\ 1 & 5 & -1 & -2 & | & 0 \end{pmatrix} \xrightarrow[(3)-(1)]{(2)-3(1)} \begin{pmatrix} 1 & 1 & -2 & -1 & | & 1 \\ 0 & -4 & 7 & 7 & | & 1 \\ 0 & 4 & 1 & -1 & | & -1 \end{pmatrix}$$

$$\xrightarrow{(3)+(2)} \begin{pmatrix} 1 & 1 & -2 & -1 & | & 1 \\ 0 & -4 & 7 & 7 & | & 1 \\ 0 & 0 & 8 & 6 & | & 0 \end{pmatrix},$$

对应同解方程组为 $\begin{cases} x_1+x_2-2x_3-x_4=1 \\ -4x_2+7x_3+7x_4=1 \\ 8x_3+6x_4=0 \end{cases}$

增广矩阵的左 4 列为系数矩阵 $\boldsymbol{A}$，最后一列为常数列 $\boldsymbol{B}$，用竖线分隔代表等号位置. 上面最后一个矩阵所对应方程组，第三个方程已不含 x_1、x_2，至多只能用 x_4 表示 x_3. 代入第二个方程就能用 x_4 表示出 x_2，再代入第一个方程就能用 x_4 表示出 x_1. 这时，称三个变量 x_1、x_2、x_3 能用自由变量 x_4 表示，这种形式的解称为**一般解**.

为得出一般解，继续进行初等行变换，得到

$$(\boldsymbol{A}|\boldsymbol{B}) \xrightarrow[\substack{(2)-7(3) \\ (1)+2(3)}]{(3)/8} \begin{pmatrix} 1 & 1 & 0 & 1/2 & | & 1 \\ 0 & -4 & 0 & 7/4 & | & 1 \\ 0 & 0 & 1 & 3/4 & | & 0 \end{pmatrix} \xrightarrow[\substack{(1)-(2)}]{-(2)/4} \begin{pmatrix} 1 & 0 & 0 & 15/16 & | & 5/4 \\ 0 & 1 & 0 & -7/16 & | & -1/4 \\ 0 & 0 & 1 & 3/4 & | & 0 \end{pmatrix}$$

得出原方程组的一般解为

$$\begin{cases} x_1=-15x_4/16+5/4 \\ x_2=7x_4/16-1/4 \\ x_3=-3x_4/4 \end{cases}$$

用增广矩阵进行初等行变换，解线性方程组的方法，称为**高斯(Gauss)消元法**.

从高斯消元法的过程可以看出，线性方程组"同解"的本质是被自由变量表示的变量个数 3，反映到增广矩阵就是其秩为 3.

对于上述把矩阵 $\boldsymbol{A}$ 化成最后形式的矩阵，称为**行最简阶梯形矩阵**.

增广矩阵去掉最后一列就是系数矩阵 $\boldsymbol{A}$. 在例 4 中，$R(\overline{\boldsymbol{A}})=R(\boldsymbol{A})=3$，有无穷多解. 若有 $R(\overline{\boldsymbol{A}}) \neq R(\boldsymbol{A})$，则对应同解方程组会出现"$0=k$"形式的方程，原方程组无解. 从而，得出下面的线性方程组解的判定定理：

定理 2 $\boldsymbol{AX}=\boldsymbol{B}$ 为 n 元线性方程组，则

(1) $R(\overline{\boldsymbol{A}})=R(\boldsymbol{A})=n$ 时，$\boldsymbol{AX}=\boldsymbol{B}$ 有唯一解；

(2) $R(\overline{\boldsymbol{A}})=R(\boldsymbol{A})<n$ 时，$\boldsymbol{AX}=\boldsymbol{B}$ 有无穷多解；

(3) $R(\overline{\boldsymbol{A}}) \neq R(\boldsymbol{A})$ 时，$\boldsymbol{AX}=\boldsymbol{B}$ 无解.

2. 齐次线性方程组解的结构

n 元齐次线性方程组 $\boldsymbol{AX}=\boldsymbol{O}$，由于 $R(\overline{\boldsymbol{A}})=R(\boldsymbol{A})$，方程组总是有解. $\boldsymbol{X}=\boldsymbol{O}$ 是一个解，由定理 2 有 $R(\boldsymbol{A})=n$ 时，$\boldsymbol{AX}=\boldsymbol{O}$ 只有零解；$R(\boldsymbol{A})<n$ 时，$\boldsymbol{AX}=\boldsymbol{O}$ 有非零解.

$\boldsymbol{AX}=\boldsymbol{O}$ 有非零解时，能不能用部分特殊的解表示出全部解，称为解的结构问题. 为此，引入向量线性相关、线性无关的概念.

定义 4 设 $\boldsymbol{a}_1, \boldsymbol{a}_2, \cdots, \boldsymbol{a}_n$ 是 n 个 $1 \times m$（或 $m \times 1$）矩阵，统称为 m 维行（或列）向量，若存在不全为零的数 $k_1, k_2, \cdots, k_n$，使得向量 $\boldsymbol{a}_1, \boldsymbol{a}_2, \cdots, \boldsymbol{a}_n$ 的线性组合为 $\boldsymbol{0}$，即

$$k_1\boldsymbol{a}_1+k_2\boldsymbol{a}_2+\cdots+k_n\boldsymbol{a}_n=\boldsymbol{0},$$

则称向量 $\boldsymbol{a}_1, \boldsymbol{a}_2, \cdots, \boldsymbol{a}_n$ 是**线性相关**的.

若只有 $k_1,k_2,\cdots,k_n$ 全为零才能使向量的线性组合为 $\boldsymbol{0}$,则称 $\boldsymbol{a}_1,\boldsymbol{a}_2,\cdots,\boldsymbol{a}_n$ **线性无关**.

设 $\boldsymbol{a}_i = (a_{1i},a_{2i},\cdots,a_{mi})^T,(i=1,2,\cdots,n)$,则

$$k_1\boldsymbol{a}_1+k_2\boldsymbol{a}_2+\cdots+k_n\boldsymbol{a}_n=(\boldsymbol{a}_1,\boldsymbol{a}_2,\cdots,\boldsymbol{a}_n)\begin{pmatrix}k_1\\k_2\\\cdots\\k_n\end{pmatrix}=\begin{pmatrix}a_{11}&a_{12}&\cdots&a_{1n}\\a_{21}&a_{22}&\cdots&a_{2n}\\\cdots&\cdots&\cdots&\cdots\\a_{m1}&a_{m2}&\cdots&a_{mn}\end{pmatrix}\begin{pmatrix}k_1\\k_2\\\cdots\\k_n\end{pmatrix}=\boldsymbol{AK}$$

故向量 $\boldsymbol{a}_1,\boldsymbol{a}_2,\cdots,\boldsymbol{a}_n$ 线性相关的充分必要条件是齐次线性方程 $\boldsymbol{AK}=\boldsymbol{O}$ 有非零解.

例 5 判断向量 $\boldsymbol{a}=(1,2,-1,0),\boldsymbol{b}=(2,-3,1,0),\boldsymbol{c}=(4,1,-1,0)$ 的线性关系.

解 $\boldsymbol{a}$、$\boldsymbol{b}$、$\boldsymbol{c}$ 是行向量,改为列向量组成矩阵 $\boldsymbol{A}$,即

$$\boldsymbol{A}=(\boldsymbol{a}^T,\boldsymbol{b}^T,\boldsymbol{c}^T)=\begin{pmatrix}1&2&4\\2&-3&1\\-1&1&-1\\0&0&0\end{pmatrix}\rightarrow\begin{pmatrix}1&2&4\\0&-7&-7\\0&3&3\\0&0&0\end{pmatrix}\rightarrow\begin{pmatrix}1&2&4\\0&1&1\\0&0&0\\0&0&0\end{pmatrix}$$

$R(\boldsymbol{A})=2<3=n$,向量 $\boldsymbol{a}$、$\boldsymbol{b}$、$\boldsymbol{c}$ 线性相关.

由例 5 可以看出,$\boldsymbol{a}^T$、$\boldsymbol{b}^T$ 构成的矩阵化为阶梯形矩阵后,前两列的秩是 2,即前两列是线性无关的,从而向量 $\boldsymbol{a}$、$\boldsymbol{b}$ 也线性无关.向量 $\boldsymbol{a}$、$\boldsymbol{b}$ 称为向量组 $\boldsymbol{a}$、$\boldsymbol{b}$、$\boldsymbol{c}$ 的一个**极大线性无关组**. $\boldsymbol{a}$、$\boldsymbol{b}$、$\boldsymbol{c}$ 中任一向量均可以由向量 $\boldsymbol{a}$、$\boldsymbol{b}$ 线性表出.

例 6 解齐次线性方程组.

$$\begin{cases}x_1+2x_2-x_3+3x_5=0\\2x_1-x_2+x_4-x_5=0\\3x_1+x_2-x_3+x_4+2x_5=0\\-5x_2+2x_3+x_4-7x_5=0\end{cases}$$

解 用初等行变换化系数矩阵为行最简的阶梯形矩阵,得到

$$\boldsymbol{A}=\begin{pmatrix}1&2&-1&0&3\\2&-1&0&1&-1\\3&1&-1&1&2\\0&-5&2&1&-7\end{pmatrix}\rightarrow\begin{pmatrix}1&2&-1&0&3\\0&-5&2&1&-7\\0&-5&2&1&-7\\0&-5&2&1&-7\end{pmatrix}$$

$$\rightarrow\begin{pmatrix}1&0&-1/5&2/5&1/5\\0&1&-2/5&-1/5&7/5\\0&0&0&0&0\\0&0&0&0&0\end{pmatrix}$$

$R(\boldsymbol{A})=2<5=n$,齐次线性方程组有非零解,一般解为

$$\begin{cases}x_1=x_3/5-2x_4/5-x_5/5\\x_2=2x_3/5+x_4/5-7x_5/5\end{cases}$$

取自由变量 $x_3=5$、$x_4=0$、$x_5=0$,得解向量 $\boldsymbol{X}_1=(1,2,5,0,0)^T$;

取自由变量 $x_3=0$、$x_4=5$、$x_5=0$,得解向量 $\boldsymbol{X}_2=(-2,1,0,5,0)^T$;

取自由变量 $x_3=0$、$x_4=0$、$x_5=5$,得解向量 $\boldsymbol{X}_3=(-1,-7,0,0,5)^T$.

解向量 $\boldsymbol{X}_1$、$\boldsymbol{X}_2$、$\boldsymbol{X}_3$ 是全部解的一个极大线性无关组,称为一个**基础解系**.方程组的任一个解可以由基础解系线性表出,称为齐次线性方程组的通解,即

$$X = C_1X_1 + C_2X_2 + C_3X_3 = C_1\begin{pmatrix}1\\2\\5\\0\\0\end{pmatrix} + C_2\begin{pmatrix}-2\\1\\0\\5\\0\end{pmatrix} + C_3\begin{pmatrix}-1\\-7\\0\\0\\5\end{pmatrix}, \quad (C_i 为任意常数)$$

一般地, n 元齐次线性方程组 $AX = O$ 的自由变量为 $n - R(A)$ 个, 可得到如下的结论.

定理 3 n 元齐次线性方程组 $AX = O$ 的基础解系含 $n - R(A)$ 个线性无关的解向量, 其任一解可以表示为**基础解系的线性组合**, 称为**通解**.

3. 非齐次线性方程组解的结构

定理 4 X_0 为 n 元线性方程组 $AX = B$ 的一个解, $X_1, \cdots, X_{n-R(A)}$ 为对应齐次方程组 $AX = O$ 的一个基础解系, 则 $AX = B$ 的通解可以表示为 X_0 与 $AX = O$ 通解之和, 即

$$X = X_0 + C_1X_1 + \cdots + C_{n-R(A)}X_{n-R(A)}$$

证 设 X 为 $AX = B$ 的任一解, 由于 $AX_0 = B$, 有

$$A(X - X_0) = AX - AX_0 = B - B = O$$

从而, $X - X_0$ 是 $AX = O$ 的解, 由定理 3,

$$X - X_0 = C_1X_1 + \cdots + C_{n-R(A)}X_{n-R(A)}$$

故有 $X = X_0 + C_1X_1 + \cdots + C_{n-R(A)}X_{n-R(A)}$.

例 7 解线性方程组.

$$\begin{cases} x_1 + x_2 + 3x_3 - x_4 = 1 \\ 3x_1 - x_2 - 3x_3 + 4x_4 = 4 \\ x_1 + 5x_2 - 9x_3 - 8x_4 = 0 \end{cases}$$

解 用初等行变换化增广矩阵为行最简的阶梯形矩阵, 即

$$\overline{A} = \begin{pmatrix} 1 & 1 & 3 & -1 & \bigg| & 1 \\ 3 & -1 & -3 & 4 & \bigg| & 4 \\ 1 & 5 & -9 & -8 & \bigg| & 0 \end{pmatrix} \rightarrow \begin{pmatrix} 1 & 1 & 3 & -1 & \bigg| & 1 \\ 0 & -4 & -12 & 7 & \bigg| & 1 \\ 0 & 4 & -12 & -7 & \bigg| & -1 \end{pmatrix}$$

$$\rightarrow \begin{pmatrix} 1 & 1 & 3 & -1 & \bigg| & 1 \\ 0 & 1 & 3 & -7/4 & \bigg| & -1/4 \\ 0 & 0 & -24 & 0 & \bigg| & 0 \end{pmatrix} \rightarrow \begin{pmatrix} 1 & 0 & 0 & 3/4 & \bigg| & 5/4 \\ 0 & 1 & 0 & -7/4 & \bigg| & -1/4 \\ 0 & 0 & 1 & 0 & \bigg| & 0 \end{pmatrix}$$

$R(A) = 3 < 4 = n$, 线性方程组有无穷多解, 一般解为

$$\begin{cases} x_1 = -3x_4/4 + 5/4 \\ x_2 = 7x_4/4 - 1/4 \\ x_3 = 0 \end{cases}$$

取自由变量 $x_4 = 0$, 得解向量 $X_0 = (5/4, -1/4, 0, 0)^T$.

一般解去掉常数项就是对应齐次方程组的一般解, 即

$$\begin{cases} x_1 = -\dfrac{3x_4}{4} \\ x_2 = \dfrac{7x_4}{4} \\ x_3 = 0 \end{cases}$$

取自由变量 $x_4=4$,得对应齐次方程组的一个基础解系 $X_1=(-3,7,0,4)^T$,

原线性方程组的通解为

$$X=X_0+C_1X_1=\begin{pmatrix}\dfrac{5}{4}\\-\dfrac{1}{4}\\0\\0\end{pmatrix}+C_1\begin{pmatrix}-3\\7\\0\\4\end{pmatrix}, \quad (C_1\text{为任意数})$$

9.4.4 矩阵的特征值与特征向量

定义 5 A 为 n 阶方阵,若存在数 λ 及非零向量 X 使下式成立,即

$$AX=\lambda X$$

则称数 λ 为方阵 A 的**特征值**,非零向量 X 为 A 的特征值 λ 对应的**特征向量**.

由于 $AX=\lambda X$,有 $AX=\lambda EX, AX-\lambda EX=0, (A-\lambda E)X=0$,方程个数与未知量个数相等的齐次方程组 $(A-\lambda E)X=0$ 有非零解,其系数行列式为 0,即

$$|A-\lambda E|=\begin{vmatrix}a_{11}-\lambda & a_{12} & \cdots & a_{1n}\\a_{21} & a_{22}-\lambda & \cdots & a_{2n}\\\cdots & \cdots & \cdots & \vdots\\a_{n1} & a_{n2} & \cdots & a_{nn}-\lambda\end{vmatrix}=0$$

系数行列式 $|A-\lambda E|$ 称为**方阵 A 的特征多项式**,$|A-\lambda E|=0$ 称为 A 的**特征方程**.

解特征方程 $|A-\lambda E|=0$,可以求出方阵 A 的特征值 λ.对每一个特征值 λ,求齐次线性方程组 $(A-\lambda E)X=0$ 的非零解 X,得到属于 λ 的特征向量.

例 8 求方阵的特征值和特征向量.

$$A=\begin{pmatrix}1 & 2 & 2\\2 & 1 & 2\\2 & 2 & 1\end{pmatrix}$$

解 解特征方程 $|A-\lambda E|=0$,求特征值,得到

$$|A-\lambda E|=\begin{vmatrix}1-\lambda & 2 & 2\\2 & 1-\lambda & 2\\2 & 2 & 1-\lambda\end{vmatrix}=\begin{vmatrix}5-\lambda & 2 & 2\\0 & -1-\lambda & 0\\0 & 0 & -1-\lambda\end{vmatrix}=-(\lambda+1)^2(\lambda-5)$$

特征值为 $\lambda_1=-1, \lambda_2=5$.

对特征值 $\lambda_1=-1$,解齐次线性方程组 $(A+E)X=0$,得到

$$(A+E)=\begin{pmatrix}2 & 2 & 2\\2 & 2 & 2\\2 & 2 & 2\end{pmatrix}\to\begin{pmatrix}1 & 1 & 1\\0 & 0 & 0\\0 & 0 & 0\end{pmatrix}$$

基础解系为 $X_1=(-1,1,0)^T, X_2=(-1,0,1)^T$,特征向量为

$$X=C_1(-1,1,0)^T+C_2(-1,0,1)^T, C_1,C_2 \text{ 不全为零}.$$

类似地,对特征值 $\lambda_2=5$ 解齐次线性方程组 $(A-5E)X=0$,得特征向量 $X=C_3(1,1,1)^T, C_3$ 不为零.

阅读材料2

《九章算术》与线性方程组

　　《九章算术》是中国古代第一部数学专著,是《算书十经》中最重要的一部,成书于公元1世纪左右.其作者已不可考,一般认为它是经历代各家的增补修订而逐渐成为现今定本,西汉的张仓、耿寿昌曾经做过增补和整理.

　　《九章算术》内容十分丰富,它系统总结了战国、秦、汉时期的数学成就,全书采用问题集的形式,收有246个与生产、生活实践有联系的应用问题,每道题有问(题目)、答(答案)、术(解题的步骤),这些问题依照性质和解法分别隶属于方田、粟米、衰分、少广、商功、均输、盈不足、方程及勾股,共有九章.

　　《九章算术》中第八章"方程",采用分离系数的方法表示线性方程组,相当于现在的矩阵;解线性方程组使用"直除法",与矩阵的初等变换一致,这是世界上最早的完整线性方程组的解法.在西方,直到17世纪,才由德国数学家莱布尼兹提出线性方程组的解法,比《九章算术》中提出的方程组解法要晚1500多年.

　　《九章算术》是几代人共同劳动的结晶,它的出现标志着中国古代数学体系的形成.它在隋唐时期即已传入朝鲜、日本,对其古代的数学发展产生了深远的影响.作为一部世界数学名著,《九章算术》现已被译成日、俄、德、法等多种文字版本.

习 题 9

1. 计算下列行列式.

① $\begin{vmatrix} 3 & 1 & -1 & 2 \\ -5 & 1 & 3 & -4 \\ 2 & 0 & 1 & -1 \\ 1 & -5 & 3 & -3 \end{vmatrix}$ 　　② $\begin{vmatrix} 1 & 1 & 1 & 1 \\ 1 & 2 & 3 & 4 \\ 1 & 3 & 6 & 10 \\ 1 & 4 & 10 & 20 \end{vmatrix}$

2. 计算下列行列式.

① $\begin{vmatrix} 0 & a & b \\ -a & 0 & c \\ -b & -c & 0 \end{vmatrix}$ 　　② $\begin{vmatrix} a+b & c & c \\ a & b+c & a \\ b & b & c+a \end{vmatrix}$

3. 用克莱姆法则解下列线性方程组.

① $\begin{cases} 2x-3y=1 \\ 3x+2y=8 \end{cases}$ 　　② $\begin{cases} x+2y-z=3 \\ 2x-y-2z=1 \\ x+3y+z=6 \end{cases}$

4. 解下列矩阵方程.

① $5\begin{pmatrix} 1 & -1 & 2 \\ 6 & 3 & -7 \end{pmatrix}+X=\begin{pmatrix} 5 & -1 & 2 \\ 6 & 3 & -7 \end{pmatrix}$

② $\begin{pmatrix} 3 & -1 \\ 1 & 2 \\ 2 & -1 \end{pmatrix}+X^T-2\begin{pmatrix} -1 & 1 \\ 0 & 2 \\ 1 & 2 \end{pmatrix}=\begin{pmatrix} -1 & 1 & -2 \\ 4 & 3 & 1 \end{pmatrix}^T$

5. 计算下列矩阵.

① $\begin{pmatrix} 1 & 1 \\ 2 & 1 \\ 1 & -1 \end{pmatrix} \begin{pmatrix} 1 & 3 & 0 & 2 \\ 2 & 1 & 1 & 3 \end{pmatrix}$　　　　② $\begin{pmatrix} a & b & c \\ c & b & a \\ 1 & 1 & 1 \end{pmatrix} \begin{pmatrix} 1 & a & c \\ 1 & b & b \\ 1 & c & a \end{pmatrix}$

③ $\begin{pmatrix} 2 & 1 & 1 \\ 3 & 1 & 0 \\ 0 & 1 & 2 \end{pmatrix}^T (x,y,z)^T$　　　　④ $(x,y) \begin{pmatrix} a & b \\ c & d \end{pmatrix} \begin{pmatrix} x \\ y \end{pmatrix}$

6. 用矩阵方程表示生物种群的年龄分布关系.

$$\begin{cases} n_1 = f_1 m_1 + f_2 m_2 + f_3 m_3 + f_4 m_4 \\ n_2 = p_1 m_1 \\ n_3 = p_2 m_2 \\ n_4 = p_3 m_3 \end{cases}$$

其中, m_i 是各年龄组母体的初始数目, n_i 是经单位时间后的数目, f_i 是 m_i 产生的子代, p_i 是第 i 组母体进入第 $i+1$ 组的比率.

7. 求下列矩阵的伴随矩阵.

① $A = \begin{pmatrix} 1 & 3 \\ 2 & 8 \end{pmatrix}$　　　　② $A = \begin{pmatrix} 2 & 1 & 1 \\ 3 & 1 & 0 \\ 0 & 1 & 2 \end{pmatrix}$

8. 求下列矩阵的逆矩阵.

① $A = \begin{pmatrix} 3 & -5 \\ 2 & -3 \end{pmatrix}$　　　　② $A = \begin{pmatrix} 2 & 1 & 1 \\ 0 & 1 & 0 \\ 0 & 1 & 2 \end{pmatrix}$

9. 用矩阵方程解下列线性方程组.

① $\begin{cases} 2x_1 - x_2 = 3 \\ x_1 + 2x_2 = 4 \end{cases}$　　　　② $\begin{cases} x - y + 3z = -8 \\ 2x + y - z = 23 \\ 3x + 4y + 2z = 11 \end{cases}$

10. 某制药厂的三个车间互相提供产品,全年各车间出厂产量及对其他车间产品消耗情况如表所示.第一列数字分别表示第一车间生产 1 单位产品需消耗第一、二、三车间 0.1、0.2、0.5 单位产品(称直接消耗系数).第一行 $0.1x_1$、$0.2x_2$、$0.45x_3$ 分别表示第一车间消耗在各车间的产品流量.第二、三列类同.用矩阵方程求各车间的总产量 x_1、x_2、x_3.

某制药厂的三个车间的产品流量

车间	1	2	3	出厂产量	总产量
1	0.10	0.20	0.45	22	x_1
2	0.20	0.20	0.30	0	x_2
3	0.50	0	0.12	55.6	x_3

11. 判断向量 $\boldsymbol{a}$、$\boldsymbol{b}$、$\boldsymbol{c}$ 的相关性.

① $\boldsymbol{a} = (2,2,0,1)$, $\boldsymbol{b} = (-1,2,1,3)$, $\boldsymbol{c} = (1,2,2,0)$

② $\boldsymbol{a} = (1,0,2)$, $\boldsymbol{b} = (3,1,8)$, $\boldsymbol{c} = (2,0,4)$

12. 解下列线性方程组.

① $\begin{cases} 2x_1 - 4x_2 + 3x_3 - x_4 = 0 \\ x_1 + 4x_2 + x_3 - 3x_4 = 0 \end{cases}$
② $\begin{cases} 2x_1 + 7x_2 + 3x_3 + x_4 = 6 \\ 3x_1 + 5x_2 + 2x_3 + 2x_4 = 4 \\ 9x_1 + 4x_2 + x_3 + 7x_4 = 2 \end{cases}$

13. Crow 和 Kimura(1970)研究近视遗传问题,得到如

$$\begin{vmatrix} -\lambda & 1 & 0 \\ 0 & 1/2-\lambda & 1/2 \\ 1/4 & 1/2 & -\lambda \end{vmatrix} = 0$$

所示的特征方程,证明特征方程可化为 $\lambda^3 - \lambda^2/2 - \lambda/4 - 1/8 = 0$,并有特征值 $\lambda \approx 0.9196$.

14. Searle 归纳出如

$$A = \begin{pmatrix} 1 & 1/4 & 1/18 \\ 0 & 2/4 & 8/18 \\ 0 & 1/4 & 9/18 \end{pmatrix}$$

所示的生物基因概率矩阵,求特征值及所属的特征向量.

主要参考文献

1. 同济大学数学系.高等数学[M].7 版.北京:高等教育出版社,2014.

2. 陈传淼.刘徽数学思想的新认识——纪念刘徽"割圆术"1753 周年[J].数学的实践与认识,2016,46(19): 274-287.

3. 范广辉.无穷级数的发展历程[J].科学技术创新,2016(36):129-130.

4. 张红.数学简史[M].北京:科学出版社,2010.

5. 陈诗谷.数学大师启示录[M].北京:开明出版社,2005.

6. 何晓波.数学家的故事[M].成都:四川大学出版社,2015.

7. 刘莹.从高斯公式到格林公式和牛顿—莱布尼茨公式[J].高等数学研究,2020,23(2):44-46.

8. 张仓(西汉)等.九章算术[M].重庆:重庆出版社,2016.

9. 杨威.陈怀深.大学数学类课程思政探索与实践[J].大学教育,2020(3):77-79.

10. 谢惠民.数学史赏析[M].北京:高等教育出版社,2014.

全国中医药行业高等教育"十四五"规划教材

全国高等中医药院校规划教材（第十一版）

教材目录（第一批）

注：凡标☆号者为"核心示范教材"。

（一）中医学类专业

序号	书 名	主 编		主编所在单位	
1	中国医学史	郭宏伟	徐江雁	黑龙江中医药大学	河南中医药大学
2	医古文	王育林	李亚军	北京中医药大学	陕西中医药大学
3	大学语文	黄作阵		北京中医药大学	
4	中医基础理论☆	郑洪新	杨 柱	辽宁中医药大学	贵州中医药大学
5	中医诊断学☆	李灿东	方朝义	福建中医药大学	河北中医学院
6	中药学☆	钟赣生	杨柏灿	北京中医药大学	上海中医药大学
7	方剂学☆	李 冀	左铮云	黑龙江中医药大学	江西中医药大学
8	内经选读☆	翟双庆	黎敬波	北京中医药大学	广州中医药大学
9	伤寒论选读☆	王庆国	周春祥	北京中医药大学	南京中医药大学
10	金匮要略☆	范永升	姜德友	浙江中医药大学	黑龙江中医药大学
11	温病学☆	谷晓红	马 健	北京中医药大学	南京中医药大学
12	中医内科学☆	吴勉华	石 岩	南京中医药大学	辽宁中医药大学
13	中医外科学☆	陈红风		上海中医药大学	
14	中医妇科学☆	冯晓玲	张婷婷	黑龙江中医药大学	上海中医药大学
15	中医儿科学☆	赵 霞	李新民	南京中医药大学	天津中医药大学
16	中医骨伤科学☆	黄桂成	王拥军	南京中医药大学	上海中医药大学
17	中医眼科学	彭清华		湖南中医药大学	
18	中医耳鼻咽喉科学	刘 蓬		广州中医药大学	
19	中医急诊学☆	刘清泉	方邦江	首都医科大学	上海中医药大学
20	中医各家学说☆	尚 力	戴 铭	上海中医药大学	广西中医药大学
21	针灸学☆	梁繁荣	王 华	成都中医药大学	湖北中医药大学
22	推拿学☆	房 敏	王金贵	上海中医药大学	天津中医药大学
23	中医养生学	马烈光	章德林	成都中医药大学	江西中医药大学
24	中医药膳学	谢梦洲	朱天民	湖南中医药大学	成都中医药大学
25	中医食疗学	施洪飞	方 泓	南京中医药大学	上海中医药大学
26	中医气功学	章文春	魏玉龙	江西中医药大学	北京中医药大学
27	细胞生物学	赵宗江	高碧珍	北京中医药大学	福建中医药大学

序号	书　名	主　编		主编所在单位	
28	人体解剖学	邵水金		上海中医药大学	
29	组织学与胚胎学	周忠光	汪　涛	黑龙江中医药大学	天津中医药大学
30	生物化学	唐炳华		北京中医药大学	
31	生理学	赵铁建	朱大诚	广西中医药大学	江西中医药大学
32	病理学	刘春英	高维娟	辽宁中医药大学	河北中医学院
33	免疫学基础与病原生物学	袁嘉丽	刘永琦	云南中医药大学	甘肃中医药大学
34	预防医学	史周华		山东中医药大学	
35	药理学	张硕峰	方晓艳	北京中医药大学	河南中医药大学
36	诊断学	詹华奎		成都中医药大学	
37	医学影像学	侯　键	许茂盛	成都中医药大学	浙江中医药大学
38	内科学	潘　涛	戴爱国	南京中医药大学	湖南中医药大学
39	外科学	谢建兴		广州中医药大学	
40	中西医文献检索	林丹红	孙　玲	福建中医药大学	湖北中医药大学
41	中医疫病学	张伯礼	吕文亮	天津中医药大学	湖北中医药大学
42	中医文化学	张其成	臧守虎	北京中医药大学	山东中医药大学

（二）针灸推拿学专业

序号	书　名	主　编		主编所在单位	
43	局部解剖学	姜国华	李义凯	黑龙江中医药大学	南方医科大学
44	经络腧穴学☆	沈雪勇	刘存志	上海中医药大学	北京中医药大学
45	刺法灸法学☆	王富春	岳增辉	长春中医药大学	湖南中医药大学
46	针灸治疗学☆	高树中	冀来喜	山东中医药大学	山西中医药大学
47	各家针灸学说	高希言	王　威	河南中医药大学	辽宁中医药大学
48	针灸医籍选读	常小荣	张建斌	湖南中医药大学	南京中医药大学
49	实验针灸学	郭　义		天津中医药大学	
50	推拿手法学☆	周运峰		河南中医药大学	
51	推拿功法学☆	吕立江		浙江中医药大学	
52	推拿治疗学☆	井夫杰	杨永刚	山东中医药大学	长春中医药大学
53	小儿推拿学	刘明军	邰先桃	长春中医药大学	云南中医药大学

（三）中西医临床医学专业

序号	书　名	主　编		主编所在单位	
54	中外医学史	王振国	徐建云	山东中医药大学	南京中医药大学
55	中西医结合内科学	陈志强	杨文明	河北中医学院	安徽中医药大学
56	中西医结合外科学	何清湖		湖南中医药大学	
57	中西医结合妇产科学	杜惠兰		河北中医学院	
58	中西医结合儿科学	王雪峰	郑　健	辽宁中医药大学	福建中医药大学
59	中西医结合骨伤科学	詹红生	刘　军	上海中医药大学	广州中医药大学
60	中西医结合眼科学	段俊国	毕宏生	成都中医药大学	山东中医药大学
61	中西医结合耳鼻咽喉科学	张勤修	陈文勇	成都中医药大学	广州中医药大学
62	中西医结合口腔科学	谭　劲		湖南中医药大学	

（四）中药学类专业

序号	书名	主编		主编所在单位	
63	中医学基础	陈晶	程海波	黑龙江中医药大学	南京中医药大学
64	高等数学	李秀昌	邵建华	长春中医药大学	上海中医药大学
65	中医药统计学	何雁		江西中医药大学	
66	物理学	章新友	侯俊玲	江西中医药大学	北京中医药大学
67	无机化学	杨怀霞	吴培云	河南中医药大学	安徽中医药大学
68	有机化学	林辉		广州中医药大学	
69	分析化学（上）（化学分析）	张凌		江西中医药大学	
70	分析化学（下）（仪器分析）	王淑美		广东药科大学	
71	物理化学	刘雄	王颖莉	甘肃中医药大学	山西中医药大学
72	临床中药学☆	周祯祥	唐德才	湖北中医药大学	南京中医药大学
73	方剂学	贾波	许二平	成都中医药大学	河南中医药大学
74	中药药剂学☆	杨明		江西中医药大学	
75	中药鉴定学☆	康廷国	闫永红	辽宁中医药大学	北京中医药大学
76	中药药理学☆	彭成		成都中医药大学	
77	中药拉丁语	李峰	马琳	山东中医药大学	天津中医药大学
78	药用植物学☆	刘春生	谷巍	北京中医药大学	南京中医药大学
79	中药炮制学☆	钟凌云		江西中医药大学	
80	中药分析学☆	梁生旺	张彤	广东药科大学	上海中医药大学
81	中药化学☆	匡海学	冯卫生	黑龙江中医药大学	河南中医药大学
82	中药制药工程原理与设备	周长征		山东中医药大学	
83	药事管理学☆	刘红宁		江西中医药大学	
84	本草典籍选读	彭代银	陈仁寿	安徽中医药大学	南京中医药大学
85	中药制药分离工程	朱卫丰		江西中医药大学	
86	中药制药设备与车间设计	李正		天津中医药大学	
87	药用植物栽培学	张永清		山东中医药大学	
88	中药资源学	马云桐		成都中医药大学	
89	中药产品与开发	孟宪生		辽宁中医药大学	
90	中药加工与炮制学	王秋红		广东药科大学	
91	人体形态学	武煜明	游言文	云南中医药大学	河南中医药大学
92	生理学基础	于远望		陕西中医药大学	
93	病理学基础	王谦		北京中医药大学	

（五）护理学专业

序号	书名	主编		主编所在单位	
94	中医护理学基础	徐桂华	胡慧	南京中医药大学	湖北中医药大学
95	护理学导论	穆欣	马小琴	黑龙江中医药大学	浙江中医药大学
96	护理学基础	杨巧菊		河南中医药大学	
97	护理专业英语	刘红霞	刘娅	北京中医药大学	湖北中医药大学
98	护理美学	余雨枫		成都中医药大学	
99	健康评估	阚丽君	张玉芳	黑龙江中医药大学	山东中医药大学

序号	书　名	主　编		主编所在单位	
100	护理心理学	郝玉芳		北京中医药大学	
101	护理伦理学	崔瑞兰		山东中医药大学	
102	内科护理学	陈　燕	孙志岭	湖南中医药大学	南京中医药大学
103	外科护理学	陆静波	蔡恩丽	上海中医药大学	云南中医药大学
104	妇产科护理学	冯　进	王丽芹	湖南中医药大学	黑龙江中医药大学
105	儿科护理学	肖洪玲	陈偶英	安徽中医药大学	湖南中医药大学
106	五官科护理学	喻京生		湖南中医药大学	
107	老年护理学	王　燕	高　静	天津中医药大学	成都中医药大学
108	急救护理学	吕　静	卢根娣	长春中医药大学	上海中医药大学
109	康复护理学	陈锦秀	汤继芹	福建中医药大学	山东中医药大学
110	社区护理学	沈翠珍	王诗源	浙江中医药大学	山东中医药大学
111	中医临床护理学	裘秀月	刘建军	浙江中医药大学	江西中医药大学
112	护理管理学	全小明	柏亚妹	广州中医药大学	南京中医药大学
113	医学营养学	聂　宏	李艳玲	黑龙江中医药大学	天津中医药大学

（六）公共课

序号	书　名	主　编		主编所在单位	
114	中医学概论	储全根	胡志希	安徽中医药大学	湖南中医药大学
115	传统体育	吴志坤	邵玉萍	上海中医药大学	湖北中医药大学
116	科研思路与方法	刘　涛	商洪才	南京中医药大学	北京中医药大学

（七）中医骨伤科学专业

序号	书　名	主　编		主编所在单位	
117	中医骨伤科学基础	李　楠	李　刚	福建中医药大学	山东中医药大学
118	骨伤解剖学	侯德才	姜国华	辽宁中医药大学	黑龙江中医药大学
119	骨伤影像学	栾金红	郭会利	黑龙江中医药大学	河南中医药大学洛阳平乐正骨学院
120	中医正骨学	冷向阳	马　勇	长春中医药大学	南京中医药大学
121	中医筋伤学	周红海	于　栋	广西中医药大学	北京中医药大学
122	中医骨病学	徐展望	郑福增	山东中医药大学	河南中医药大学
123	创伤急救学	毕荣修	李无阴	山东中医药大学	河南中医药大学洛阳平乐正骨学院
124	骨伤手术学	童培建	曾意荣	浙江中医药大学	广州中医药大学

（八）中医养生学专业

序号	书　名	主　编		主编所在单位	
125	中医养生文献学	蒋力生	王　平	江西中医药大学	湖北中医药大学
126	中医治未病学概论	陈涤平		南京中医药大学	